U0324905

Guideline for the Management of Hyperuricemia and Gout
Third Edition

高尿酸血症和痛风治疗指南

第 3 版

主　编　日本痛风·核酸代谢学会指南修订委员会

主　译　常文秀

天津出版传媒集团
天津科技翻译出版有限公司

著作权合同登记号:图字:02-2022-151

图书在版编目(CIP)数据

高尿酸血症和痛风治疗指南/日本痛风·核酸代谢
学会指南修订委员会主编;常文秀主译. — 天津:天
津科技翻译出版有限公司,2023.9
ISBN 978-7-5433-4393-1

Ⅰ.①高… Ⅱ.①日… ②常… Ⅲ.①痛风-治疗-
指南 Ⅳ.①R589.705-62

中国国家版本馆 CIP 数据核字(2023)第 147369 号

授权单位:SHINDAN TO CHIRYO SHA, INC.
出　　版:天津科技翻译出版有限公司
出 版 人:刘子媛
地　　址:天津市南开区白堤路 244 号
邮政编码:300192
电　　话:(022)87894896
传　　真:(022)87893237
网　　址:www.tsttpc.com
印　　刷:天津新华印务有限公司
发　　行:全国新华书店
版本记录:880mm×1230mm　16 开本　10.25 印张　300 千字
　　　　　2023 年 9 月第 1 版　2023 年 9 月第 1 次印刷
　　　　　定价:68.00 元

(如发现印装问题,可与出版社调换)

译者简介

主　译

常文秀　天津市第一中心医院肾内科主任,主任医师,学科带头人,硕士研究生导师,医学博士。入选天津市"131"创新型人才第一层次人选名单,担任日本帝京大学医学部客座准教授,中华中医药学会肾病分会委员,中国研究型医院学会血液净化专业委员会委员,中国中药协会肾病中药发展研究专业委员会常务委员,天津市中西医结合学会肾脏病专业委员会副主任委员,天津市医疗健康学会肾脏病专业委员会副主任委员,天津市心脏学会高血压和心力衰竭专业委员会常务委员,天津市医学会肾脏病专业委员会委员。曾赴日本进行肾脏内科临床研修及慢性肾脏病随访管理的博士后研究,美国芝加哥大学肾脏病理学访问学者。长期从事肾内科临床及急、危重症工作,擅长慢性肾脏病的诊疗和随访管理,以及急、危重症的抢救。以第一和通讯作者发表论文60余篇,其中SCI论文20余篇。

译　者

翟留玉　天津市第一中心医院肾内科住院医师,医学博士。曾赴日本留学4年,于日本国立信州大学医学部获得博士学位。在日本留学期间,从事医学应用基础研究,多次参加日本学术会议,并以第一作者进行学术发表及交流。目前从事肾脏病专业临床工作,擅长肾小球疾病的诊疗、终末期肾病患者的管理、替代方案及透析通路的建立。承担天津市留学人员科技活动择优资助项目1项,发表SCI论文2篇。

李金萍　天津市第一中心医院肾内科主治医师,医学硕士。曾赴日本帝京大学附属医院肾内科研修。从事肾内科专业临床工作近10年,擅长原发、继发性肾小球疾病,以及急、慢性肾衰竭的诊疗,独立承担血液透析深静脉置管术、动静脉内瘘成形术及腹膜透析导管置管术。承担天津市卫生局自筹项目、天津市慢性病防治科技重大专项项目等多项课题研究,2020年获天津市科学技术进步二等奖。

编者名单

制订主体

    一般社団法人　日本痛風・核酸代謝学会

指南制订组织

    修订委员长　　　久留　一郎　鳥取大学大学院医学研究科再生医療学分野　教授

    修订副委员长　　市田　公美　東京薬科大学薬学部病態生理学教室　教授

    　　　　　　　　嶺尾　郁夫　市立豊中病院糖尿病センター　センター長

修订总委员会

    安西　尚彦　　千葉大学大学院医学研究院薬理学教室　教授

    上田　孝典　　福井大学　副学長

    鎌谷　直之　　公益財団法人痛風財団　理事長

    登　　勉　　　医療法人社団主体会小山田記念温泉病院小児リハビリ科　部長

    久留　一郎　　鳥取大学大学院医学研究科再生医療学分野　教授

    細谷　龍男　　東京慈恵会医科大学　名誉教授

    細山田　真　　帝京大学薬学部人体機能形態学　教授

    森崎　隆幸　　東京大学医科学研究所人癌病因遺伝子分野　特任教授

    山田　裕一　　椙山女学園大学看護学部生命科学　非常勤講師

    山中　寿　　　東京女子医科大学膠原病リウマチ内科学講座　教授・講座主任

修订秘书处(指导小组)

    太田原　顕　　独立行政法人労働者健康安全機構山陰労災病院高血圧内科　部長

    荻野　和秀　　鳥取赤十字病院　副院長

    浜田　紀宏　　鳥取大学医学部地域医療学講座　准教授

修订委员会

    石坂　信和　　大阪医科大学内科学講座内科学Ⅲ　教授

    市田　公美　　東京薬科大学薬学部病態生理学教室　教授

    内田　俊也　　帝京平成大学ヒューマンケア学部・国際交流センター　教授

    太田原　顕　　独立行政法人労働者健康安全機構山陰労災病院高血圧内科　部長

    大野　岩男　　東京慈恵会医科大学総合診療内科　教授

    大屋　祐輔　　琉球大学大学院医学研究科循環器・腎臓・神経内科学　教授

    荻野　和秀　　鳥取赤十字病院　副院長

    金子希代子　　帝京大学薬学部臨床分析学研究室　教授

    久保田　優　　龍谷大学農学部食品栄養学科　特任教授

藏城　雅文　　大阪市立大学大学院医学研究科代謝内分泌病態内科学　講師

古波蔵健太郎　琉球大学医学部附属病院血液浄化療法部　部長

今田　恒夫　　山形大学大学院医学系研究科公衆衛生学・衛生学講座　教授

佐藤　康仁　　東京女子医科大学衛生学公衆衛生学第二講座　講師

谷口　敦夫　　東京女子医科大学膠原病リウマチ内科学講座　教授

土橋　卓也　　社会医療法人製鉄記念八幡病院　病院長

筒井　裕之　　九州大学大学院医学研究院循環器内科学　教授

堤　善多　　　堤医院　院長

寺井　千尋　　自治医科大学　客員教授

中山　健夫　　京都大学大学院医学研究科社会健康医学系専攻健康情報学分野　教授

箱田　雅之　　安田女子大学家政学部管理栄養学科　教授

浜口　朋也　　市立伊丹病院糖尿病センター　センター長

浜田　紀宏　　鳥取大学医学部地域医療学講座　准教授

東　幸仁　　　広島大学原爆放射線医科学研究所ゲノム障害医学研究センターゲノム障害病理研究分野再生医
　　　　　　　科学研究部門　教授

藤森　新　　　帝京大学医学部附属新宿クリニック　院長

益田　郁子　　医療法人財団医道会十条武田リハビリテーション病院リウマチ科　部長

嶺尾　郁夫　　市立豊中病院糖尿病センター　センター長

森崎　裕子　　公益財団法人日本心臓血圧研究振興会附属榊原記念病院総合診療部臨床遺伝科　医長

森脇　優司　　神戸学院大学栄養学部　教授

山内　高弘　　福井大学医学部内科学（1）　教授

山口　聡　　　医療法人仁友会北彩都病院　副院長

山下　浩平　　京都大学大学院医学研究科血液・腫瘍内科学　准教授

山本　徹也　　大阪暁明館病院検診センター　センター長

系统评价小组

有馬　久富　　福岡大学医学部衛生・公衆衛生学教室　教授

市川奈緒美　　東京女子医科大学膠原病リウマチ内科学講座　講師

大澤　彦太　　信州大学医学部附属病院高度救命救急センター　診療助教

大坪　俊夫　　福岡赤十字病院健診センター　センター長

岡本　完　　　医療法人社団いろは会南大塚クリニック　院長

甲斐　久史　　久留米大学医療センター循環器内科　教授

笠原　正登　　奈良県立医科大学附属病院臨床研究センター　センター長

熊谷　天哲　　医療法人社団六翠会伊丹ガーデンズクリニック　医員

桑原　政成　　国家公務員共済組合連合会虎の門病院集中治療科・循環器センター内科　医長

小島　淳　　　川崎医科大学総合内科学3　教授

嶋　英昭　　　大阪医科大学内科学講座内科学Ⅲ・腎臓内科　助教

菅野　直希　　東京慈恵会医科大学腎臓・高血圧内科　助教

瀬戸　洋平　　東京女子医科大学八千代医療センター　講師

髙橋　澄夫　　たかはし内科クリニック　院長

立石　　悠	医療法人藤井会石切生喜病院腎臓内科　副部長
冨田　晃司	大阪大谷大学薬学部分子生物学講座　教授
仲川　孝彦	洛和会音羽病院腎臓内科・透析センター　部長
中島　　洋	中島洋診療所　院長
長瀬　満夫	長瀬クリニック　院長
仲谷　慎也	大阪市立大学大学院医学研究科代謝内分泌病態内科学　講師
西澤　　均	大阪大学大学院医学系研究科内分泌・代謝内科学　講師
樋上　謙士	医療法人ひのうえ会樋上病院　院長
日高　雄二	医療法人社団泰山会赤坂中央クリニック　院長
丸山　之雄	東京慈恵会医科大学腎臓・高血圧内科　講師
水田栄之助	独立行政法人労働者健康安全機構山陰労災病院第三循環器科　部長
森田　英晃	大阪医科大学内科学講座内科学Ⅲ・循環器内科　講師（准）
山﨑　知行	大阪国際がんセンター内分泌代謝内科・臨床検査科　主任部長
吉田　成孝	医療法人伊豆七海会熱海海の見える病院透析センター　センター長

外部评价负责人

| 室原　豊明 | 名古屋大学大学院医学系研究科循環器内科　教授 |
| 和田　隆志 | 金沢大学医薬保健研究域医学系腎臓内科学　教授 |

联络委员

日本血液学会	上田　孝典	福井大学　副学長
日本高血圧学会	苅尾　七臣	自治医科大学内科学講座循環器内科学部門　教授
日本循環器学会	野出　孝一	佐賀大学医学部循環器内科　教授
日本小児科学会	花木　啓一	鳥取大学医学部保健学科小児家族看護学　教授
日本腎臓学会	柏原　直樹	川崎医科大学腎臓・高血圧内科学　教授
日本心不全学会	山本　一博	鳥取大学医学部病態情報内科学　教授
日本整形外科学会	森　　成志	近畿大学医学部奈良病院整形外科・リウマチ科　講師
日本糖尿病学会	小山　英則	兵庫医科大学内科学糖尿病・内分泌・代謝科　主任教授
日本動脈硬化学会	木下　　誠	帝京大学　客員教授
日本尿路結石症学会	山口　　聡	医療法人仁友会北彩都病院　副院長
日本肥満学会	益崎　裕章	琉球大学大学院医学研究科内分泌代謝・血液・膠原病内科学講座（第二内科）　教授
日本病態栄養学会	菅野　丈夫	昭和大学病院栄養科　科長補佐
日本リウマチ学会	山中　　寿	東京女子医科大学膠原病リウマチ内科学講座　教授・講座主任
日本老年医学会	秋下　雅弘	東京大学医学部附属病院老年病科　教授

修订协作委员

阿部　信一	東京慈恵会医科大学学術情報センター　課長補佐
小林　　慎	クレコンメディカルアセスメント株式会社　取締役最高業務責任者
竹内　裕紀	東京薬科大学薬学部医療実務薬学教室　准教授
真野　俊樹	中央大学大学院戦略経営研究科　教授

中文版序言一

在过去的 30 年间,日本的痛风患者人数增加了约 5 倍,超过 120 万人。高尿酸血症的患病率大约是痛风的 10 倍。该数据与血脂异常、肥胖和慢性肾脏病的患病率相当。尿酸学在进入 21 世纪后取得了惊人的进展。其中,有 3 个主要发展,首先是发现和鉴定以 URAT1 为首的尿酸转运蛋白。重要的是,作为其基础的导致痛风的责任基因通过全基因组关联研究(GWAS)被阐明。其次,证明了 URAT1 基因突变引起低尿酸血症的发病,且阐明了 ABCG2 在尿酸肠道排泄中的重要性。最后,已经证实即使没有痛风,高尿酸血症也会引起血管内皮损伤,以及心脏和肾脏的器官损伤。此外,即使没有肾功能损害,高尿酸血症也与高血压、糖尿病、血脂异常和肥胖密切相关,高尿酸血症被认为是生活习惯相关疾病之一,但其因果关系尚未明确。

自 2002 年《高尿酸血症和痛风治疗指南》(第 1 版)出版以来,日本痛风·核酸代谢学会每 8 年进行一次修订。在第 3 版中,我们对在临床实践中尚未解决的重要临床问题进行了系统评价、荟萃分析,并尝试制订基于循证医学的指南。可以说,本书中提出 7 个尚未解决的临床问题并提出临床建议,具有划时代的意义。有关详细信息,请参阅修订委员会委员长久留一郎教授所写的前言及正文相关部分。成果公开发布在公益财团法人日本医疗功能评价机构的网站主页上(https://minds.jcqhc.or.jp/n/med/4/med0052/G0001086)。此外,简化的英语版本发表在本学会的专用杂志《痛风与尿酸·核酸》(*GOUT AND URIC & NUCLEIC ACIDS*)第 44 卷(2020)增刊中。

希望《高尿酸血症和痛风治疗指南》(第 3 版)不仅可以在日本使用,而且可以在其他国家得到有效应用。日本对无症状高尿酸血症的治疗策略比欧美更加积极。对于同样生活在东亚的中国人,可能和日本人的体质更接近,因此本指南可能更适合。因此,我邀请天津市第一中心医院肾内科主任常文秀博士翻译本书,常文秀教授于日本留学,并在国际杂志上发表了许多与尿酸相关的学术成果。在不到 1 年的时间内,她的团队出色地完成了翻译工作,对于他们的辛勤付出,我表示衷心的感谢。

希望本书可为痛风和高尿酸血症患者的临床诊疗提供帮助。

内田俊也

日本痛风·核酸代谢学会

指南宣传委员会委员长

中文版序言二

　　祝贺《高尿酸血症和痛风治疗指南》(第 3 版)简体中文版的出版。本书的引进和出版,可为痛风患者带来福音,可为很多中国的医疗工作者带来非常宝贵的学习和参考资料。我非常期待本书在中国能够被广泛使用。

　　本书中文版的出版,是短时间内高质量完成翻译工作的常文秀博士,以及从国际视野提出翻译版方案的指南宣传委员会委员长内田俊也教授共同努力的成果。此外,在推进本项目的日本痛风·核酸代谢学会的前理事长上田孝典教授的支持下,以及推进世界通用的高尿酸血症和痛风的治疗指南制订的指南修订委员会委员长久留一郎的推动下,促成了中文版的出版。

　　尿酸是人体内难以溶解的物质,但由于进化过程中尿酸氧化酶的缺乏而选择尿酸作为嘌呤代谢的最终产物,人体血清中的尿酸会引起痛风,甚至会损害心脏和肾脏。目前,高尿酸血症和痛风患者数量不断增加,我们希望高尿酸血症和痛风的治疗指南能够在各个国家普及,并希望使尽可能多的患者从中受益。

金子希代子

日本痛风·核酸代谢学会

指南修订委员会委员

中文版序言三

　　得知《高尿酸血症和痛风治疗指南》(第3版)的出版,并由常文秀博士完成了简体中文版的翻译工作,我感到无比高兴。此外,在指南宣传委员会委员长内田俊也教授的努力下,完成速度比预想得更快。自从我被任命为日本痛风·核酸代谢学会理事长以来,该提案一直未解决,直至简体中文版的顺利出版,因此我感到格外高兴。当时,学会会员数量停滞不前,而本书得到了公益财团法人日本医疗功能评价机构的高度评价,我们希望通过本书在日本国内的推广来增加会员数量,从而设立了指南宣传委员会。从北海道、东北到九州,共分为6个地区,各地区的成员为了能再次参加有关指南的演讲会,进行了规划和准备。作为委员长的内田教授率先指导性地参与了全部演讲会,并进行了指南中要求的问卷调查。

　　此外,国际化也是本学会的使命之一,这一点我非常赞同。本书简化的英文版已经发行,英文版的意义不仅在于实现国际化,更在于内容的质量保证。另一方面,如果中国的医务工作者在进行治疗时,能够通过本书的简体中文版来指导工作,这对本学会来说才是真正的国际化,意义极为深远。我们衷心希望,本书可成为中日两国在高尿酸血症和痛风诊疗中交流的桥梁。

上田孝典

日本痛风·核酸代谢学会

指南修订总委员会委员

中文版前言

随着人们生活水平的提高和饮食结构的改变,目前我国高尿酸血症(HUA)的发病率逐年升高。高尿酸血症与痛风、肾脏疾病、高血压、糖尿病、冠心病、脑卒中等多种疾病密切相关,因此,高尿酸血症的防治越来越受到重视。

日本最新的《高尿酸血症和痛风治疗指南》(第3版)已经发行。本指南基于1996年日本痛风·核酸代谢学会、高尿酸血症和痛风的诊断与治疗共识(松泽佑次会长)要求,根据2002年世界上最先收集循证医学证据的《高尿酸血症和痛风治疗指南》(第1版)(细谷龙男委员长)内容,作为痛风的诊疗主体编写成本指南。2010年《高尿酸血症和痛风治疗指南》(第2版)(山中寿委员长)出版,特别是将高尿酸血症分为有尿酸盐结晶的尿酸沉着症和无症状高尿酸血症,基于前者相关的治疗开始标准与治疗目标的决定,确立后者相关的脏器损害及生活习惯疾病的管理。第3版主要的修订点是在与重要的治疗相关的临床课题中总结了7个临床问题并制订了推荐意见。其次,本书中新加入了高尿酸血症的疾病分型,以及动脉硬化、心力衰竭、肿瘤溶解综合征、儿童高尿酸血症、医疗经济相关的项目。此外,在本书中也指出,针对无症状高尿酸血症阶段的治疗介入的现状,权衡证据的利弊,从患者的价值观、医疗经济的观点来评估,充分考虑医患双方的意见而进行治疗至关重要。

本人从事肾脏病学专业及循证医学专业临床、科研及教学工作多年,非常重视循证医学在临床实践中的运用,同时,作为一名肾脏内科医生,如何将循证医学运用于临床实践也是工作的重要内容之一。本书从临床实际问题入手,通过文献检索出的证据结合患者的价值观、期望、医疗经济等方面进行综合评估,综合医患双方的意见而对临床问题做出推荐意见,是一本成功的循证医学实践案例。本书内容翔实,具有成熟完善的理论原则,实用性强,所列举的7个临床问题(CQ)均为困扰临床医生多年的实际问题,并为高尿酸血症及痛风患者的诊治提供了通用的临床路径,使临床医生对每一位患者的每一个阶段的管理均有据可循。因此,我们团队萌发了翻译本书的想法,目的是推广高尿酸血症和痛风的科学管理概念及信息,使我国高尿酸血症和痛风的防治事业在得以借鉴国外先进发展经验的同时快速发展,更新理念,最终使广大患者获益。

在此也感谢翟留玉博士、李金萍硕士在本书翻译过程中的辛勤工作!由于国内外文化背景、生活习惯、社会经济及保险形式的诸多差异,同时本书中又出现了许多全新概念,加之本人水平有限,故在翻译过程中可能存在不当之处,敬请各位专家、同道批评指正。

常文秀

前　言

如今,《高尿酸血症和痛风治疗指南》(第 3 版) 已经出版,在此,向为本书的出版做出努力的专家们表示衷心的感谢。

本书是根据 1996 年日本痛风·核酸代谢学会松泽佑次会长提出的制订高尿酸血症和痛风的诊断与治疗共识的要求编写的。2002 年细谷龙男委员长编写的世界上第一个基于循证医学证据的《高尿酸血症和痛风治疗指南》(第 1 版)是以痛风作为诊疗主体的治疗指南。之后,欧美风湿学会相继发布了高尿酸血症和痛风的治疗指南,同时,高尿酸血症及脏器损害相关的流行病学及治疗研究的报告数量激增, 在临床上关于如何处理高尿酸血症的讨论也在推进。在这种情况下,2010 年由山中寿委员长编写的《高尿酸血症和痛风治疗指南》(第 2 版)出版,并将高尿酸血症分为有尿酸盐结晶的尿酸沉着症和无症状高尿酸血症,相对于第 1 版对于治疗开始标准及治疗目标的确定,第 2 版提出了相关脏器损害及生活习惯的管理。

到目前为止, 高尿酸血症被认为是与高血压、代谢综合征等一样的生活习惯相关疾病,作为肾损害、心脑血管事件的预测因子或风险因素的报告也在增加,欧美风湿学会对痛风的诊断和治疗相关的指南进行了修订,但是,对无症状高尿酸血症中尿酸的控制,不能达到预防痛风、肾损害、心脑血管事件的目的,日本的指南也提出了不同的观点。

2012 年的补充版(日本痛风·核酸代谢学会指南修订委员会)中也进行了描述,近年来,非布司他、托吡司他等新型黄嘌呤氧化还原酶(XOR)抑制剂的研发,使单纯被诊断为高尿酸血症的患者可以服用, 这类药物在中度肾功能不全的高尿酸血症的患者中也可以使用,并且不需要调整剂量。

近年来,日本依据公益财团法人日本医疗功能评价机构 EBM 医疗信息事业(Minds)的指南制订法,对临床问题(CQ)搜集的文献证据进行总体的评价,结合患者的价值观、预期、医疗经济的考虑总结出循证共识指南,并成为主流。结合日本对无症状高尿酸血症的治疗现状,权衡证据的利弊,从患者预期、经济条件方面进行评估,充分考虑医患双方的意见而进行治疗至关重要。基于此,《高尿酸血症和痛风治疗指南》(第 3 版) 得以成书并顺利出版。第 3 版主要的修订点是在与重要的治疗相关的临床课题中总结出 7 个临床问题并制订出相应的推荐做法。其次,书中新增了高尿酸血症的疾病分型、动脉硬化、心力衰竭、肿瘤溶解综合征、儿童高尿酸血症、医疗经济等内容。如若本书在临床中发挥作用，荣幸之至。

久留一郎

日本痛风·核酸代谢学会

《高尿酸血症和痛风治疗指南》(第 3 版)

修订委员会委员长

目 录

引 言

治疗指南的快速参考

1 本指南制订的背景和目的

治疗指南是关于治疗上的高度重要的医疗行为，通过全面的证据文献检索，进行评价，并考虑到利弊的平衡，以支持患者和临床医生做出决策，提供最佳建议的资料。《高尿酸血症和痛风治疗指南》制订于2002年，随着对高尿酸血症和痛风认识的不断积累，于2010年进行了修订。此后，随着痛风性关节炎的治疗和预防的进步、明确尿酸作为脏器损害风险因子的意义，以及药物治疗的进步，治疗指南的制订方法也在发生变化。因此，日本痛风·核酸代谢学会考虑到以上情况，将日本高尿酸血症和痛风的治疗水平进行标准化。

2 本指南(第3版)的使用方法

当在临床中做出决策时，本书仅作为参考资料之一，请正确使用。

第1步 在实际使用之前，请阅读以下注意点

• 本指南的推荐是针对成人的高尿酸血症和痛风。

• 指南不会限制实际的治疗，精通治疗高尿酸血症和痛风的专业医生或者经验丰富的医生会采取与本指南的推荐不一致的治疗方案，这种情况也会发生。此外，这些准则不一定适用于个别患者。最终的判断要由主治医生及患者协商决定。

• 由于高尿酸血症和痛风常伴随脏器合并症，如

有需要，请咨询具体领域的专业医生。

• 本指南(第3版)的推荐是根据截至2017年3月31日的证据制订的。今后，随着研究的发展和医疗环境的改善，治疗方法也会发生变化和改进，所以，必要时本指南也会定期进行修订。

• 本指南是在临床实践中，帮助医生和患者做出最合适的判断而制订的，请勿将其用作医疗纠纷或医疗裁定的依据，因为会偏离其制订的目的。

第2步 请参考图1，确认目标疾病及本书中可利用的部分

当痛风性关节炎的治疗、再发的预防，以及痛风结节的治疗，与合并肾损害、高血压、心力衰竭的高尿酸血症的治疗及饮食指导，在临床上存在意见的分歧，或者有疑问时可利用第2章"临床问题和推荐"这部分内容，上述以外的高尿酸血症和痛风的流行病学、诊断，以及针对不同病态的治疗可利用第3章至第5章。

3 治疗流程、临床问题和推荐

3.1 治疗流程

本治疗指南使用了治疗运算法则，以简化高尿酸血症和痛风的治疗流程(见图2)，并用作制订临床问题(CQ)时的材料。

对于明确诊断的高尿酸血症和痛风患者，有分别针对有痛风性关节炎或痛风结节症状高尿酸血症和无症状高尿酸血症的治疗方案。前者包括针对正在治

疗中的痛风性关节炎再发的治疗。另一方面,无症状高尿酸血症与脏器损害的频发相关,因此,对于是否应该治疗高尿酸血症来预防脏器合并症存在分歧。此外,饮食指导的可用性也存在分歧。像这种在临床上存在意见分歧或不确定的事项被归于重要的临床问题时,会以CQ的形式讨论。此次,"痛风性关节炎的治疗""痛风结节的治疗""秋水仙碱""肾损害、高血压、心力衰竭合并高尿酸血症的治疗",以及"包含限制酒精摄入在内的饮食指导"被选为重要的临床课题,并制订了CQ。

3.2　临床问题和推荐

临床上意见有分歧或是判断不明确的问题已经在CQ中用疑问的方式表示。对于CQ的回答即为推荐意见。应用目前关于治疗的证据及患者意见的汇总,以及关于医疗费用的资料,高尿酸血症和痛风的相关诊疗医生、诊疗指南的专家等召开讨论会议,讨论内容为"证据的强度(可靠性)""利弊的权衡""患者的价值观和期望""成本和资源"这4项内容进行综合探讨,制作出此"推荐"。

3.2.1　什么是证据的强度(可靠性)?

通过治疗患者,我们总结了患者获益和不良事件结果的质量和可靠性。基于多种因素进行判断,分为"A(强)""B(中)""C(弱)"和"D(非常弱)"4个等级。

3.2.2　什么是推荐的强度?

推荐的强度取决于前面的4个因素,不仅仅根据"证据的强度"来决定推荐的强度。将"利弊的权衡""患者的价值观和期望"和"成本和资源"一同考虑进行综合判断。通常,证据的强度非常弱时,一般推荐等级也是弱推荐。

3.3　如何阅读"推荐和说明"

详细内容请参见第2章(web版资料刊载于学会主页)。

• 推荐

有关推荐做法的强度和证据的质量(可靠性),请参照第1章的表1-2"结果的证据强度(可靠性)"和图1-3"推荐的强度和方向"。

• 说明(证据的摘要)

被采用的证据的摘要已经总结完成。请同时参照web版资料26~32证据的收集与选定"4-5评估表干预研究"至"4-9荟萃分析"。此外,证据的检索过程在web版资料26~32证据的收集与选定"4-2文献检索流程图"至"4-4引用文献列表"中,被采用的论文都总结于摘要列表中。

• 证据的强度

根据之前的研究结果,对CQ的建议和确定其强度的过程进行了描述,此外,对在临床实践中发现的一些注意事项也进行了描述。

• 什么是"成本和资源"的平衡

基于"什么是'利弊的平衡'"的分析结果,对干预组进行治疗的必要费用方面进行了描述。请参照附录4"降尿酸药物一览表"中的药物价格。

• 什么是"利弊的平衡"

在比较每个CQ中采用的两种治疗方法时,描述了预期效果(获益)和不良影响(不良事件)之间的权衡。在web版资料26~32证据的收集与选定"4-5评估表干预研究"至"4-9荟萃分析"中也能看到对应的结果。

• 什么是"患者的价值观和期望"

总结患者问卷调查的意见并进行描述。请参照"web版资料1患者意见1"和"web版资料2患者意见2"。

• 证据汇总

对本推荐决定时的证据进行总结。

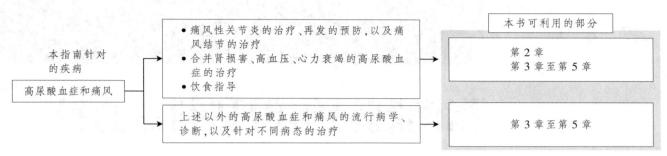

图 1　本指南(第 3 版)的构成。

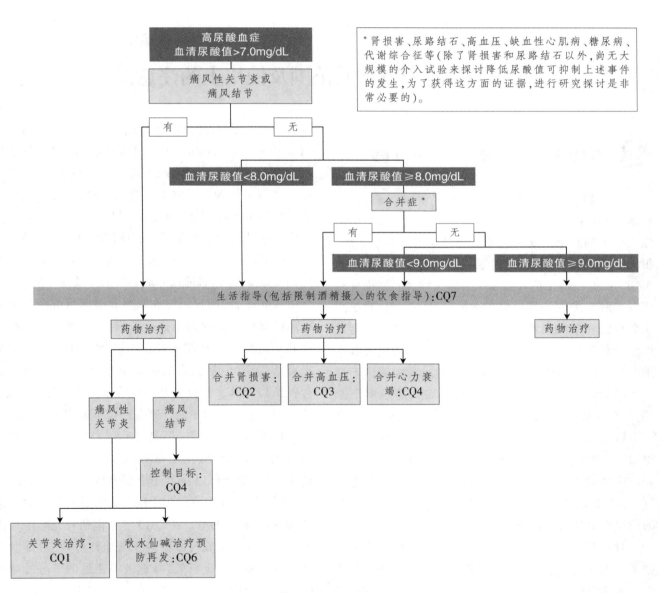

图 2　高尿酸血症和痛风的治疗方针。

第1章

指南制订组织和制订方针

第1节 背景、目的、范围及使用上的注意点

1 本指南修订的背景和目的

在欧美,痛风是早就为人所知的关节疾病,但在日本,痛风在1912年以后才第一次被报道。高尿酸血症是痛风的基础疾病,它被认为是除遗传背景之外,很大程度上受环境因素影响而发病的生活习惯相关疾病。与其他的生活习惯相关疾病一样,随着"饱食时代"的到来,患者的数量也在增加。另一方面,对于高尿酸血症和痛风患者,当发生急性关节炎时患者会就诊于骨科和风湿科,与代谢综合征相关的高尿酸血症患者会由内科负责,出现尿路结石的患者则就诊于泌尿系科,患者的表现特征多样,就诊窗口跨越多个诊疗科室。因此,不难想象,不同诊疗科室的治疗策略也会有所差异。此外,关于高尿酸血症和痛风的流行理论很多,现实情况是患者和医生都有很多误解,并且普通医生和专科医生的诊疗方案差异很大。由此可见,为了使公民享受同样的医疗服务,制订一个统一的治疗指南是十分必要的。

日本痛风·核酸代谢学会于2002年发布了涵盖循证证据在内的《高尿酸血症和痛风治疗指南》(第1版),痛风的诊疗是该指南的主要内容。该指南的第2版于2010年发行,提出了无症状高尿酸血症应如何处理,此外,还提出高尿酸血症可能是生活习惯相关疾病,并且是器官损害的风险因素及标志。此后,有关

高尿酸血症是与高血压和代谢综合征等同样的生活习惯相关疾病,同时其也是肾脏疾病、心脑血管事件的预测因子(或风险因素)的报告越来越多,并且已经进行了各种干预性研究。但是,高尿酸血症是或不是上述疾病的风险因素的研究结果均有报道,如何在临床实践中处理无症状高尿酸血症目前仍存在分歧。此外,包括医务工作者在内,大众对高尿酸血症的认知程度仍然很低,并且目前没有适当的治疗及预防措施。

近年来,欧洲抗风湿病联盟和美国风湿病学会对痛风的诊断和治疗指南进行了修订,虽然对高尿酸血症和痛风患者肾功能的评价及心血管风险的评价水平有所提高,但是在无症状高尿酸血症阶段,没有进行以预防痛风、肾损害及心血管事件为目的的控制,这点与日本的指南不同。原有药物不能用于单纯诊断为高尿酸血症的患者,但是,随着诸如非布司他和托吡司他等黄嘌呤氧化还原酶(XOR)抑制剂类新药的开发,这类药物可以在单纯诊断为高尿酸血症的患者中使用。这些药物可用于中度肾损害的高尿酸血症患者,而不必调整剂量。在2012年指南的补充版中也提到了其不仅对生成过多型高尿酸血症有效,对排泄不良型高尿酸血症也有效,补充版中还强调了通过对疾病分类进行药物选择的必要性。基于这些现状,我们有必要对第2版指南进行修订。

此外,指南的制订方法也有很大的变化。指南的制订,从明确要回答的临床问题(CQ)开始,系统地收

集、选择、评价现有的文献,并对其进行汇总,最终确定"推荐"内容。最近,"循证共识指南"GRADE系统引起了人们的关注,如果缺乏高质量的证据或多个证据显示的结果不同,这种情况下可以使用以德尔菲法为主的方法形成共识。公益财团法人日本医疗功能评价机构 EBM 医疗信息事业根据这些指南的制订情况,写成了《Minds 诊疗指南制订手册》,本指南(第 3 版)参考了 Minds 手册(第 2 版)修订而成。

本指南提出了一些建议,这些建议被认为是最佳的建议,可支持医务人员在高尿酸血症和痛风的诊疗中做出重要的医疗决策(治疗等),本指南旨在提供基于患者和医务人员共识基础上的医疗服务。

❷ 高尿酸血症和痛风的基本特征

2.1 临床特征

高尿酸血症本身并没有自觉症状,经常在健康查体时偶然被发现。发生高尿酸血症的原因包括引起尿酸生成增加的核酸代谢相关酶的基因突变[次黄嘌呤-鸟嘌呤磷酸核糖转移酶(HGPRT)缺乏和磷酸核糖焦磷酸(PRPP)合成酶过量],以及尿酸转运蛋白(转运体)的功能低下型基因变异等,表明可能存在单基因异常和多基因异常等。此外,各种环境因素,以及包括饮食、饮酒和运动等的生活方式,都与高尿酸血症的发生密切相关。高尿酸血症根据尿酸的溶解度来定义,血清尿酸值超过 7.0mg/dL 的状态被定义为高尿酸血症(与性别无关)。高尿酸血症大致分为尿酸生成过多型、尿酸排泄不良型和混合型。最近,还提出了肾外排泄减少型(肾脏负荷型)的存在形式。

如果高尿酸血症持续存在,则体内的尿酸池增加,并且尿酸钠(MSU)在关节和肾脏泌尿系统中形成结晶析出。当沉积在关节上的尿酸盐结晶被白细胞吞噬,引起炎症并分泌细胞因子时,就会产生关节炎,这就是痛风性关节炎。尿酸结晶可引起尿路结石,以及慢性间质性肾炎引起肾功能不全,均是高尿酸血症的严重并发症,此外,高尿酸尿症也可引起严重的并发症。高尿酸血症常常合并高血压和代谢综合征等的生活习惯相关疾病,以及心脑血管事件等器官损害。因此,有报告称高尿酸血症是生活习惯相关疾病和脏器

损害的预测因子或风险因素,也有报告称其为标志物。在临床上,是否将无症状高尿酸血症作为生活习惯相关疾病和脏器损害的标志物(或风险因素)来对待,仍存在分歧。

降尿酸药物包括尿酸生成抑制剂和促进尿酸排泄的药物。原则上,尿酸生成抑制剂用于尿酸生成过多型(肾脏负荷型);对于尿酸排泄不良型,则推荐使用促进尿酸排泄药物。然而,尿酸生成抑制剂中诸如非布司他和托吡司他可用于中度肾损害患者,并且对于排泄不良型高尿酸血症患者也有效,因此,我们对根据上述病型分类选择相应降尿酸药物的意义进行了讨论。

2.2 流行病学特征

随着饮食习惯的改变,日本高尿酸血症患者的数量逐年增加,2010 年左右,20%~25% 的成年男性确诊高尿酸血症。据报道,高尿酸血症的发病率在整体人群中男性为 20%,女性为 5%。据估计,由高尿酸血症引起的痛风,其患病率在 30 岁以上的男性中超过 1%,并且根据包括同一地区各种研究在内的报告显示该患病率仍在增加(图 1-1)。大约 80% 的高尿酸血症

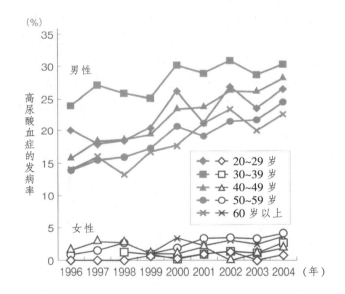

图 1-1 高尿酸血症发病率的演变。调查对象为在首都圈内工作的约 4 万人的就职人群(1996—2004 年,日本)。使用点图表示调查对象不同性别、年龄、年份的血清尿酸值的平均值。结果显示高尿酸血症在 20~60 岁的男性中所有的年龄段中有增加的倾向。(富田真佐子、水野正一:高尿酸血症は增加しているか?:性差を中心に.痛風と核酸代謝 30:1-5.2006より改変)

患者合并其他与生活方式相关的疾病，如高血压、肥胖、糖耐量异常和血脂异常。高尿酸血症患者往往同时合并多种生活习惯相关疾病。这种情况提示与内脏脂肪蓄积和胰岛素抵抗相关。因此，高尿酸血症也与诸如动脉硬化、脑卒中、缺血性心肌病和心力衰竭等器官损害密切相关。

截至 2016 年，日本国民生活基础调查中推测出的痛风患者在全国范围内已超过 100 万人(图 1-2)。根据调查显示，痛风患者的数量也有急速增加的倾向。另一方面，痛风患者的年龄分布中 60 岁左右人数最多，其次为 50 岁和 70 岁左右人群且数量相当。60 岁以下的痛风患者减少的原因尚不清楚。多数报告称初发年龄通常在 30 岁左右，其次是 40 岁和 50 岁。

2.3 诊疗的整体流程

当发现患者存在高尿酸血症(即血清尿酸值>7.0mg/dL)时，如果患者有痛风性关节炎的症状、病史或有痛风结节时，则应给予药物治疗。对于急性痛风性关节炎患者，适合给予 NSAID 或类固醇治疗。但是，尚未确定是否将 NSAID、类固醇或秋水仙碱用作急性痛风性关节炎发作的一线药物治疗。另一方面，在有前兆的情况下，秋水仙碱的给药可抑制由前兆向发作的进展。痛风性关节炎的症状消失后，在一定时间后开始使用降尿酸药物。在这种情况下，为防止痛风复发，可合用秋水仙碱，但关于秋水仙碱的给药时间的意见并不统一。为预防痛风性关节炎复发，应将血清尿酸目标值控制在 6.0mg/dL

或以下。

对于有痛风结节的病例，血清尿酸值应该稳定在 6.0mg/dL 以下，但控制在 5.0mg/dL 以下对早期缩小结节很重要。

对于高尿酸血症和痛风患者，发生代谢综合征等生活习惯相关疾病的风险很高，应指导其纠正生活习惯。关于降尿酸药物的适应证，在无症状高尿酸血症患者中合并有高血压等生活习惯相关疾病和缺血性心肌病等脏器损害的情况下，当尿酸>8.0mg/dL 时开始治疗，并以将尿酸控制在 6.0mg/dL 以下为目标，这些延续了之前的指南要求。如果血清尿酸值持续在 9.0mg/dL 以上，则出现痛风的风险很高，因此有必要考虑使用降尿酸药物，药物治疗应基于患者的同意。另一方面，由于高尿酸血症的诊断标准定义为血清尿酸值>7.0mg/dL，因此在无症状高尿酸血症的情况下，血清尿酸值为 7.1~8.9mg/dL 时，可视为代谢综合征等生活习惯相关疾病的风险标志，要对患者是否合并高血压、肥胖、糖尿病、糖耐量异常、血脂异常等因素进行检查，必要时可以咨询专科医生。

最近，针对无症状高尿酸血症患者是否要以预防痛风、肾功能不全及心血管事件为目的进行尿酸控制，虽然推荐的证据在不断积累，不过还需要慎重地对待。根据高尿酸血症的疾病类型给予降尿酸药物，但是，肾功能低下的患者使用尿酸生成抑制剂。对于中度以上肾功能不全的患者需要调整别嘌醇用量，但新开发的非嘌呤类似物尿酸生成抑制剂应用于中等程度肾功能不全患者则不需要调整用量。

3 本指南(第 3 版)涵盖内容的相关事项(适用范围)

3.1 目的

- 急性痛风性关节炎及合并痛风结节患者的关节炎治疗。
- 高尿酸血症患者的痛风性关节炎发作及复发的预防。
- 高尿酸血症患者脏器损害的预防。
- 高尿酸血症患者生活习惯的改善。

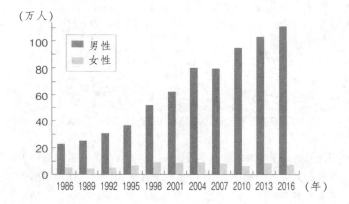

图 1-2 根据日本国民生活基础调查推测的痛风患者人数。(根据厚生劳务省主页的"国民生活基础调查"测算，https://www.mhlw.go.jp/toukei/list/20-21.html)

3.2　主要内容

- 急性痛风性关节炎的治疗。
- 合并痛风结节的痛风性关节炎的治疗。
- 以预防痛风性关节炎复发为目的的治疗。
- 以抑制高尿酸血症合并脏器损害进展为目的的治疗。
- 使高尿酸血症患者满意的生活习惯的改善。

3.3　适用对象、机构及应用范围

适用对象：医生、护士、药剂师、保健师、理疗师、患者、患者家属，以及普通人群等。

机构：医院、诊所、护理机构、体检机构等。

应用范围：主要用于一般医疗诊疗和筛查等。此外，普通人群可通过主页利用相关信息。

使用方法：用于治疗策略的制订，以及患者与医生之间共识决策的形成。

3.4　与现有指南的关系

本书为《高尿酸血症和痛风治疗指南》（第 2 版）的修订版。

第 1 版主要针对痛风的诊疗制订完成了指南，而第 2 版提出了针对无症状高尿酸血症的处理方式，还提出高尿酸血症可能是生活习惯相关疾病和脏器损害的风险因素及标志。原有药物不能用于单纯诊断为高尿酸血症的患者，但是随着非布司他和托吡司他等黄嘌呤氧化还原酶（XOR）抑制剂类新药的开发，这类药物可以在仅仅诊断为高尿酸血症的患者中使用。这些药物可用于中度肾损害的高尿酸血症患者，而不必调整剂量。在 2012 年的补充版中也提到了其不仅对生成过多型高尿酸血症，对排泄不良型的高尿酸血症也有效，补充版中也强调了通过对疾病分类进行药物选择的必要性。

到目前为止，越来越多的研究认为高尿酸血症是高血压和代谢综合征等生活习惯相关疾病，也是肾功能不全、心脑血管事件的预测因子或风险因素，并且已经进行了各种干预研究。但是，高尿酸血症是这些疾病的风险因素与不是风险因素的研究结果均有报告，如何在临床实践中处理无症状高尿酸血症目前仍存在分歧。此外，包括医务工作者在内，对高尿酸血症的认知程度仍然很低，并且没有适当的治疗策略及预防措施。基于这些现状，第 3 版的修订是非常有必要的。

参照其他国家的指南，MSU 晶体的鉴定是诊断痛风性关节炎的基础，急性痛风性关节炎采用秋水仙碱、NSAID、类固醇治疗，控制血清尿酸目标值多为 6.0mg/dL 以下，特别是有痛风结节的情况，其目标值为 5.0mg/dL 以下。别嘌醇是控制尿酸的首选药物。对于高尿酸血症和痛风患者，建议评估其肾功能和心血管风险。另一方面，对于无症状高尿酸血症，没有对尿酸进行以预防痛风、肾脏损害及心血管事件为目的的控制，这一点与日本的指南不同。

3.5　重要临床课题的提取和诊疗流程

基于疾病主体的基本特征、流行病学特征和整体诊断流程，提取了 5 个重要临床课题。

3.5.1　急性痛风性关节炎

- 对于痛风性关节炎，尚未确定选择 NSAID、类固醇、秋水仙碱（口服）中的哪一种作为首选治疗用药。
- 秋水仙碱预防给药疗法是否能有效预防痛风性关节炎的复发，以及短期还是长期使用秋水仙碱预防给药疗法均尚未确定。

3.5.2　伴有痛风结节的慢性痛风性关节炎

- 对于存在痛风结节的患者，血清尿酸值应该控制在 6.0mg/dL 以下，但是也有研究者认为应控制在 5.0mg/dL 以下，因此尚未制订控制目标。

3.5.3　无症状高尿酸血症患者的生活习惯改善

- 对于无症状高尿酸血症患者，尚未确定饮食指导（包括限制饮酒）是否可有效降低血清尿酸值或预防痛风的发生。

3.5.4　伴有肾损害的高尿酸血症

- 对于伴有肾损害的高尿酸血症患者，是否推荐使用降尿酸药物，尚未确定。

3.5.5　伴有心血管疾病的高尿酸血症

- 尚未确定降尿酸药物是否能抑制合并高血压的高尿酸血症患者的死亡率和心血管事件的发生率。
- 尚未确定降尿酸药物是否能抑制高尿酸血症合并心力衰竭患者的死亡率和心血管事件的发生率。

针对以上重要的临床课题，制订了相关的治疗

高尿酸血症和痛风的治疗流程

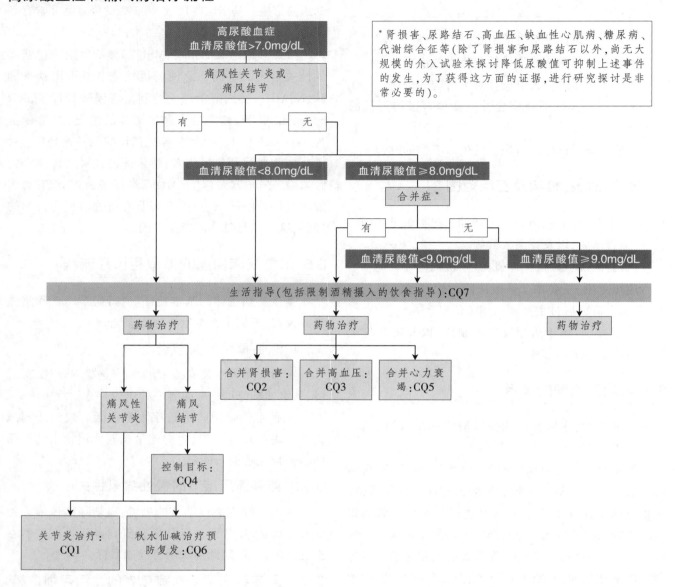

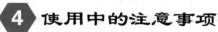

* 肾损害、尿路结石、高血压、缺血性心肌病、糖尿病、代谢综合征等(除了肾损害和尿路结石以外,尚无大规模的介入试验来探讨降低尿酸值可抑制上述事件的发生,为了获得这方面的证据,进行研究探讨是非常必要的)。

流程。

3.6 本指南(第 3 版)涵盖的范围

- 本指南(第 3 版)涵盖的范围:
  急、慢性痛风性关节炎;
  伴有结节的痛风性关节炎;
  原发性高尿酸血症;
  继发性高尿酸血症;
  伴有合并症及脏器损害的高尿酸血症;
  纠正生活习惯的效果;
  儿童的高尿酸血症。
- 本指南(第 3 版)未涵盖的范围:

幼儿高尿酸血症。

4 使用中的注意事项

本指南(第 3 版)是关于"高尿酸血症和痛风"诊疗的指导方针,但仅是截至制订时的指南。其不应被用来限制本疾病不断进展的相关诊疗,而应根据诊疗环境和患者的个性化灵活使用。关于本指南(第 3 版)的记载内容由制订组织承担责任,但是,关于诊疗结果的责任应该由治疗医生承担,而不是指南制订的组织承担。

有关本疾病的研究缺乏高级别证据水平的文献,

多是病例对照研究,针对"临床问题"(CQ)的总体证据较弱。因此,不能将其作为基于 EBM 的最终的诊疗指南,今后应随着研究的进展进行修订。

2018 年 2 月 8 日,美国食品药品监督管理局(FDA)发布了关于黄嘌呤氧化还原酶抑制剂和心脏相关死亡的 NIHS 药物安全性信息(https://www.fda.gov/downloads/Drugs/DrugSafety/UCM 584803.pdf)。同年 4 月,《新英格兰医学杂志》(2018;378:1200-10)报道了对一组患有痛风和心血管疾病的患者进行了非布司他与别嘌醇治疗的随机双盲试验,心脏相关事件的发生率没有差异。另一方面,该研究报道了别嘌醇治疗组与心脏相关的死亡率和总死亡率均显著降低。尽管日本没有类似的报告,但有必要关注今后的研究结果。

第 2 节　重要临床课题、结果和临床问题

1　CQ 及其利弊结果的决定

作为向日本痛风·核酸代谢学会的评议员转换的 PICO（patients intervention comparison outcome）格式的重要临床课题，公开征集了有关高尿酸血症和痛风治疗的重要的临床课题。截至 2016 年 6 月 11 日，已收集了 155 份 PECO/PICO 格式的重要临床课题（包括重复样本）。指南制订小组的代表者组成了指南指导小组（指南修订事务局），并对归类为重要临床课题的 5 类课题及未归类的课题进行了分类。根据 PICO 格式的 PIC 形式，通过除外重复项，将重要的临床课题分类为 27 个 PIC 形式的重要临床课题（表 1-1），可以分为急性痛风性关节炎、慢性痛风性关节炎、无症状高尿酸血症、肾损害、心血管疾病及其他 6 个类别。根据分类，从指南修订委员会成员中选出不同范围领域的负责人。由于存在缺少结果（O）的 CQ，并可能干扰后续的系统回顾（SR），因此，委托每个类别相关的各个范围领域的负责人，每个类别增加 3~5 个结果。

为了确定 CQ，作为对 PCI 形式的 27 个 CQ 进行重要性排序的前期阶段，我们要求各个范围领域的负责人进行初步评分（2016 年 8 月 26 日）。对于各个范围领域的负责人，首先参考以下标准：①面向专科医生的；②与治疗方法无直接关系的；③治疗方法已经确定的；④随机对照试验（RCT）很少的。上述标准适合建立 CQ 优先顺序的评价，范围领域的负责人可依此进行评估。关于 RCT 的数量，进行了临时的文献检索，RCT ≤1 个或 RCT 有 2 个但各自结果相反的，排序也会下降。在评分结果的基础上，包括预期适用的对象及本指南（第 3 版）的使用者以一般医生为对象，指南修订事务局对其进行了限定。指南制订委员会以 2 次投票应用德尔菲法对 27 个 PIC 形式的 CQ 的重要性进行了评分。关于由各 PIC 构成的 CQ 项目，根据德尔菲法的 2 次投票，其得分为 1~9 分（7~9 分，作为决策且重大；4~6 分，决策重要但不重大；1~3 分，对患者不重要）（"web 版资料 17 CQdelphi 第 1 回""web 版资料 18 CQdelphi 第 2 回"）。

对于每个项目的利弊结果，根据德尔菲法的 2 次投票，其得分为 1~9 分（7~9 分，作为决策且重大；4~6 分，决策重要但不重大；1~3 分，对患者不重要），我们选择重大（7~9 分）和重要但不重大（4~6 分）的结果并采用。

事先对 PIC 形式的 CQ，以及根据每个 CQ 的结果（O）排名的 CQ 进行分配，并于 2016 年 11 月 12 日指南委员会选定 7 个重要的 PIC 形式的 CQ，此后进行 SR。关于剩余的 CQ 候选，不进行 SR，作为"未来的研究方向"在指南中进行记录（请参照第 22 页）。指南制订委员会收到关于有害结果很少的项目，对其结果进行追加，并由指南委员投票选出每个 PIC 对应的 2 个有益结果和 1 个有害结果并决定追加。此外，还向患者发送有关 CQ 的调查问卷，收集意见（"web 版资料 1 患者意见 1"）。

2　以 PCI 形式表示的 7 个重要临床课题

（1）虽然 NSAID、类固醇、秋水仙碱是作为急性痛风性关节炎进行药物治疗的首选用药，但是，关于哪种药物才是最佳选择，与非给药组进行了比较讨论。

（2）虽然应用别嘌醇治疗高尿酸血症对慢性肾脏病（CKD）患者的肾脏有保护作用，但欧美国家的指南认为其证据不足。关于降尿酸药物是否对伴有肾损害的高尿酸血症和痛风患者有效，与非给药组进行了比较讨论。

（3）对于高尿酸血症合并高血压的患者是否可以改善预后为目的应用降尿酸药物，尚不明确。因此，与非给药组进行了比较讨论。

（4）建议对有痛风结节的患者以缩小结节为目的采取药物治疗，并将其血清尿酸目标值控制在 6.0mg/dL 以下，但其有效性尚不明确。因此，与有痛风结节但未将血清尿酸值目标值设定在 6.0mg/dL 以下的情况，进行了比较讨论。

（5）对于高尿酸血症合并心力衰竭的患者是否应给予尿酸控制药物以改善预后，尚不明确。因此，我们将使用尿酸控制药物与非给药组进行了比较讨论。

表 1-1　PIC 形式的 CQ 的重要性顺序

分类	P（patients）	I（intervention）	C（comparison）	评分 平均值	评分 中位数
急性痛风①	急性痛风性关节炎发作的患者	类固醇、NSAID、秋水仙碱	对照	7.96	8
肾⑧	有肾损害的高尿酸血症患者	降尿酸药物	对照	7.93	8
肾⑤	有肾损害的高尿酸血症和痛风患者	新型 XOR 抑制剂	对照	7.86	8
心血管⑦	高尿酸血症合并高血压的患者	降尿酸药物	对照	7.54	8
结节③	有痛风结节的患者	通过药物治疗将血清尿酸值控制在 6.0mg/dL 以下	对照	7.46	8
心血管①	高尿酸血症合并心力衰竭患者	尿酸控制药物	对照	7.25	7.5
急性痛风⑥	痛风频繁发作的患者	长期秋水仙碱预防治疗	短期秋水仙碱预防治疗	7.14	7
肾①	无症状高尿酸血症患者	XOR 抑制剂	对照	7.07	7
肾②	无症状高尿酸血症患者	XOR 抑制剂	促尿酸排泄药物	7.04	7
急性痛风②	急性痛风性关节炎发作的患者	秋水仙碱预防治疗	对照	7.00	7
心血管⑨	高尿酸血症合并冠状动脉疾病患者	降尿酸药物	对照	6.93	7
高尿酸血症③	无症状高尿酸血症患者	饮食指导	对照	6.90	7
高尿酸血症④	无症状高尿酸血症患者	尿酸控制药物	对照	6.79	7
急性痛风④	有痛风发作史的患者	新型 XOR 抑制剂	对照	6.75	7
高尿酸血症②	无症状高尿酸血症患者	运动疗法	对照	6.72	7
肾⑥	无症状高尿酸血症患者	新型 XOR 抑制剂	对照	6.71	7
其他④	肿瘤溶解综合征患者	降尿酸药物	对照	6.55	7
急性痛风⑨	急性痛风性关节炎发作的患者	类固醇关节内给药	口服类固醇作为对照	6.46	7
心血管⑤	高尿酸血症患者中的饮酒者	限酒指导	未限酒指导	6.46	6
肾④	无症状高尿酸血症患者	血清尿酸值大于 7.0mg/dL 并给予尿酸控制药物的患者	血清尿酸值大于 8.0mg/dL 并给予尿酸控制药物的患者	6.39	7
心血管③	高嘌呤饮食的高尿酸血症患者	给予限制嘌呤饮食指导的患者	未给予限制嘌呤饮食指导的患者	6.29	6
急性痛风③	痛风发作的患者	尿酸控制药物	对照	6.14	6
其他②	高尿酸血症患者（尿酸 7.0~7.9 mg/dL）	降尿酸药物	对照	6.14	6
结节②	有痛风结节患者	药物治疗	对照	6.07	6
急性痛风⑤	痛风发作的患者	新型 XOR 抑制剂	别嘌醇	5.54	6
其他③	合并神经系统疾病的痛风患者	XOR 抑制剂	对照	4.93	5
结节①	有痛风结节的患者	结节切除术	对照	4.61	5

（6）为了防止痛风患者在服用尿酸控制药物时痛风发作，有些国家建议应用秋水仙碱预防疗法。然而，尚不清楚秋水仙碱的预防应用是短期给药的效果好还是长期给药的效果好。因此，对秋水仙碱长期给药的疗效是否优于短期给药，进行了比较讨论。

（7）日本的指南指出，调整日常饮食应该优先于高尿酸血症的治疗，其他国家的指南也确认了这一点。但是，是否应该进行饮食疗法尚不明确。因此，将饮食疗法(包括饮酒习惯)的有效性与不进行饮食指导的情况进行了比较讨论。

3 经采用的 CQ 课题

CQ1:对于急性痛风性关节炎(痛风发作)发病的患者，与非给药组相比，NSAID、糖皮质激素、秋水仙碱是否推荐给药？

P:急性痛风性关节炎发作的患者。

I:NSAID、类固醇、秋水仙碱。

C:非给药。

O:痛风性关节炎改善(利)，急性期炎症反应物质减少(利)，不良事件增加(弊)。

CQ2:对于有肾损害的高尿酸血症患者，与非给药组相比，是否推荐应用降尿酸药？

P:有肾损害的高尿酸血症患者。

I:降尿酸药物。

C:非给药。

O:肾功能下降的抑制(利)，终末期肾功能不全的抑制(利)，不良事件增加(弊)。

CQ3:对于高尿酸血症合并高血压的患者，与非给药组相比，是否推荐应用降尿酸药？

P:高尿酸血症合并高血压的患者。

I:降尿酸药物。

C:非给药。

O:抑制心血管事件的发生(利)，心血管死亡的抑制(利)，不良事件增加(弊)。

CQ4:对于有痛风结节的患者，是否推荐应用药物治疗将血清尿酸值降到 6.0mg/dL 以下？

P:有痛风结节的患者。

I:通过药物治疗将血清尿酸值降到 6.0mg/dL 以下。

C:无。

O:痛风结节改善(利)，肾功能下降的抑制(利)，痛风发作增加(弊)。

CQ5:对于高尿酸血症合并心力衰竭的患者，与非给药组相比，是否推荐应用降尿酸药？

P:高尿酸血症合并心力衰竭的患者。

I:降尿酸药。

C:非给药。

O:心血管疾病死亡率降低(利)，总死亡率降低(利)，不良事件增加(弊)。

CQ6:对于开始服用降尿酸药的痛风患者，与短期服用相比，预防痛风发作的秋水仙碱给药是否推荐长期服用？

P:痛风发作频繁的患者。

I:长期服用秋水仙碱。

C:短期服用秋水仙碱。

O:预防痛风发作(利)，生活质量改善(利)，不良事件增加(弊)。

CQ7:对于无症状高尿酸血症患者，与未进行饮食指导的情况相比，是否推荐对其进行饮食指导？

P:无症状高尿酸血症患者。

I:饮食指导(包括饮酒)。

C:未进行饮食指导。

O:尿酸值下降(利)，痛风的抑制(利)，新出现的痛风发作增加(弊)。

未来的研究方向

以下是本次修订未采用的 20 个 CQ。

(1)对于肿瘤溶解综合征的患者，与非给药相比，是否推荐应用降尿酸药物？

(2)对于尿酸值 7.0~7.9mg/dL 的高尿酸血症患者，与未控制尿酸的情况相比，是否推荐控制尿酸？

(3)对于合并神经系统疾病的痛风患者，与非给药相比，是否推荐应用 XOR 抑制剂？

(4)对于急性痛风性关节炎发作的患者，与非给药相比，是否推荐应用秋水仙碱？

(5)对于有痛风发作史的患者，与非给药相比，是否推荐应用 XOR 抑制剂？

(6)对于急性痛风性关节炎发作的患者，与口服类固醇相比，是否推荐类固醇关节内给药？

(7)对于痛风发作的患者，与非给药相比，是否推荐应用控制尿酸的药物？

(8)对于痛风发作的患者，与别嘌醇相比，是否推荐应用新型 XOR 抑制剂？

(9)对于有痛风结节的患者，与非给药相比，是否推荐药物治疗？

(10)对于有痛风结节的患者，与未行结节切除术相比,是否推荐行结节切除术?

（11）对于无症状高尿酸血症患者,与非给药相比,是否推荐应用控制尿酸的药物?

（12）对于无症状高尿酸血症患者,与对照组相比,是否推荐运动疗法?

（13）对于高尿酸血症合并冠状动脉疾病的患者,与非给药相比,是否推荐应用控制尿酸的药物?

（14）对于饮酒的高尿酸血症患者,与未进行限酒指导相比,是否推荐进行限制饮酒的指导?

（15）对于有嘌呤饮食习惯的高尿酸血症患者,与未进行饮食指导的相比,是否推荐进行限制嘌呤饮食的指导?

（16）对于有肾损害的高尿酸血症和痛风患者,与非给药相比,是否推荐应用新型 XOR 抑制剂?

（17）对于无症状高尿酸血症的患者,与非给药相比,是否推荐应用 XOR 抑制剂?

（18）对于无症状高尿酸血症患者,与促进尿酸排泄药相比,是否推荐应用 XOR 抑制剂?

（19）对于无症状高尿酸血症患者,与非给药相比,是否推荐应用新型 XOR 抑制剂?

（20）对于无症状高尿酸血症患者,与血清尿酸值>8.0mg/dL 时给予尿酸控制药物相比, 是否推荐血清尿酸值>7.0mg/dL 时就给予尿酸控制药物?

第3节　系统评价、证据质量的评价和推荐

1 文献检索的初次和二次筛选以进行系统评价

范围领域负责人决定了 SR 小组，并与日本医学图书馆协会的负责人共同进行了 SR 的英语及日语的文献检索（"web 版资料 26~32 证据的收集与选定【关键词和文献】"）。

（1）根据各 CQ 进行关键词的选定和建立检索公式，并与日本医学图书馆协会合作进行全面的文献搜索（"web 版资料 19 CQ1 检索式""web 版资料 20 CQ2 检索式""web 版资料 21 CQ3 检索式""web 版资料 22 CQ4 检索式""web 版资料 23 CQ5 检索式""web 版资料 24 CQ6 检索式""web 版资料 25 CQ7 检索式"和"web 版资料 26~32 证据的收集与选定【4-1 数据库检索结果 医中志】和【4-1 数据库检索结果 Pubmed】"）。

• 时间：1966 年至 2017 年 3 月 31 日。

• 检索对象：PubMed、医学中央图书馆、Cochrane Library（CDSR 及 CCRCT）。

（2）各 CQ 的 SR 小组中 4 位全体人员重复从文献列表的论文题目、摘录、索引语中选择必要的文献，对照结果，在是否采用过程中出现不一致时由 SR 小组讨论决定，进行初次筛选。如果需要进一步追加关键词及变更检索公式，需要再次委托日本医学图书馆协会对文献检索进行追加。

（3）SR 小组分成负责 2 个有益结果的负责人（2 人）和负责 1 个有害结果的负责人（2 人），分别在各自的二人小组中独立阅读初次所筛选的文献正文，并根据结果对参考文献来取舍选择，进行二次筛选（"web 版资料 26~32 证据的收集与选定【4-2 文献检索流程图】至【4-4 引用文献列表】"）。

（4）文献检索条件相关的事项如下。

• 实施日程表

证据的检索：2017 年 4 月 16 日至 2017 年 7 月 31 日。

• 证据的检索

a.证据类型

按照 SR 论文、荟萃分析论文和个人研究论文的顺序进行检索。个别研究论文以 RCT、非 RCT 和观察性研究为检索对象。

b.数据库

PubMed、医学杂志 Web、Cochrane Library（CDSR 和 CCRCT）。

c.检索的基本方针

检索干预措施时，使用 PICO 格式。 P 和 I 的组合是基础的，有时会指定 C，未指定 O。

d.检索对象期间

对 1966 年 1 月 1 日至 2017 年 3 月 1 日的所有数据库进行了检索。

e.文献的选择标准

如果有符合采用条件的 SR 论文或荟萃分析论文，则优先考虑这些论文，如果没有的情况下，以个别研究论文为对象 de novo 实施 SR。把 RCT、非 RCT 和观察性研究作为检索的对象。

2 证据评估与整合（2017 年 8 月 1 日至 10 月 31 日）

（"web 版资料 26~32 证据的收集与选定【4-5 评价表干预研究】至【4-9 荟萃分析】"）

对于每个 CQ 的利弊结果，每个 SR 小组完成了相应的干预试验，完成了观察性研究和总体相关的证据【4-5】（用于干预研究）和【4-6】（用于观察研究），【4-7】（总体证据）的格式评估。

（1）二人小组独立对每个结果分别评估【4-5】及【4-6】的格式，然后综合各自的意见完成对【4-5】及【4-6】格式的评估。评估基于偏倚风险、间接性、风险人数等。

（2）当 SR 小组进行荟萃分析时，使用【4-8】的格式，而当不进行荟萃分析时，则使用定性审查的【4-9】的格式。

此后，范围领域的负责人评估了每个横断面结果的总体证据【4-7】，然后两个人进行整理校对以完成对总体证据的评估。等级评价基于偏倚风险、非一致性、间接性、不精确性、发表偏倚因素。依据 Minds 提

倡的方法，对证据强度的评价进行分级，最终分为 A（强）、B（中）、C（弱）、D（非常弱）4 个等级（表 1-2）。在 RCT 的评价中，证据的强度从 A（强）开始，评价降低等级的偏倚风险、不一致性、间接性、不精确性和发表偏倚因素，进行等级的调整。非 RCT 也评价了提高等级的 3 个主要原因。另外，用于评价的偏倚风险、不一致性、间接性、不精确性、发表偏倚的定义如表 1-3 所示。

范围领域负责人对 SR 报告进行了总结（证据总结），并据此提出了建议草案。此外，高尿酸血症和痛风患者的代表就患者对建议草案（后述）的期望和价值观提出意见，并在建议草案中进行描述（见下文）。推荐草案对表 1-4 中的推荐决定的 4 个因素进行了总结和描述。

③ 推荐制订的基本方针

在推荐制订时，从"证据的强度""利弊平衡的可靠性""患者的价值观和期望，以及承担的可靠性"和"费用和资源"的观点出发，确定了推荐的强度和方向（表 1-4）（"web 版资料 1 患者意见 1""web 版资料 2 患者意见 2"）。

此外，推荐内容是截至 2017 年 12 月 17 日的信息。

④ 推荐的制订程序

推荐的制订基于制订小组的审议。当意见不一致时，则通过投票决定。

表 1-2　结果的证据强度（可靠性）

证据强度	说明
A（强）	可以确定真实效果接近效果估算值
B（中）	对效果估算值的置信度中等，即真实效果被认为接近效果估算值，但是不能否认存在显著差异的可能性
C（弱）	对效果估算值的置信度有限，真实效果可能与效果估算值有很大差异
D（非常弱）	效果估算值几乎没有置信度，真实效果与效果估算值有很大差异

表 1-3　降级的 5 个因素

因素	说明
偏倚风险	研究方法可能在多大程度上引起各个研究结果的偏倚
非一致性	研究之间的疗效估算值的偏差
间接性	所收集研究的 PICO 与提出建议的 CQ 假设的 PICO 有多大差异（外部有效性）
不精确性	由于研究中包含的患者数（样本量）和事件数少导致随机误差变大，影响效果估算值的确定性损害的程度
发表偏倚	由于存在未发表的研究结果，效果估算值无法表示正确的值

4.1　小组会议

于 2017 年 12 月 17 日，上午 10:00 至下午 17:00 在世界贸易中心大楼 3 楼 B 室举行了小组会议。指南修订委员参加了本会议，并从不能参加的委员处获得了委任状。拥有投票权的委员总数为 26 人。会议上使用了根据推荐决定的 4 个因素总结的推荐草案、SR 报告的总结、针对每个结果评估的证据汇总表，以及患者调查问卷。首先，由各 CQ 的范围领域负责人对推荐文草案及其证据总结进行相关说明，之后进行了充分的讨论，通过投票确定了推荐。推荐的强度是基于 Minds 指南制订法所提出的以下 4 个阶段的任意 1 个，通过举手的形式进行了投票（图 1-3）。

推荐以有效投票数 70% 以上的情况作为通过，对于不能达到 70% 的情况，则对于票数前两位的选项进行讨论，再次进行了投票。尽管所有指南制订委员都可以参加先前 COI 评估的讨论，但是具有投票权的 COI 成员没有参加投票，因此利益冲突不会影响推荐。关于 CQ4，由于没有与 SR 的对象不设定目标值这样的对照一致的论文，或者重新变更对照也没有目标论文，所以不设定指南委员同意的基础对照，基于将血清尿酸值控制在 6.0mg/dL 以下的相关利弊的证据确定了推荐。关于各 CQ 的推荐意见、证据的强度及推荐度，请参照各 CQ。此外，在确定推荐意见之后，进行了 CQ 及推荐内容措辞的统一（"web 版资料 15 第 4 次委员会议记录"）。

关于通过小组会议决定的推荐内容及其说明，由指南修订总委员再次确认内容，只进行说明相关的语言修正。

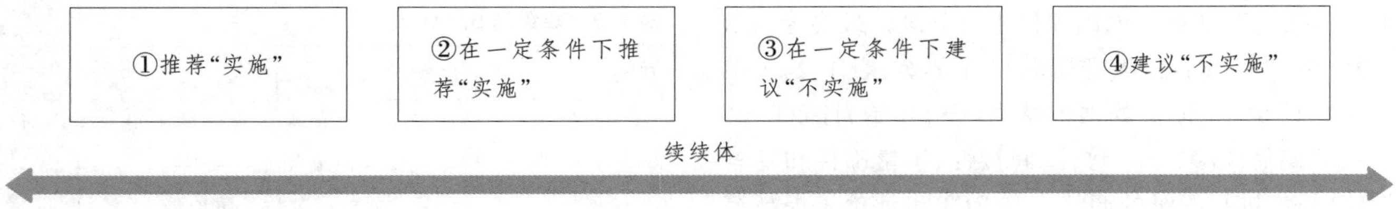

①推荐"实施"	②在一定条件下推荐"实施"	③在一定条件下建议"不实施"	④建议"不实施"

续续体

图 1-3 推荐的强度和方向。"在一定条件下"是指临床实践的条件,不但包括患者的病情、合并症、价值观,以及期望等患者方面的条件,还包括现有新的证据在内的医疗方面的条件和医疗经济上的条件。

4.2 推荐的观点

推荐包括 3 个方面的要素:推荐的方向、推荐的强度和证据的强度(可靠性)。它们以组合形式表示,"推荐的方向"指是否进行推荐,"推荐的强度"指推荐是强是弱,"证据的强度"(可靠性)是指 A(强)、B(中)、C(弱)、D(非常弱)中之一(表 1-2)。"推荐的强度"根据其组合被简单地分成 4 种,但这不是说有 4 种推荐,而是需要注意推荐的方向和强度的可靠性程度是连续体(图 1-3)。

4.2.1 患者的价值观和期望

在本指南(第 3 版)中,从门诊患者组中调查了高尿酸血症和痛风患者的价值观和期望,并向其征集意见,同时在考虑这些意见的基础上制订了推荐意见。

表 1-4 决定推荐的 4 个因素

影响推荐强度的因素
关于整体结果的有力的总体证据
• 整体的证据越强,被推荐为"强"的可能性就越高
• 相反,整体的证据越弱,被推荐为"弱"的可能性就越高
确保利弊之间的平衡(不包括成本)
• 期望的效果和与预期不符的效果之间的差异越大,推荐度更强的可能性就越高
• 净获益越小,不良事件越严重,获益的可靠性就越小,被推荐为"弱"的可能性就越高
患者的价值观、期望、负担的确定性(或差异)
• 价值观和偏好是否具有确定性(一致性)
• 相反,差异越大,或者价值观和偏好的不确定性越大,被推荐为"弱"的可能性就越高
净获益是否与成本、资源相匹配
• 是否可以判断出与成本相匹配的获益(如果有成本报告,应当利用)

实际上,首先就 CQ 采用的重要临床课题,从全部 11 名患者组中的 5 名患者以调查问卷的形式征集意见,在决定 CQ 时进行了考虑("web 版资料 1 患者意见 1")。

此外,在推荐意见的草案完成的阶段,通过征集使用调查问卷的 11 名患者中 6 名患者的意见("web 版资料 2 患者意见 2")来调查患者的价值观和期望。这些价值观和期望内容在推荐意见的草案中显示为应在推荐强度中考虑的因素,在专家小组会议上提出、进行讨论并反映在推荐意见的制作上。

4.2.2 高尿酸血症和痛风治疗手册的制订

本指南(第 3 版)制作目的之一是对医疗从业人员的启发。为此,在 CQ(第 2 章"临床问题和推荐")的基础上追加了教科书的记载(第 3 章至第 5 章)。教科书的记载由 2 名编者分担,各个项目负责详细文献检索的负责人及 SR 负责人对内容进行查阅后,指南修订委员全体成员对内容进行确认。关于委员提出的问题和疑问,由指南修订委员会协商,同时通过电子邮件反复协商。之后经关联学会的联络委员,关于教科书的记载意见进行采纳。当关联学会的调整结束后,指南修订总委员进行确认和措辞的修正。

临床问题和推荐意见一览

在本指南(第 3 版)中,通过对 7 个重要临床课题相关的目标患者、干预措施、比较对照及利弊结果提出临床问题,除了制订小组的推荐关联的证据强度、利弊之间取得平衡之外,我们还从患者价值观、期望和医学经济学的角度做出了 7 项推荐。

CQ1: 对于急性痛风性关节炎(痛风发作)发病的患者,与非给药组相比,NSAID、糖皮质激素、秋水仙碱是否推荐给药?

重要成果:痛风性关节炎改善(利),急性期炎症反应物质减少(利),不良事件增加(弊)。

推荐意见:对于急性痛风性关节炎(痛风发作)的患者,使用 NSAID、糖皮质激素、秋水仙碱(低剂量)与非给药相比,在一定条件下推荐。

CQ2: 对于有肾损害的高尿酸血症患者,与非给药组相比,是否推荐应用降尿酸药?

重要成果:对肾功能下降的抑制(利),对终末期肾功能不全的抑制(利),不良事件增加(弊)。

推荐意见:对于高尿酸血症合并肾损害的患者,以抑制肾功能下降进展为目的使用降尿酸药,在一定条件下推荐。

CQ3: 对于高尿酸血症合并高血压的患者,与非给药组相比,是否推荐应用降尿酸药?

重要成果:抑制心血管事件的发生(利)和对心血管死亡事件的抑制(利),不良事件增加(弊)。

推荐意见:对于高尿酸血症合并高血压的患者,以改善生命预后和减轻心血管病发病风险为目的使用降尿酸药,不主动推荐。

CQ4: 对于有痛风结节的患者,是否推荐应用药物治疗将血清尿酸值降到 6.0mg/dL 以下?

重要成果:痛风结节改善(利),肾功能下降的抑制(利),痛风发作增加(弊)。

推荐意见:对于有痛风结节的患者,推荐应用药物治疗将血清尿酸值降到 6.0mg/dL 以下。

CQ5: 对于高尿酸血症合并心力衰竭的患者,与非给药组相比,是否推荐应用降尿酸药?

重要成果:心血管死亡事件的减少(利),总死亡率的减少(利),不良事件增加(弊)。

推荐意见:对于高尿酸血症合并心力衰竭的患者,以改善生命预后为目的应用降尿酸药,不主动推荐。

CQ6: 对于开始服用降尿酸药物的痛风患者,与短期服用相比,预防痛风发作的秋水仙碱给药是否推荐长期服用?

重要成果:预防痛风发作(利),生活质量(QOL)改善(利),不良事件增加(弊)。

推荐意见:对于服用降尿酸药开始后的痛风患者,为预防痛风发作而长期服用秋水仙碱,在一定条件下推荐。

CQ7: 对于无症状高尿酸血症患者,与未进行饮食指导的情况相比,是否推荐对其进行饮食指导?

重要成果:尿酸值下降(利),对痛风发作的抑制(利),新出现的痛风发作增加(弊)。

推荐意见:对于无症状高尿酸血症患者,推荐对其进行饮食指导。

第4节 治疗指南的发表和普及

1 关于定稿和发表的有关事项

1.1 定稿

我们征求了日本痛风·核酸代谢学会成员的意见,并对其进行了修订。之后,我们收到了 Minds 关于外部评价和指南制订方法的外部评价,如下所示。此外,还使用 Minds GUIDE 系统和日本痛风·核酸代谢学会网站征集了公众意见,并在最终版本中进行了反馈。

1.2 外部评价的具体方法和对策

为了提高指南制订方法的质量,我们进行了基于 AGREE Ⅱ 的 Minds 外部评价,并提出了意见。外部评价委员基于 AGREE Ⅱ 的指南制订方法进行了评价,为了得到关于高尿酸血症和痛风并发症的肾损害和心血管疾病的评价,收集了肾脏内科医生和心内科医生的评论,指南修订委员针对逐条评论对应的指南修订的必要性进行了讨论,并做出了回应。关于外部评价的有关变更将被记录下来,并公开发表。作为有关高尿酸血症和痛风指南的制订主体的日本痛风·核酸代谢学会,不包含外部评价委员。

对外部评价的回应在学会的主页进行了公开(https://www.tukaku.jp)。外部评价的结果如下。

在指南公开前,基于 AGREE Ⅱ 方式(AGREE Next steps Consortium 2009:http://www.agreetrust.org/)的评价委托了作为外部评价委员的肾脏内科医生和心内科医生及 Minds。此外,在外部评价委员中也确认了是否有与制作委员同样标准的利益冲突("web 版资料 10 指南外部评价委员 _COI 信息 2018")。我们将收到的评论总结如下。

1.2.1 肾脏内科医生的评价摘要

关于 CQ2,本指南(第 3 版)被评价为根据患者的状态和健康上的问题做出不同的选择。一方面,由于

与尿酸值降低相关的运动后急性肾衰竭(EIAKI)疾病多见于幼儿,相关的治疗选择有必要与儿科肾脏病专家沟通。对于有肾损害的高尿酸血症,我们收到了关于肾功能降低患者用药时的注意事项的评论,尤其使用别嘌醇及非布司他的患者。此外,关于高尿酸血症和痛风的诊疗手册中肾损害一项,今后的非布司他和托吡司他的干预试验应该受到关注。

1.2.2 对肾脏内科医生评价的回应

对于上述评价,在 CQ2 一项中,关于 EIAKI,如肾性低尿酸血症的诊疗指南所示,有必要与小儿肾脏疾病的专家进行合作,这一点指南制订者在对推荐决定的过程中进行了记载。此外,有关不良事件,指南制订者还说明了在使用降尿酸药物时应仔细考虑的问题。该指南制订者还指出,将关注非布司他和托吡司他的干预试验。

1.2.3 心内科医生的评价摘要

心内科医生认为这是一部条理清晰、较为系统的指南。建议放大流程图表以使其更易于查看。有必要引用并解读有关最近报告的 CARES 研究的论文。

1.2.4 对心内科医生评价的回应

对于上述评价,在流程图表的显示上进行了优化。关于 CARES 研究,除了现有的解说,在第 1 章的第 1 节"4 使用中的注意事项"中记载了关注今后动向的意义。

1.2.5 Minds 事前评价摘要

在 AGREE Ⅱ 领域,对于对象和目的、利害关系者的参加、制订的严密性、提示的明确性、适用性、编辑的独立性等所有领域的记载,这是一部评价很高,且完成性非常高的指南。作为需要进一步改善的课题,因为关于推荐记录相关的"附加条件"的形式难以理解,期望对其进行说明。最好能够回答参加调查问卷的人数,以及关于监测使用健康诊断数据情况的测定频率。临床问题和诊疗手册中的内容和流程图表有重复,需要进行修正。此外,有必要增加反映外部评价结果的方法。

1.2.6 对 Minds 事前评价的回应

对于上述评价,在第 1 章的第 3 节"4 推荐的制订程序"中记录了关于推荐记录的"附加条件"表现的说明,并回答了参加调查问卷的人数。在第 1 章的第 4 节"2 扩展诊疗指南"中记录了监测使用健康诊断数据情况的测定频率。本指南(第 3 版)中记录了对其他外部评价结果的回应。

1.3 公开发表的计划

完成对外部评价的回应后,指南总委员会将在学会主页和手册中进行公开发表。

2 扩展诊疗指南

2.1 本指南(第 3 版)的导入和使用的促进因素及阻碍因素

针对各个因素,我们通过向指南制订委员进行问卷调查来收集信息,主要内容如下。在许多常规医学检查中都检测了血清尿酸值,这是一个促进因素。新型降尿酸药物的上市,在其他学会的指南中记录了高尿酸血症和痛风的治疗意义成为促进因素。初级医生等尚未完全理解痛风的自然病史,以及欠缺对长期的治疗意义的理解也成为阻碍因素。互联网上关于高尿酸血症和痛风的信息缺乏科学依据成为阻碍因素。对于未成年人,由于很少测定血清尿酸值,因此有可能失去高尿酸血症(不伴有痛风性关节炎)的诊断机会,这一点成为阻碍因素。相关药物的价格不高(便宜),不太可能成为推荐使用的阻碍因素。这些因素不影响指南制订过程和推荐的制订。

2.2 推广诊疗指南的方法

具体的方法如下。
- 发行图书;
- 发行摘要版本等;
- 发行英语版本;
- 在学会网站上公开发表;
- 在学术会议上举办有关本指南(第 3 版)的研讨会;
- 面向普通市民举办讲座;
- 制订面向一般人群的介绍说明。

2.3 监控和监察的构成

为了测定本指南在多大程度上被正确地使用,我们通过制订监控指标和监察的标准,对此进行了探讨。我们每月汇总发布指南的学会网站主页的浏览量,并持续跟踪。在引入指南前后,我们研究并监测了患者结果(血清尿酸值和痛风的再发等)的变化(使用健康诊断数据的情况时,我们计划使用每年 1 次的测定值)。每年在学术会议召开时,我们都会针对学会成员进行有关推荐实施状况的调查问卷。关于上述内容,将在指南发布后的 3 年内进行,但如有必要,监控次数可能会增加。

2.4 指南的修订

由于高尿酸血症和痛风相关的干预试验数量较少,因此,计划每 5~7 年进行一次修订。指南修订的时机是除了证据发生变化外,还有重要的结果变化、可能的干预变化、可利用的卫生保健资源的变化等。指南总委员会根据其普及、导入、评价的结果,进行修订。

第 **2** 章

临床问题和推荐

第 1 节　临床问题 1(CQ1)：对于急性痛风性关节炎(痛风发作)发病的患者，与非给药组相比，NSAID、糖皮质激素、秋水仙碱是否推荐给药?

推荐意见	对于急性痛风性关节炎(痛风发作)发病的患者，使用 NSAID、糖皮质激素、秋水仙碱(低剂量)与非给药相比，在一定条件下推荐。

　　作为对急性痛风性关节炎发作而进行的药物疗法，对所有患者来说没有共同最适合的药物。虽然 NSAID、类固醇、秋水仙碱被用作一线药物应用，对于哪一种药物才是最佳选择，我们进行了讨论。

　　德尔菲法的重要度评分：平均值 7.96(第 1 名)。

CQ 的构成要素				
P(Patients，Problem，Population)				
性别	(未指定・男性・女性)		年龄	(未指定・_____)
疾病・病情	急性痛风性关节炎正在发作的患者			
地理因素	未指定		其他	未指定
I(Interventions)/ C(Comparisons，Controls，Comparators)的列表				
・NSAID ・类固醇 ・秋水仙碱 / 对照；非给药				
O(Outcomes)的列表				
	Outcomes 的内容	利弊	重要度评分	是否采用
急性痛风① O_1	痛风性关节炎改善	(利・弊)	8.14	是
急性痛风① O_2	不良事件增加	(利・弊)	6.72	是
急性痛风① O_3	急性期炎症反应物质减少	(利・弊)	5.83	是

说明("**web 版资料 26 证据的收集与选定 CQ1**")

1.1 推荐决定的因素

1.1.1 证据的强度：B(中)

在系统评论中，研究的论文中有关秋水仙碱与非给药比较的仅有 2 篇论文。考虑到病例选择和结果测量的差异，证据强度归结为 B(中)。

对于未与非给药治疗比较的非甾体抗炎药和糖皮质激素，相同药物或两者之间的疗效无差异，秋水仙碱与非给药组相比更有效。吲哚美辛在某些论文中有明显更多的不良事件，但应考虑每篇论文中入组病例和不良事件测定方法的差异。由于大剂量使用秋水仙碱时不良事件的发生率较高，因此不应该大剂量使用，在临床实践中建议低剂量服用。糖皮质激素除口服外还可以关节内或肌内给药，尽管研究很少，但在实际临床中可能是一种治疗选择。

在决定推荐的时候，研究的论文中有关秋水仙碱与非给药比较的仅有 2 篇论文。NSAID 的使用量高于日本批准的剂量。应该考虑到关于在 NSAID、类固醇、秋水仙碱中应该把哪一种药物作为第一选择用药，目前还没有相关论文的根据。

1.1.2 利弊的平衡

在 NSAID 中，主要以吲哚美辛为中心，对照组包括双氯芬酸和萘普生在内的经典 NSAID，但应用药物剂量比日本的剂量大。大剂量秋水仙碱虽可有效改善关节炎，但由于不良事件多，不建议使用。低剂量秋水仙碱在利弊之间具有良好的平衡，但仅在 1 篇论文中进行了研究。类固醇与 NSAID 有同等的效果，其不良反应少或者是二者相当的报告，不过，有必要考虑到除外病例中包括口服糖皮质激素或 NSAID 存在禁忌的病例，以及 NSAID 的给予量比日本实际临床中的给药剂量大的问题。

1.1.3 患者的价值观和期望

患者期望可以抑制疼痛而不引起不良事件，由于疼痛对患者的生活影响很大，因此积极使用和迅速缓解疼痛很重要，但目前尚不清楚首先使用哪种药物。

1.1.4 成本和资源

针对急性痛风性关节炎，口服糖皮质激素、NSAID 或秋水仙碱的给药时间通常在 14 天之内，而且价格并不昂贵，经济负担较小。

1.2 推荐决定的过程

关于 NSAID，针对塞来昔布低剂量和高剂量下的比较研究表明，在高剂量下，塞来昔布减轻疼痛的效果明显更好[1]。口服糖皮质激素与 NSAID 有相同的效果[2-5]。与安慰剂相比，秋水仙碱明显更有效[6-7]。因此，NSAID、糖皮质激素和秋水仙碱在改善痛风性关节炎方面均优于非给药。

由于没有得到这 3 种药物疗效对比的证据，关于选择方面，应该考虑患者的合并症和合并用药。这与以往将 NSAID 作为第一选择的指南不同，适当情况下需要考虑使用秋水仙碱和糖皮质激素。特别需要注意的是，秋水仙碱不应大剂量给药，已经对 12 小时内急性痛风性关节炎发作患者的疗效进行了研究，应该注意到秋水仙碱的药物信息存在差异。随着给药剂量的增加，腹泻等胃肠道疾病的发生率也随之增加[7]，因此应以低剂量使用秋水仙碱。除了系统评论的证据以外，考虑到上述方面，决定在一定条件下推荐。

1.3 其他

急性痛风性关节炎发作时痛感强烈，使患者的 QOL 显著降低。在一定条件下推荐使用药物，是因为考虑到与非给药比较的论文少、论文间方法的差异，以及缺乏 NSAID、糖皮质激素、秋水仙碱疗效对比等原因，原则上针对急性痛风性关节炎的药物治疗应尽快开始，这一点和之前的指南没有变化。

对于上述 3 种药物的选择，应考虑到关节炎的发病过程(包括发病经过的时间)、患者的合并症和合并用药。应给予足够剂量的 NSAID。 在国际研究中，该剂量通常高于日本批准的剂量，但是日本某些痛风性关节炎保险所适用的 NSAID 中，也有被批准使用相对较高剂量的情况。如果正在服用治疗胃溃疡的药物或抗凝剂，应避免使用，并应注意了解患者慢性肾脏病和心血管事件的既往病史。低剂量秋水仙碱的给药方法是在发病 12 小时内给予 1.0mg 秋水仙碱，1 小时后给予 0.5mg 秋水仙碱[7]。作为根据的论文中虽然没有说明对第二天以后残留疼痛的对策,但是可以根据疼痛的程度继续使用 0.5~1.0mg/d。该剂量小于秋水仙碱药物信息中"与用法和用量有关的注意事项"列出的剂量。随着秋水仙碱给药剂量的增加,腹泻等胃肠道疾病的发生率也随之增加。另外,还应注意是否存在肝肾功能障碍和药物间相互作用。在国际研究中,泼尼松龙的口服剂量为 30~35mg/d,连续给药 5 天[2-5],但在日本,20~30mg/d 效果也很好。对原则上禁忌的患者,如糖尿病、感染和术后病例,给药时应十分注意。糖皮质激素可以关节内或肌内给药。

如果没有限制使用这些药物的因素,则应考虑患者的偏好,以及处方医生是否熟悉该药物来进行选择。

当症状消失或充分改善时,应立即停止使用这些药物。

1.4 投票结果

投票人数 26 人,有效投票数 26 人。

①推荐实施,5 票;②推荐在一定条件下实施,21票;③推荐在一定条件下不实施,0 票;④推荐不实施,0 票。

以上结果②推荐在一定条件下实施,被采用。

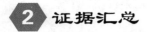 证据汇总

2.1 检索结果概要

从 150 篇英语或日语论文中,选择了 40 篇进行 RCT 的论文。此外,除了以尚未在市场上出售的药物或当前不用于治疗痛风的药物为对象的相关论文外,对 17 篇有关 NSAID、糖皮质激素和秋水仙碱的论文进行了探讨。选择"痛风性关节炎改善""急性期炎症反应物质减少"和"不良事件增加"作为结果,并进行系统评价。在评估单个证据的强度时,考虑了以下内容。

• 痛风性关节炎的病例定义(尿酸钠结晶的证据、有无使用分类标准、受累关节的数量、从发病到入组的持续时间)在论文中有所不同。

• 以秋水仙碱为对象,与非给药比较的相关论文只有 2 篇。

• 关于"痛风性关节炎改善",患者的疼痛评估是

以从基准开始的疼痛改善来进行分析的。但是,疼痛评估方法和测定时期等在论文中有所不同。关于"急性期炎症反应物质减少"的论文中涉及 NSAID 的只有 1 篇论文,因此不能进行实质性讨论。对于"不良事件增加",所有的不良事件均用作指标。不良事件的定义和评估期等因论文而异,需要注意的是,有必要除外使用药物为禁忌或难以使用药物的情况。

• 关于荟萃分析,目标论文数量少或在比较药物存在差异的情况下进行分析,因此应该慎重地解释结果。

• 所有的目标论文都来自日本以外的国家,NSAID 的给药剂量均高于日本批准的剂量,并且有些 NSAID 在日本尚未发售。

2.2 结果 1:痛风性关节炎改善;结果 2:不良事件增加

2.2.1 NSAID

我们采用没有安慰剂对照的比较试验,并且将 6 种干预药物与对照药物(吲哚美辛、萘普生或双氯芬酸)进行了比较。干预药物和对照药物的有效性没有差异,"与吲哚美辛、萘普生和双氯芬酸相比,NSAID 作为试验药物在改善痛风性关节炎的效果上没有差异"的证据强度是 B(中)[1,5,8-15]。关于不良事件,以吲哚美辛为对照药物的 8 篇文章的荟萃分析显示,总不良事件(风险比)为 0.73(95%置信区间为 0.56~0.96),在吲哚美辛组中明显更高[1,5,8,9,11,13-15]。"与吲哚美辛、萘普生和双氯芬酸相比,NSAID 作为试验药物不良事件的发生率低"的证据强度是 C(弱),但实际上,对于其他 NSAID,可能需要与吲哚美辛、萘普生和双氯芬酸采取相同的预防措施。

2.2.2 糖皮质激素

目前尚无安慰剂对照试验,以口服泼尼松龙、吲哚美辛或萘普生比较的 4 篇 RCT 论文为重点进行了探讨。口服泼尼松龙和 NSAID 之间的疼痛改善效果没有差异[疼痛改善的标准化平均差异为–0.99(–0.26~0.08)]。"口服糖皮质激素与吲哚美辛和萘普生相比,对痛风性关节炎的改善效果没有差异"的证据强度为 B(中)。在以吲哚美辛为对照的 3 篇论文中,泼尼松龙组的不良事件明显较少[风险比为 0.37(0.25~0.54)][2,4,5],

但考虑到病例的排除规则,"与吲哚美辛和萘普生相比,口服糖皮质激素不良事件减少"的证据强度为 C(弱)。虽然有关糖皮质激素肌内给药的论文数量很少,但与 NSAID 相比,疼痛改善效果没有差异[16,17],因此也是一种治疗选择。

2.2.3 秋水仙碱

我们抽取了 2 项安慰剂对照的 RCT 试验。大剂量秋水仙碱与安慰剂相比是有效的,但不良事件明显增多,包括严重的不良事件,因此"大剂量秋水仙碱与安慰剂相比不良事件明显增加"的证据强度是 A(强)[6]。在美国进行的有关低剂量秋水仙碱试验的论文只有 1 篇(痛风性关节炎发作 12 小时内给予 1.2mg,1 小时后给予 0.6mg),但比安慰剂明显有效 [风险比为 2.44(1.25~4.76)],与高剂量秋水仙碱没有差异[风险比为 1.18(0.73~1.93)][7],并且总不良事件与安慰剂相同[风险比为 1.35(0.80~2.25)],但明显低于高剂量秋水仙碱组[风险比为 0.34(0.34~0.66)][7]。因此,"低剂量秋水仙碱在改善痛风性关节炎方面比安慰剂更有效,并且不良事件的发生率没有改变""与高剂量相比,低剂量秋水仙碱对痛风性关节炎的改善效果没有变化,但不良事件更少"的证据强度是 B(中)。

根据以上所述,将总体证据强度判定为 B(中)。

2.3 结果 3:急性期炎症反应物质减少

进行讨论的论文中,有关 NSAID 的论文只有 1 篇,因此无法进行讨论。

3 同意度

26 人中有 21 人(81%)推荐在一定条件下实施。

文献检索式

检索 DB:医中志 Web
检索日期:2017 年 3 月 7 日
检索式:[web 版资料 19 CQ1 检索式(医中志)]

检索 DB:PubMed
检索日期:2017 年 3 月 7 日
检索式:[web 版资料 19 CQ1 检索式(PubMed)]

参考文献

1) Schumacher HR, Berger MF, Li-Yu J, et al.: Efficacy and tolerability of celecoxib in the treatment of acute gouty arthritis: a randomized controlled trial. *J Rheumatol* **39**: 1859-1866, 2012
2) Man CY, Cheung IT, Cameron PA, et al.: Comparison of oral prednisolone/paracetamol and oral indomethacin/paracetamol combination therapy in the treatment of acute gout-like arthritis: a double-blind, randomized, controlled trial. *Ann Emerg Med* **49**: 670-677, 2007
3) Janssens HJ, Janssen M, van de Lisdonk EH, et al.: Use of oral prednisolone or naproxen for the treatment of gout arthritis: a double-blind, randomised equivalence trial. *Lancet* **371**: 1854-1860, 2008
4) Rainer TH, Cheng CH, Janssens HJ, et al.: Oral prednisolone in the treatment of acute gout: A pragmatic, multicenter, double-blind, randomized trial. *Ann Intern Med* **164**: 464-471, 2016
5) Xu L, Liu S, Guan M, et al.: Comparison of prednisolone, etoricoxib, and indomethacin in treatment of acute gouty arthritis: An open-label, randomized, controlled trial. *Med Sci Monit* **22**: 810-817, 2016
6) Ahern MJ, Reid C, Gordon TP, et al.: Does colchicine work? The results of the first controlled study in acute gout. *Aust N Z J Med* **17**: 301-304, 1987
7) Terkeltaub RA, Furst DE, Bennett K, et al.: High versus low dosing of oral colchicine for early acute gout flare: Twenty-four-hour outcome of the first multicenter, randomized, double-blind, placebo-controlled, parallel-group, dose-comparison colchicine study. *Arthritis Rheum* **62**: 1060-1068, 2010
8) Lomen PL, Turner LF, Lamborn KR, et al.: Flurbiprofen in the treatment of acute gout. A comparison with indomethacin. *Am J Med* **80**: 134-139, 1986
9) Altman RD, Honig S, Levin JM, et al.: Ketoprofen versus indomethacin in patients with acute gouty arthritis: a multicenter, double blind comparative study. *J Rheumatol* **15**: 1422-1426, 1988
10) Maccagno A, Di Giorgio E, Romanowicz A: Effectiveness of etodolac ('Lodine') compared with naproxen in patients with acute gout. *Curr Med Res Opin* **12**: 423-429, 1991
11) Schumacher HR Jr, Boice JA, Daikh DI, et al.: Randomised double blind trial of etoricoxib and indometacin in treatment of acute gouty arthritis. *BMJ* **324**: 1488-1492, 2002
12) Cheng TT, Lai HM, Chiu CK, et al.: A single-blind, randomized, controlled trial to assess the efficacy and tolerability of rofecoxib, diclofenac sodium, and meloxicam in patients with acute gouty arthritis. *Clin Ther* **26**: 399-406, 2004
13) Rubin BR, Burton R, Navarra S, et al.: Efficacy and safety profile of treatment with etoricoxib 120 mg once daily compared with indomethacin 50 mg three times daily in acute gout: a randomized controlled trial. *Arthritis Rheum* **50**: 598-606, 2004
14) Willburger RE, Mysler E, Derbot J, et al.: Lumiracoxib 400 mg once daily is comparable to indomethacin 50 mg three times daily for the treatment of acute flares of gout. *Rheumatology (Oxford)* **46**: 1126-1132, 2007
15) Li T, Chen SL, Dai Q, et al.: Etoricoxib versus indometacin in the treatment of Chinese patients with acute gouty arthritis: a randomized double-blind trial. *Chin Med J (Engl)* **126**: 1867-1871, 2013

16) Alloway JA, Moriarty MJ, Hoogland YT, *et al.* : Comparison of triamcinolone acetonide with indomethacin in the treatment of acute gouty arthritis. *J Rheumatol* **20** : 111-113, 1993

17) Zhang YK, Yang H, Zhang JY, *et al.* : Comparison of intra-muscular compound betamethasone and oral diclofenac sodium in the treatment of acute attacks of gout. *Int J Clin Pract* **68** : 633-638, 2014

第 2 节　临床问题 2(CQ2)：对于有肾损害的高尿酸血症患者，与非给药组相比，是否推荐应用降尿酸药？

> **推荐意见**
>
> 对于高尿酸血症合并肾损害的患者，以抑制肾功能下降进展为目的使用降尿酸药，在一定条件下推荐。

虽然应用别嘌醇治疗高尿酸血症对慢性肾脏病(CKD)患者的肾脏可能有保护作用，但欧美指南认为证据不足。关于对伴有肾损害的高尿酸血症和痛风患者，降尿酸药是否对肾功能有保护作用尚不明确，因此进行了讨论。

德尔菲法的重要度评分：平均值 7.93(第 2 名)。

CQ 的构成要素				
P(Patients,Problem,Population)				
性别	(未指定·男性·女性)		年龄	(未指定·_____)
疾病·病情	有肾损害的高尿酸血症患者			
地理因素	未指定		其他	未指定
I(Interventions)/ C(Comparisons,Controls,Comparators)的列表				
·降尿酸药/ 对照；非给药				
O(Outcomes)的列表				
	Outcomes 的内容	利弊	重要度评分	是否采用
肾⑧ O_1	肾功能下降的抑制	(利·弊)	7.86	是
肾⑧ O_2	终末期肾衰竭抑制	(利·弊)	7.21	是
肾⑧ O_3	不良事件增加	(利·弊)	6.34	是

❶ 说明("web 版资料 27 证据的收集与选定 CQ2")

1.1 推荐决定的因素

1.1.1 证据的强度：B(中)

我们抽取以 eGFR 的变化作为有益结果的 5 篇论文[1-5]。荟萃分析结果显示，药物干预组为 255 人，对照组为 239 人，变化量的差异为 $4.12 mL/(min·1.73 m^2)$(95% 置信区间为 3.69~4.56)，具有统计学意义($P < 0.001$)。我们抽取了将肾脏事件发作作为有益结果的 3 篇 RCT 试验论文[5-7]。荟萃分析的结果显示，药物干预组为 134 人，对照组为 106 人，风险比为 0.51(95% 置信区间为 0.35~0.76)，具有统计学意义($P < 0.001$)，差异性被中等度认可($I^2 = 45\%$)。肾脏事件的定义为肌酐增加 40% 或 eGFR 降低 10%，并且作为不良事件的血清肌酐升至 1.5mg/dL 或者 0.3mg/dL 以上的升高不一定被认为有问题。此外，由于观察期短且病例数少，并且研究对象和药物干预存在差异，因此将证据判定为 B(中)。

1.1.2 利弊的平衡

我们抽取了有关于肾损害记载的 3 篇 RCT 试验论文[3,7,8]。荟萃分析的结果显示,药物干预组为 1064 人,对照组为 226 人,风险比为 1.10(95% 置信区间为 0.48~2.56),差异无统计学意义(P=0.82)。差异性被中等度认可(I^2=33%),并且观察到报告偏差。重要的是,服用降尿酸药后不良事件增加的可能性并不高,药物干预时容易判断利弊平衡。但是,当别嘌醇用于中等程度肾功能下降或者更严重(C_G<50mL/min)时注意减量(第 5 章第 4 节,表 5-3),这一点应该继续遵守。另外,在使用新型降尿酸药非布司他和托吡司他时,对于重度肾功能障碍的患者应该慎重使用(使用经验少,安全性尚未确定),需要注意。

1.1.3 患者的价值观和期望

对此次结果表示赞同的意见很多,有人提出,如果尿酸生成抑制药能预防肾功能下降进展,希望服用同种药物,同时,对于作用机制不同的促进尿酸排泄药的效果提出了疑问。另外,还有关于目标值的疑问和对不良反应的担忧。一些受访者希望临床研究的病例数增加且观察期延长。

1.1.4 成本和资源

别嘌醇的一般药价为 462 ~ 693 日元/月 (1 日元 ≈0.05 人民币,剂量为 200~300mg/d,截至 2017 年 11 月),如果是在保险诊疗内治疗就没有影响(要注意的是,别嘌醇的适应证是合并高血压的高尿酸血症、痛风)。但是,在今后,对于伴随肾损害的高尿酸血症患者,选择作为降尿酸药的非布司他和托吡司他的可能性增加,这种情况下医疗成本将会增加。

1.2 推荐决定的过程

在系统评价开始时进行了筛查,不仅包括干预性研究,还包括观察性研究。但是,考虑到偏差,我们决定将其限制为 RCT。作为益处的结果,即肾功能下降的抑制,文献讨论了肌酐、肌酐清除率或 eGFR 的变化。考虑到血清肌酐值的性别差异,测量方法的差异和近期趋势,采用了由 eGFR 评估的 RCT。我们抽取了 5 篇论文,其结果如上所述。此外,关于作为另一项有益结果的"终末期肾衰竭(肾脏事件)的抑制",只有 3 篇论文讨论了终末期肾衰竭(肾脏事件)的发病。尽管在所有情况下均观察到统计学上有显著差异,但考虑

到病例数少,观察期短及差异性大,证据水平被判定为 B(中)。

这次的重点是讨论危害的结果,虽然被采用的论文数量只有 3 篇,但被讨论的病例数却超过了 1200 例。至于不良事件的发生,与对照组之间没有显著差异,对于降低尿酸药物的干预方面,最好是从获益的角度考虑是否给药,而不是关注危害的一面。尽管此结果有助于提高推荐水平,但根据有益结果中所述的限制事项,仍认为推荐水平为 B(中)。

1.3 其他

Bose 等(2014)[9]和 Kanji 等(2015)[10]进行了荟萃分析。Bose 等提取了 4 篇 RCT 文章,他们认为 eGFR 的变化为 3.1mL /(min·1.73m^2)(95% 置信区间为 –0.9~7.1),差异无统计学意义(P=0.13)。Kanji 等提取了 5 篇 RCT 论文,结果是 eGFR 的变化为 3.2 mL/(min·1.73m^2)(95% 置信区间为 0.16~6.2),发现显著性差异(P=0.039)。由于以上讨论的问题在之前的论文中以血清肌酐值被报告,所以使用这个平均值重新计算 eGFR,作为荟萃分析的重点,除去这 2 篇论文,eGFR 的变化为 2.6mL/(min·1.73m^2)(95% 置信区间为 –1.5~6.6),显著性差异消失(P=0.21)。因此,考虑这次的结果是基于 2014 年以后报告的 RCT 的结果。

此外,值得注意的是,该研究没有考虑到因服用降尿酸药物而导致血清尿酸水平降低而引起的运动后急性肾功能不全(EIAKI)。这是因为在许多与 CQ2 有关的 EIAKI 案例中,相关报告不足,导致研究本身变得很困难。由于 EIAKI 多见于儿童,因此有必要与儿童肾脏病专家合作,但是最近,EIAKI 在有运动习惯的成年人中的发生率正在逐渐增加。在本指南(第 3 版)中指出 EIAKI 的发作与治疗性目标血清尿酸值的制订有关。

1.4 投票结果

投票人数 18 人,有效投票数 18 票。

①推荐实施,0 票;②推荐在一定条件下实施,17 票;③推荐在一定条件下不实施,1 票;④推荐不实施,0 票。

根据以上结果,②推荐在一定条件下实施,被采用。

② 证据汇总

2.1 检索结果概要

使用下列的文献检索式,在包含高尿酸血症或痛风或肾脏病,以及降尿酸药物(含药物名)的 3 篇文献中,全面地检索了系统评价、RCT、观察性研究。其中,进行了文献筛查,与非给药组相比,在合并肾损害的高尿酸血症或痛风患者中使用降尿酸药物,将"肾功能下降的抑制""终末期肾衰竭(肾脏事件)的抑制"和"不良事件增加"中的任意一个作为结果的证据分选出来。考虑到观察性研究与药物干预研究之间的差异,偏倚风险和研究方法的异质性,二次筛查仅限于应用慢性肾脏病(CKD)3 期以内的高尿酸血症患者的RCT。

2.2 结果 1:肾功能下降的抑制

采用了 5 篇 RCT 论文[1-5],Goicoechea 等[1]的结果的重要性最高,为 77%,其次是 Hosoya 等[3]的重要性为 13%。在药物干预组中,eGFR 变化量的差异为 4.12mL/(min·1.73m²)(95%置信区间为 3.7~4.6),与对照组相比得到了更满意的结果,并且具有统计学意义(P<0.001)。观察期从 22 周到 3 年不等,由于重要性很高的 Goicoechea 等[1]的研究长达 2 年,因此证据水平相对较高。

2.3 结果 2:终末期肾衰竭(肾脏事件)的抑制

采用了 3 篇 RCT 论文[5-7],荟萃分析的结果是,药物干预导致的肾脏事件的风险比为 0.51(95%置信区间为 0.35~0.76),在统计学上有显著差异(P<0.001)。但是,Sircar 等[5]的研究显示终末期肾衰竭(肾脏事件)的 eGFR 降低 10%,这还不足以充分地支持此项结果。

2.4 结果 3:不良事件增加

我们对不良事件的参考文献[3,7,8]进行荟萃分析。结果显示,不良事件发生的风险比为 1.10(95%置信区间为 0.48~2.56),没有显著性差异(P=0.82)。根据 Hosoya 等的研究[3],两组中不良事件的发生率均为

68%,其中最常见的是鼻咽炎,占 21%,其次是痛风发作和肝损伤。ALT 增加超过 1.5 倍,具有统计学意义。Schumacher 等[8]的研究应用非布司他(80mg、120mg 或 240mg)和别嘌醇[300mg 或 100mg(肾功能下降者)],与安慰剂组对比不良事件的发生情况,虽然非布司他 240mg 组中腹泻和头晕更为常见,但日本的最大给药剂量为 60mg,可能无法适用。

基于以上所述,我们认为不良事件不会因药物干预而增加,并且认为药物干预的合理性从其获益方面来判断是恰当的。但是,应做好肝功能的监测。

③ 同意度

18 人中 17 人(94%)推荐在一定条件下实施。

文献检索方式

检索 DB:医中志 Web
检索日期:2017 年 3 月 11 日
检索式:[web 版资料 20　CQ2 检索式(医中志)]

检索 DB:PubMed
检索日期:2017 年 3 月 11 日
检索式:[web 版资料 20　CQ2 检索式(PubMed)]

参考文献

1) Goicoechea M, de Vinuesa SG, Verdalles U, et al.: Effect of allopurinol in chronic kidney disease progression and cardiovascular risk. Clin J Am Soc Nephrol 5: 1388-1393, 2010
2) Shi Y, Chen W, Jalal D, et al.: Clinical outcome of hyperuricemia in IgA nephropathy: a retrospective cohort study and randomized controlled trial. Kidney Blood Press Res 35: 153-160, 2012
3) Hosoya T, Ohno I, Nomura S, et al.: Effects of topiroxostat on the serum urate levels and urinary albumin excretion in hyperuricemic stage 3 chronic kidney disease patients with or without gout. Clin Exp Nephrol 18: 876-884, 2014
4) Liu P, Chen Y, Wang B, et al.: Allopurinol treatment improves renal function in patients with type 2 diabetes and asymptomatic hyperuricemia: 3-year randomized parallel-controlled study. Clin Endocrinol (Oxf) 83: 475-482, 2015
5) Sircar D, Chatterjee S, Waikhom R, et al.: Efficacy of febuxostat for slowing the GFR decline in patients with CKD and asymptomatic hyperuricemia: A 6-month, double-blind, randomized, placebo-controlled trial. Am J Kidney Dis 66: 945-950, 2015
6) Siu YP, Leung KT, Tong MK, et al.: Use of allopurinol in slowing the progression of renal disease through its ability to lower serum uric acid level. Am J Kidney Dis 47: 51-59, 2006

7) Saag KG, Whelton A, Becker MA, *et al.* : Impact of febuxostat on renal function in gout patients with moderate-to-severe renal impairment. *Arthritis Rheumatol* **68** : 2035-2043, 2016

8) Schumacher HR Jr, Becker MA, Wortmann RL, *et al.* : Effects of febuxostat versus allopurinol and placebo in reducing serum urate in subjects with hyperuricemia and gout : a 28-week, phase III, randomized, double-blind, parallel-group trial. *Arthritis Rheum* **59** : 1540-1548, 2008

9) Bose B, Badve SV, Hiremath SS, *et al.* : Effects of uric acid-lowering therapy on renal outcomes : a systematic review and meta-analysis. *Nephrol Dial Transplant* **29** : 406-413, 2014

10) Kanji T, Gandhi M, Clase CM, *et al.* : Urate lowering therapy to improve renal outcomes in patients with chronic kidney disease : systematic review and meta-analysis. *BMC Nephrol* **16** : 58, 2015

11) Goicoechea M, Garcia de Vinuesa S, Verdalles U, *et al.* : Allopurinol and progression of CKD and cardiovascular events : long-term follow-up of a randomized clinical trial. *Am J Kidney Dis* **65** : 543-549, 2015

第 3 节 临床问题 3(CQ3):对于高尿酸血症合并高血压的患者,与非给药组相比,是否推荐应用降尿酸药?

推荐意见	对于高尿酸血症合并高血压的患者,以改善生命预后和减少心血管疾病发病风险为目的使用降尿酸药,不积极推荐。

对于高尿酸血症合并高血压患者是否应该使用降尿酸药,尚未进行讨论。在这里,对于高尿酸血症合并高血压的患者是否应该以保护脏器为目的来给予降尿酸药,我们进行了讨论。

德尔菲法的重要度评分:平均值 7.54(第 3 名)。

CQ 的构成要素				
P(Patients,Problem,Population)				
性别	(未指定·男性·女性)		年龄	(未指定·_____)
疾病·病情	高尿酸血症合并高血压的患者			
地理因素	未指定		其他	未指定
I(Interventions)/ C(Comparisons,Controls,Comparators)的列表				
·降尿酸药/ ·对照;非给药				
O(Outcomes)的列表				
	Outcomes 的内容	利弊	重要度评分	是否采用
心血管⑦ O_1	抑制心血管事件的发生	(利·弊)	7.32	是
心血管⑦ O_2	抑制心血管死亡率	(利·弊)	7.00	是
心血管⑦ O_3	不良事件增加	(利·弊)	6.54	是

❶ 说明("web 版资料 28 证据的收集与选定 CQ3")

1.1 推荐决定的因素

1.1.1 证据的强度:D(非常弱)

很少有证据表明降尿酸药可改善高尿酸血症合并高血压患者的生命预后并抑制心血管事件的发生。此外, 与不良事件相关的病例和事件的数量很少,并且没有 Stevens-Johnson 综合征等严重不良事件的信息,因此安全性的证据非常弱。

1.1.2 利弊的平衡

尽管在降低心血管疾病的发病风险方面可能有获益,但存在很大的不确定性。此外,也存在不良事件少的可能性,但这也是高度不确定的。因此,利弊之间的平衡尚不明确。

1.1.3 患者的价值观和期望

患者的价值观和愿望各不相同。有意见认为,考虑到不良事件的风险低、效果不可否认、医疗费用负担低,所以值得推荐。一方面,有观点认为,为了预防心血管疾病,应该谨慎使用证据不足的药物来预防心血管疾病。另一方面,有意见认为,即使没有证据,如果专家认为使用降尿酸药是可取的,则应将其作为专家意见列入指南。也有意见认为,如果考虑到预防痛风而服药,则这个CQ是没有意义的。

1.1.4 成本和资源

关于降尿酸药的费用,如果别嘌醇是一种保险诊疗内的治疗(请注意,别嘌醇适用于合并高血压的高尿酸血症、痛风),价格便宜,每月 462~693 日元(200~300mg/d 使用量,截至 2017 年 11 月)。

1.2 推荐决定的过程

这次讨论的论文中使用的唯一药物是尿酸生成抑制剂(别嘌醇),但推荐意见中标记为"降尿酸药"。在制订推荐意见时,重点放在抑制心血管事件发生的非常弱的证据上。尽管荟萃分析表明不良事件没有明显增加,但不良事件的数量很少,严重的事件尚未明确,讨论的结果是,就利弊之间的平衡来推荐使用降低尿酸药的合理性不足。基于上述原因,推荐意见被确定为"对于高尿酸血症合并高血压的患者,以改善生命预后和减少心血管疾病发病风险为目的使用降尿酸药,不积极推荐"。

1.3 其他

1.3.1 应用于临床实践时的注意事项

大量的观察性研究表明,高血压患者中合并高尿酸血症与心血管事件的发病风险增加有关,有望通过降尿酸药来减轻此风险。但是,尚未进行"在高尿酸血症合并高血压患者中使用降尿酸药物以改善生命预后及抑制心血管事件发生"的前瞻性干预性试验研究。现阶段,在高血压患者中应用降尿酸药的 2 项观察性研究中,使用尿酸生成抑制剂别嘌醇组与对照组相比心血管疾病的发病风险都比较低。尚未有关于促尿酸排泄药物的相关研究报道。从受试者的特殊性来看,这 2 项关于别嘌醇的研究也难以应用于所有高尿酸血症合并高血压的患者。此外,包含肾素–血管紧张素抑制剂的辅助和仅限于别嘌醇低剂量(<300mg/d)的分析,没有发现明显的差别,从日本处方的角度来看,很难适应实际的临床需求。尽管新开发的非嘌呤类似物生成抑制剂已在日本的临床实践中广泛应用,但对于这些降尿酸药改善生命预后和抑制心血管事件的作用仍然一无所知。鉴于上述情况,对于高尿酸血症合并高血压患者,应用降尿酸药对改善生命预后和抑制心血管事件有效性的证据强度是非常弱的。

另一方面,关于患者应用降尿酸药引起的不良事件,尽管通过荟萃分析已经显示出不良事件没有明显增加,但是由于事件数量少,因此准确性尚存在疑问。有关别嘌醇,虽然发生频率较低,但它可能引起例如 Stevens-Johnson 综合征等严重的不良事件,因此不一定是高度安全的。

1.3.2 考虑到各个患者的临床背景和价值观的实用方法

高尿酸血症合并高血压的患者经常存在许多心血管风险因素,如糖尿病和脂质代谢异常。由于此类患者罹患心血管疾病的风险较高,因此严格控制每个风险因素非常重要。此外,如果此类患者想进一步积极服用降尿酸药来抑制心血管事件的发生,虽然其疗效尚不明确,但在充分向患者解释可能发生的严重不良反应之后,可以考虑给药。对于痛风患者,针对从预防和患者需求的角度予以给药,进行了讨论。别嘌醇的药物价格低廉,但是对于在服用多种药物、对疗效存在疑问或对于不良事件的关注超出其治疗效果预期的患者,应谨慎考虑使用降尿酸药,因此,控制给药被认为是妥当的做法。

1.4 投票结果

投票人数 18 人,有效投票数 18 票。

①推荐实施,0 票;②推荐在一定条件下实施,2票;③推荐在一定条件下不实施,14 票;④推荐不实施,2 票。

根据以上结果,③推荐在一定条件下不实施,被采用。

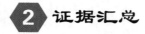

2 证据汇总

2.1 检索结果概要

应用文献检索公式,在包含高尿酸血症或痛风,心力衰竭或心脏疾病,以及降尿酸药(含药物名)的 3

篇文献中，全面地检索了系统评价、RCT 和观察性研究。其中，进行了文献筛选，选择了 2 项观察性研究和 1 项荟萃分析。

2.2 结果 1：抑制心血管事件的发生

迄今为止，尚未对高尿酸血症合并高血压患者进行前瞻性干预性试验。2 项观察性研究表明，别嘌醇使用者罹患心血管疾病的风险较低。基于指南制订小组独自实施的 2 项研究的结果，进行荟萃分析，与非给药组相比，使用别嘌醇的患者罹患心血管疾病的风险降低（风险比为 0.57，95% 置信区间为 0.41~0.73）。单独查看这 2 篇论文，Terawaki 等[1]报道了对伴有中或重度肾损害[eGFR 平均为 25.8±11.7mL/(min·1.73 m²)]的高血压性肾硬化症患者（平均年龄 71±11.8 岁，男性占 61.2%）中，使用别嘌醇（67 例）和不使用别嘌醇（111 例）的患者，进行了平均 19.8±10.9 个月的回顾性随访的观察性研究。与非使用者相比，由于别嘌醇使用者的全因死亡率和心血管事件（心绞痛、急性心肌梗死、充血性心力衰竭，以及出血性和缺血性脑卒中）的主要终点风险较低（10.4% 对 18.9%，P=0.13，对数秩检验）。此外，具有诸如性别、心血管疾病既往史和使用利尿剂等混杂因素的 Cox 比例风险模型，表明别嘌醇的使用与主要终点指标的降低显著相关（风险比为 0.34，P=0.04，标准误差为 0.53）。但是，当添加包含肾素-血管紧张素抑制剂的使用倾向评分时，差异的显著性消失。而英国大规模的队列研究，将 65 岁以上的高龄高血压患者进行倾向评分匹配，将别嘌醇使用者（2032 例）和非使用者（2032 例）分开，随访观察 10 年。与非使用者相比，所有别嘌醇使用者发生脑卒中的风险（风险比为 0.50，95% 置信区间为 0.32~0.80）和心血管事件（心肌梗死、急性冠状动脉综合征）均显著降低（风险比为 0.63，95% 置信区间为 0.44~0.89）。但是，在剂量特异性分析中，与不使用别嘌醇组相比，低剂量别嘌醇组（<300mg/d）并未显著降低发生任何事件的风险。

总而言之，2 项观察性研究可能包括对照组中没有合并高尿酸血症的病例，以及包含 RA 抑制剂的辅助、低剂量时无明显差异等因素，从日本开具处方的实际情况来看，很难适应于临床实践。基于以上所述，我们得出结论，关于降尿酸药物益处的证据非常弱。

2.3 结果 2：抑制心血管死亡率

没有仅以心血管事件所致死亡为结果来进行评估的文章。在上述 Terawaki[1] 等的论文中，总死亡率均包括在主要结局中，但由于未对心血管死亡率进行单独描述，因此无法评估。

2.4 结果 3：不良事件增加

另一方面，关于不良事件，我们使用了 3 项能够评估不良事件的前瞻性干预试验研究，比较了别嘌醇和安慰剂对高尿酸血症合并高血压或正常高血压患者的降血压作用[3]，并在 Cochrane Library 中选择了运用循证医学进行的荟萃分析。结果显示，131 例嘌醇使用者中有 5 例发生了不良事件，需要停用药物，而安慰剂组的 110 例患者中有 2 例发生了不良事件，使用相同药物的相关不良反应并没有明显的增加（风险比为 1.86，95% 置信区间为 0.43~8.1）。但是，由于受试者的数量和不良事件的数量少，准确性存在很大的疑问，因此证据等级被认为非常弱。

3 同意度

18 人中有 14 人（77%）认为应该在一定条件下不实施。

文献检索式

检索 DB：医中志 Web
检索日期：2017 年 3 月 4 日
检索式：[web 版资料 21 CQ3 检索式（医中志）]

检索 DB：PubMed
检索日期：2017 年 3 月 4 日
检索式：[web 版资料 21 CQ3 检索式（PubMed）]

参考文献

1) Terawaki H, Nakayama M, Miyazawa E, *et al.* : Effect of allopurinol on cardiovascular incidence among hypertensive nephropathy patients : the Gonryo study. *Clin Exp Nephrol* 17 : 549-553, 2013
2) MacIsaac RL, Salatzki J, Higgins P, *et al.* : Allopurinol and cardiovascular outcomes in adults with hypertension. *Hypertension* 67 : 535-540, 2016
3) Gois PHF, Souza ERM : Pharmacotherapy for hyperuricemia in hypertensive patients. *Cochrane Database Syst Rev* 4 : CD008652, 2017

第4节　临床问题4(CQ4)：对于有痛风结节的患者，是否推荐应用药物治疗将血清尿酸值降到6.0mg/dL以下？

推荐意见	对于有痛风结节的患者，推荐应用药物治疗将血清尿酸值降到6.0mg/dL以下。

对于患有痛风结节的痛风患者，推荐进行药物治疗以减少或消除结节，但证据水平较低。尽管国际指南认为血清尿酸值应在5.0mg/dL以下，但日本指南建议在6.0mg/dL以下，并且血清尿酸值的管理目标尚不明确。在此，我们对"痛风结节患者的血清尿酸值降低至6.0mg/dL以下"是否有效进行了探讨。

德尔菲法的重要度评分：平均值7.46(第4名)。

<table>
<tr><td colspan="5" align="center">CQ 的构成要素</td></tr>
<tr><td colspan="5" align="center">P(Patients,Problem,Population)</td></tr>
<tr><td>性别</td><td colspan="2">(未指定·男性·女性)</td><td>年龄</td><td>(未指定·_____)</td></tr>
<tr><td>疾病·病情</td><td colspan="4">有痛风结节的患者</td></tr>
<tr><td>地理因素</td><td colspan="2">未指定</td><td>其他</td><td>未指定</td></tr>
<tr><td colspan="5" align="center">I(Interventions)/ C(Comparisons,Controls,Comparators)的列表</td></tr>
<tr><td colspan="5">·应用药物治疗将血清尿酸降到6.0mg/dL以下/·对照；无</td></tr>
<tr><td colspan="5" align="center">O(Outcomes)的列表</td></tr>
<tr><td></td><td>Outcomes 的内容</td><td>利弊</td><td>重要度评分</td><td>是否采用</td></tr>
<tr><td>痛风结节③ O$_1$</td><td>痛风结节改善</td><td>((利)·弊)</td><td>7.62</td><td>是</td></tr>
<tr><td>痛风结节③ O$_2$</td><td>痛风发作增加</td><td>(利·(弊))</td><td>6.31</td><td>是</td></tr>
<tr><td>痛风结节③ O$_3$</td><td>肾功能下降的抑制</td><td>((利)·弊)</td><td>6.24</td><td>是</td></tr>
</table>

1 说明("web 版资料 29 证据的收集与选定 CQ4")

1.1 推荐决定的因素

1.1.1 证据的强度：C(弱)

1.1.2 利弊的平衡

对于有痛风性结节的患者，可以预期通过药物治疗将血清尿酸值降低至6.0mg/dL或更低，从而缩小或消除痛风结节。没有证据表明在治疗过程中设定血清尿酸值的控制目标会增加痛风发作。

1.1.3 患者的价值观和期望

对于这个推荐意见，在征求患者代表的意见时，有人担心由于控制尿酸值在6.0mg/dL以下会引起痛风发作的增加，以及药物使用量的增加。但是，在先前的指南中也记录了将有痛风结节的痛风患者血清尿酸的目标值定为6.0mg/dL以下。如果未设定目标值或目标值定为7.0mg/dL左右，则认为尿酸值会经常超过

7.0mg/dL，并且由于痛风结节的消失和尿酸池的正常化需要花费很长时间，期间仍有继续发作痛风的可能性。由于在降尿酸治疗开始时尿酸值突然下降会增加痛风发作的风险，因此在非布司他的使用中还描述了在监测血清尿酸值的同时逐渐增加剂量来达到目标值，我们认为，可以通过将这种方法应用于其他降尿酸药物来解决上述问题。相反，非布司他的临床试验表明，治疗后尿酸值较低的组 1 年后痛风发作次数较少，如果尿酸值未充分降低，则将出现长期痛风发作的风险，这一点有必要让大家了解。

1.1.4　成本和资源

为了使血清尿酸值达到 6.0mg/dL 或更低，关于两种降尿酸药物应使用哪种，可以在临床中做出决定，这是一种保险诊疗内的方法。

1.2　推荐决定的过程

以前的 CQ4 问题是"与没有设定血清尿酸目标值的情况相比，是否可以推荐在有痛风结节患者中应用药物治疗，将血清尿酸值降到 6.0mg/dL 或更低？"但是，在系统审查的过程中，发现没有 RCT 与此问题的PICO 相匹配。在 2017 年 12 月举行的小组会议上，该CQ 尚未做出推荐决定，提出了一个新的 CQ 提案，即"对于有痛风结节的患者，是否推荐应用药物治疗将血清尿酸降到 6.0mg/dL 以下？"大家对此投票并一致通过了此项提案。

1.3　其他

尽管没有与该 CQ 相匹配的 RCT，但在开发非布司他、pegloticase 和 lesinurad 3 种药物时 RCT 的次要结果、事后多重比较分析可以评估痛风结节的改善，一些队列研究也对治疗与痛风结节的改善进行了探讨。在 1 年的 RCT 期间，非布司他和 lesinurad 对痛风结节的改善无明显差异，但事后多重比较分析显示非布司他在尿酸值为 6.0mg/dL 或更低时对痛风结节有显著改善。另一方面，通过静脉给药的 PEG 化尿酸氧化酶 pegloticase 的 RCT 中，虽然出现许多不良事件和无反应者，但在有反应者中，将其尿酸值维持在 2.0~4.0mg/dL，可以观察到痛风结节在 1 年内消失。痛风结节的缩小和改善可能与治疗后尿酸减少的程度和持续时间有关，但是在研究期间，非布司他和

lesinurad 治疗后的尿酸减少程度不足以反映痛风结节的改善。实际上，非布司他的队列研究显示长时间的用药可使痛风结节消失，或者通过降尿酸治疗维持平均尿酸值越低，痛风结节大小的减少率越大。尽管这些报告中的证据水平都很低，但随着尿酸值降低，痛风结节缩小和改善的方向是一致的。

关于目标尿酸值，所有 RCT 均将尿酸值设定为6.0mg/dL 或更低作为主要结果，1 项使用关节超声的队列研究表明，痛风结节在尿酸值低于 6.0mg/dL 时有所改善，而在 6.0mg/dL 以上没有改善，因此，虽然证据较弱，但仍将 6.0mg/dL 纳入 CQ。如 pegloticase 的 RCT和随后的开放性前瞻性试验或队列研究中所示，维持较低的尿酸值可促进缩小或消除痛风结节，但需要更多的药物且不良事件可能会增加。痛风结节的存在意味着尿酸池过多，这种状况可能导致痛风发作。由于治疗尿酸减少越多，痛风发作的风险就越大，因此从利弊平衡的角度考虑，过低的目标值是不合适的。此外，即使在实际临床工作中进行降尿酸治疗也不测量血清尿酸值，或者在许多情况下不考虑血清尿酸值而维持降尿酸治疗，所以应该明确目标值。

尽管没有高水平证据的研究，推荐意见的证据较弱，但是可以肯定的是，如果尿酸值降至 6.0mg/dL 或以下，痛风结节会缩小。此外，在《高尿酸血症和痛风治疗指南》(第 2 版)中，治疗目标为"痛风性关节炎反复发作和有痛风结节的患者是药物治疗的指征，并且应将血清尿酸值维持在 6.0mg/dL 以下"，因此，我们一致同意将推荐的强度设定为"推荐实施"。

1.4　投票结果

相对于以前的 CQ4"与没有设定血清尿酸目标值的情况相比，是否可以推荐在有痛风结节患者中应用药物治疗，将血清尿酸值降到 6.0mg/dL 或更低？"提出了新的推荐草案"与没有设定血清尿酸目标值的情况相比，推荐有痛风结节的患者通过药物治疗，将血清尿酸值控制在 6.0mg/dL 以下"。在第一次推荐度的投票中：①推荐实施，5 票；②推荐在一定条件下实施，11 票；③推荐在一定条件下不实施，2 票；④推荐不实施，0 票。由于未达到 70%，因此，①和②重新投票，结果显示①为 6 票，②为 12 票，仍不到 70%，重新投票未能取得一致意见。

接下来，提出了对 CQ 草案的 2 项修订草案，并进

行了投票表决,将"对于有痛风结节的患者,是否推荐应用药物治疗将血清尿酸值降到 6.0mg/dL 以下?"作为提案采用并进行了投票。

投票人数 18 人,有效投票数 18 票。

①推荐实施,14 票;②推荐在一定条件下实施,4 票;③推荐在一定条件下不实施,0 票;④推荐不实施,0 票。

根据以上结果,①推荐实施,被采用。

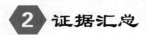 ## 证据汇总

2.1 检索结果的概要

以前的 CQ "与没有设定血清尿酸目标值的情况相比,是否可以推荐在有痛风结节患者中应用药物治疗,将血清尿酸值降到 6.0mg/dL 或更低?"对于获益"改善痛风结节""尿酸值的下降可抑制肾功能下降"和弊端"增加痛风的发作"进行了系统评价。

但是没有将以前的 CQ 设置为 PICO 形式的报告,因此,我们搜索了有关降尿酸治疗对于痛风结节和尿酸值变化的论文。

2014 年循证医学数据库系统评价中有针对痛风结节进行干预的报告,但该评价中仅包括 1 项 RCT[1]。因此,没有临床荟萃分析。

没有与该 CQ 相匹配的 RCT,但是在非布司他、pegloticase 和 lesinurad 研发时的 RCT 中,主要结果是尿酸值在 6.0mg/dL 以下,次要结果和后期多重比较检验探讨了痛风结节的改善情况[1-3]。目标患者的数量分别为 762 例、225 例和 607 例,但仅部分患者有痛风结节,虽然标明了基线时有痛风结节的患者数,但在最终评估时未明确记录。此外,口服药物和 pegloticase 的给药方式及药效存在巨大差异,观察期间因研究而异,痛风结节患者人数及尿酸值的变化尚不清楚,因此无法进行荟萃分析。在非布司他的 RCT 中,评估了非布司他和别嘌醇之间的痛风结节的缩小率和结节数量的变化,两者之间没有差异,后期多重比较检验显示血清尿酸值平均降到 6.0mg/dL 以下的患者群体比没有降到 6.0mg/dL 以下者的痛风结节缩小率要高很多(P=0.06)[2]。在分析非布司他的 2 项 RCT 数据的准 RCT 中,通过线性回归分析了 1832 例受试者中影响痛风结节大小的因素,但并未描述痛风结节患者的数量、尿酸值的变化及痛风结节的变化[4]。

在 pegloticase 的 RCT 中,pegloticase 每 2 周 1 次给药组中 40%(21/52)的结节完全缓解(定义为比基线时记录的结节数至少减少 1 个结节),pegloticase 每 4 周 1 次给药组为 21%(11/52),与安慰剂组的 7%(2/27)相比有显著改善(P=0.02 对 P=0.20)[1]。在 pegloticase 的 RCT 之后还有 2 例开放性前瞻性试验的准 RCT 研究被报道[5,6]。有反应者被定义为在 RCT 期间 80% 以上的观察点中尿酸值维持在 6.0mg/dL 以下的组,虽然有反应者组中痛风结节的完全缓解率更高,但未进行显著性差异检验。在每 2 周给药组的有反应者中,RCT 期间的尿酸值降低至约 2mg/dL,可以看到痛风结节在短时间内得到改善。

另一方面,在 lesinurad 的 RCT 中,除别嘌醇外还给予 200mg 或 400mg lesinurad(或安慰剂),在 lesinurad 添加组中尿酸值显著降低,但痛风结节的改善与安慰剂组无显著差异[3]。这是因为添加了 lesinurad 而导致的尿酸值下降程度不如 pegloticase 的效果,因此从 1 年的观察期来看,改善痛风结节的时间很可能过短。

一项队列研究对 63 例痛风结节患者进行了降尿酸治疗,结果表明治疗后平均尿酸值越低,痛风结节最大直径的变化率越高(r=0.62,r2=0.48,P<0.05)[7]。没有设定尿酸值的目标值,仅从论文中的图片来看,如果尿酸平均值不到 7.0mg/dL,不同程度的降低都会缩小痛风结节。在服用非布司他的 116 例痛风患者中,有痛风结节的为 26 例,通过 5 年的治疗,有 18 例(69%)结节消失,但是关于与结节未消失的群体之间尿酸值的差异,未进行讨论[8]。通过关节超声观察了 16 例痛风患者的关节内微小结节和双轮廓,在通过 6 个月降尿酸治疗,血清尿酸值低于 6.0mg/dL 的 12 例患者中,有 12 例超声可见痛风结节消失或减少,其余 4 例结节未改善[9]。但是这项研究不是针对临床结节的。

2.2 结果 1:痛风结节改善

如上所述,在 RCT、准 RCT 和队列研究中,以尿酸值为 6.0mg/dL 或更低为主要结局的研究表明,痛风结节有所改善,但难以计算效果推定值和置信区间。

2.3 结果 2：痛风发作增加；结果 3：肾功能下降的抑制

没有相关证据表明痛风发作增加或肾功能下降得到抑制。

3 **同意度**

18 人中有 14 人（77%）推荐实施。

文献检索式

检索 DB：医中志 Web

检索日期：2017 年 3 月 9 日

检索式：[web 版资料 22 CQ4 检索式（医中志）]

检索 DB：PubMed

检索日期：2017 年 3 月 9 日

检索式：[web 版资料 22 CQ4 检索式（PubMed）]

参考文献

1) Sundy JS, Baraf HS, Yood RA, et al.: Efficacy and torelability of pegloticase for the treatment of chronic gout in patients refractory to conventional treatment : two randomized controlled trials. *JAMA* **306** : 711-720, 2011

2) Becker MA, Schumacher HR Jr, Wortmann RL, et al.: Febuxostat compared with allopurinol in patients with hyperuricemia and gout. *N Engl J Med* **353** : 2450-2461, 2005

3) Saag KG, Fitz-Patrick D, Kopicko J, et al.: Lesinurad combined with allopurinol : A randomized, double-blind, placebo-controlled study in gout patients with an inadequate response to standard-of-care allopurinol (a US-Based Study). *Arthritis Rheumatol* **69** : 203-212, 2017

4) Becker MA, MacDonald PA, Hunt BJ, et al.: Determinants of the clinical outcomes of gout during the first year of urate-lowering therapy. *Nucleosides Nucleotides Nucleic Acids* **27** : 585-591, 2008

5) Becker MA, Baraf HS, Yood RA, et al.: Long-term safety of pegloticase in chronic gout refractory to conventional treatment. *Ann Rheum Dis* **72** : 1469-1474, 2013

6) Baraf HS, Becker MA, Gutierrez-Urena SR, et al.: Tophus burden reduction with pegloticase : results from phase 3 randomized trials and open-label extension in patients with chronic gout refractory to conventional therapy. *Arthritis Res Ther* **15** : R137, 2013

7) Perez-Ruiz F, Calabozo M, Pijoan JI, et al.: Effect of urate-lowering therapy on the velocity of size reduction of tophi in chronic gout. *Arthritis Rheum* **47** : 356-360, 2002

8) Schumacher HR Jr, Becker MA, Lloyd E, et al.: Febuxostat in the treatment of gout : 5-yr findings of the FOCUS efficacy and safety study. *Rheumatology (Oxford)* **48** : 188-194, 2009

9) Ottaviani S, Gill G, Aubrun A, et al.: Ultrasound in gout : a useful tool for following urate-lowering therapy. *Joint Bone Spine* **82** : 42-44, 2015

第5节　临床问题5(CQ5):对于高尿酸血症合并心力衰竭的患者,与非给药组相比,是否推荐应用降尿酸药?

> **推荐意见**
>
> 对于高尿酸血症合并心力衰竭的患者,以改善生命预后为目的应用降尿酸药,不积极推荐。

对于高尿酸血症合并心力衰竭的患者,是否应该使用降尿酸药物,目前尚不明确。目前尚不清楚使用降尿酸药是否能改善患者的预后,以及减少心力衰竭再住院等临床事件。在此,我们对降尿酸药物是否能减少临床事件进行了探讨。

德尔菲法的重要度评分:平均值7.25(第5名)。

CQ 的构成要素				
P(Patients,Problem,Population)				
性别	((未指定)·男性·女性)		年龄	((未指定)·_____)
疾病·病情	高尿酸血症合并心力衰竭患者			
地理因素	未指定		其他	未指定
I(Interventions)/ C(Comparisons,Controls,Comparators)的列表				
·降尿酸药/ ·对照:非给药				
O(Outcomes)的列表				
	Outcomes 的内容	利弊	重要度评分	是否采用
心血管疾病① O₁	心血管死亡率减少	((利)·弊)	7.31	是
心血管疾病① O₂	总死亡率减少	((利)·弊)	6.59	是
心血管疾病① O₃	不良事件增加	(利·(弊))	6.41	是

1 说明("web 版资料 30 证据的收集与选定 CQ5")

1.1 推荐决定的因素

1.1.1 证据的强度:C(弱)

这次采用的具有次要结果的 RCT 只有 2 项,观察期短至半年,且样本数量也很少。虽然偏倚风险很低,但是研究对象、药物干预措施和结果指标存在差异,

据此我们将证据等级判定为弱。

1.1.2 利弊的平衡

2 项 RCT 中显示获益较小,1 项 RCT 中损害也很小,所以不能确定获益与损害是否平衡。

1.1.3 患者的价值观和期望

有观点认为,不以改善心力衰竭而是基于高尿酸血症和痛风的治疗为主体是可以接受的。另一方面,关于证据较弱的结果,回归临床实践也存在巨大的问题,有观点认为,即使样本量很少,也需要对日本受试者进行高质量的研究。还有一种观点认为,若合并心

力衰竭的患者有高尿酸血症，服用 XOR 抑制剂也是理所当然的,虽然将其作为 CQ 的含义尚不清楚,但是如果不良事件很少,则可以服用降尿酸的药物。

1.1.4 成本和资源

别嘌醇是通用药物,价格为 462~693 日元/月(200~300mg/d 使用量,截至 2017 年 11 月),其是保险业务范围内的一种治疗方法(需要注意,别嘌醇适用于"高尿酸血症或痛风合并高血压")。

1.2 推荐决定的过程

本次讨论的论文中使用的唯一药物是 XOR 抑制剂。

由于降尿酸药不能使高尿酸血症合并心力衰竭患者的生命预后得到改善,因此判定为不推荐给予降尿酸药。另一方面,有报道称,与安慰剂相比,在损害方面没有差异,而且对于心力衰竭病例,合并高尿酸血症是预后不良的因素,但是由于高质量的干预性试验有限,判定为不积极推荐。

1.3 其他

众所周知,为了改善心力衰竭患者的预后,使用利尿剂和 β-受体阻滞剂很容易引起高尿酸血症。无论是否存在心力衰竭,肾功能下降和抑制痛风的发作都是高尿酸血症面临的重要临床问题,尤其是在心力衰竭患者中,肾功能下降会影响体液平衡,并与心力衰竭加重密切相关(心肾关联)。

基于以上所述,针对心力衰竭患者,在抑制肾功能下降和痛风发作为主要目的的条件下,根据治疗程序,评估患者血清尿酸值、体液平衡(或有效循环血容量)和肾功能,我们建议针对降尿酸药的必要性进行探讨。

1.4 投票结果

投票人数 18 人,有效投票数 18 票。
①推荐实施,0 票;②推荐在一定条件下实施,1票;③推荐在一定条件下不实施,15 票;④推荐不实施,2 票。

根据以上结果,③推荐在一定条件下不实施,被采用。

2 证据汇总

2.1 检索结果的概要

使用文献检索公式,在包含高尿酸血症或痛风、心力衰竭或心脏病,以及降尿酸药(包括药物名称)的文献中,全面检索了系统评价、RCT 和观察性研究。在以上文献中进行了筛选,与未用药物相比,在高尿酸血症(或痛风)合并心力衰竭的患者中使用降尿酸药,将"心血管死亡率减少""总死亡率减少"和"不良事件增加"中的任意一项作为结果的证据来探讨。

因此,从 PubMed 中选择了 3 项 RCT[1-3]和 4 项观察性研究[4-7]。其中,观察性研究以回顾性研究为中心,目标患者、依从性评估和结果的设定等问题较多,无法获得答案,而且没有足够的信息得出结论。

2.2 结果 1:心血管死亡率减少

采用了 2 项 RCT[1-2],但在药物干预组和安慰剂组之间均未发现心血管死亡率的显著差异。2 份项参考文献的观察期均为半年,且样本量少(药物干预组和安慰剂组均为 200~400 例)。心力衰竭的定义[中度或重度(NYHA Ⅲ~Ⅳ级)心力衰竭病例和心脏收缩异常的病例等)和所用药物(别嘌醇或别嘌呤二醇剂量为 300~600mg/d)在文献之间也有差异。2 份参考文献都被认为是低偏倚的,但是都着眼于次要结果,并且很难仅对两者进行整合评估,因此无法进行非一致性评价。

基于上述情况,证据水平被判定为弱。

2.3 结果 2:总死亡率减少

采用了 2 项 RCT[1-2],但在药物干预组和安慰剂组之间没有发现总死亡率的显著差异。根据结果 1 的理由,2 份参考文献难以整合评估,无法进行非一致性评价,故证据水平被判定为弱。

2.4 结果 3:不良事件增加

关于经历不良事件的患者数量,只有 Givertz 等的RCT[2]的结果可以统计,没有发现显著差异。在 Xiao 等的 RCT[3]中讨论有关血管内皮功能和心脏收缩能力相关的临床检验值的变化,但是,因为这项研究将伴随高尿酸血症的心力衰竭患者作为对象,没有描述随机化的方法,被认为偏倚风险高,因此不采用。

基于上述情况,虽然RCT[2]的药物干预并没有增加不良事件,但是仅依据1项研究很难评估结局,因此证据水平被判定为弱。

③ 同意度

18人中有15人(83%)推荐在一定条件下不实施。

文献检索式

检索DB:医中志Web

检索日期:2017年3月11日

检索式:[web版资料23 CQ5检索式(医中志)]

检索DB:PubMed

检索日期:2017年3月11日

检索式:[web版资料23 CQ5检索式(PubMed)]

参考文献

1) Hare JM, Mangal B, Brown J, et al. : Impact of oxypurinol in patients with symptomatic heart failure. Results of the OPT-CHF study. *J Am Coll Cardiol* 51 : 2301-2309, 2008

2) Givertz MM, Anstrom KJ, Redfield MM, et al. : Effects of xanthine oxidase inhibition in hyperuricemic heart failure patients : The xanthine oxidase inhibition for hyperuricemic heart failure patients (EXACT-HF) study. *Circulation* 131 : 1763-1771, 2015

3) Xiao J, Deng SB, She Q, et al. : Allopurinol ameliorates cardiac function in non-hyperuricaemic patients with chronic heart failure. *Eur Rev Med Pharmacol Sci* 20 : 756-761, 2016

4) Thanassoulis G, Brophy JM, Richard H, et al. : Gout, allopurinol use, and heart failure outcomes. *Arch Intern Med* 170 : 1358-1364, 2010

5) Kim SC, Schneeweiss S, Choudhry N, et al. : Effects of xanthine oxidase inhibitors on cardiovascular disease in patients with gout : a cohort study. *Am J Med* 128 : 653.e7-653.e16, 2015

6) Struthers AD, Donnan PT, Lindsay P, et al. : Effect of allopurinol on mortality and hospitalisations in chronic heart failure : a retrospective cohort study. *Heart* 87 : 229-234, 2002

7) Gotsman I, Keren A, Lotan C, et al. : Changes in uric acid levels and allopurinol use in chronic heart failure : association with improved survival. *J Card Fail* 18 : 694-701, 2012

第 6 节　临床问题 6(CQ6)：对于开始服用降尿酸药的痛风患者，与短期服用相比，预防痛风发作的秋水仙碱给药是否推荐长期服用？

推荐意见	对于开始服用降尿酸药的痛风患者，为预防痛风发作而长期服用秋水仙碱，在一定条件下推荐。

国际上推荐使用秋水仙碱预防给药，以防止痛风患者服用降尿酸药期间痛风发作。然而，尚不明确秋水仙碱的预防给药期应该是短时间还是长时间。因此，我们对于秋水仙碱的长期给药是否优于短期给药进行了探讨。

德尔菲法的重要度评分：平均值 7.14(第 6 名)。

CQ 的构成要素					
P(Patients,Problem,Population)					
性别	(未指定·男性·女性)		年龄	(未指定·_____)	
疾病·病情	痛风频繁发作的患者				
地理因素	未指定		其他	未指定	
I(Interventions)/ C(Comparisons,Controls,Comparators)的列表					
·秋水仙碱长期给药／·对照：秋水仙碱短期给药					
O(Outcomes)的列表					
	Outcomes 的内容	利弊	重要度评分	是否采用	
急性痛风⑥ O₁	预防痛风发作	(利·弊)	7.86	是	
急性痛风⑥ O₂	不良事件增加	(利·弊)	6.66	是	
急性痛风⑥ O₃	QOL 改善	(利·弊)	6.45	是	

1 说明("web 版资料 31 证据的收集与选定 CQ6")

1.1 推荐决定的因素

1.1.1 证据的强度：C(弱)

从本次采用的 2 项 RCT 来看，其中一项样本量少，故偏倚风险高[1]；另一项观察了包含给予 NSAID 的次要结果[2]。据此，判定证据等级为弱。

1.1.2 利弊的平衡

2 项 RCT 均认为长期给药的治疗有效，但长期治疗以肝损害为不良事件的发生率明显更高。但是，关于此 CQ 的 RCT 数量太少，因此对获益或损害程度的判断还不充分。

1.1.3 患者的价值观和期望

患者的价值观和期望多种多样。一些研究认可秋水仙碱在抑制痛风发作中的重要性，并赞同长期服用，而有的人则担心肝损害的严重性，不希望长期服用。

1.1.4 成本和资源

秋水仙碱(每片 7.8 日元,0.5mg/d 使用量,截至 2017 年 11 月)6 个月的药物费用为 1404 日元(个人负担 30%,421 日元),即使给药 6 个月也不会造成很大的经济负担。

1.2 推荐决定的过程

在国际上,尽管根据国家而异,但非布司他通常以 40mg 和 80mg 等单剂形式出售。因此,当开始用非布司他治疗时,患者血清尿酸值的突然下降常常引起痛风发作,因此有必要预防性应用秋水仙碱。在总结本次研究的 3 项 RCT 的事后分析中,大剂量非布司他给药的起始剂量为 40mg、80mg 和 120mg[2],秋水仙碱的长期给药与短期给药相比,肝损害的发生率更高,由于与日本的实际情况不同,该建议为在一定条件下推荐。

1.3 其他

开始服用降尿酸药时,容易发生血清尿酸值快速波动,这很可能会诱发痛风发作,因此在降尿酸治疗开始时推荐应用 NSAID 及秋水仙碱进行预防(秋水仙碱预防给药疗法)[3,4]。在痛风发作的早期阶段,巨噬细胞吞噬的尿酸钠(MSU)晶体形成 NLRP3 炎性小体,并介导 IL-1β 活化[5],秋水仙碱可抑制此作用,因此被认为是适合预防痛风的一种药物。人们认为秋水仙碱预防给药疗法的有效性很高,因为在一些国家,降尿酸药的起始剂量必须很大才会起效,但是在日本,当以最小量的降尿酸药开始并逐渐增加时,秋水仙碱预防给药疗法可能不是必要的。即使使用秋水仙碱预防给药疗法,当血清尿酸值达到治疗目标时也可能会中断使用,并不需要 6 个月长期服用。但是,根据 Borstad 等的研究,即使将别嘌醇从 100mg 逐渐增加,对于如慢性痛风且有大量尿酸池的严重病例,给药 6 个月是有效的[6],当进行秋水仙碱预防给药疗法时,考虑每个病例的患病时期来确定给药时间被认为是符合期望的。

1.4 投票结果

投票人数 26 人,有效投票数 26 票。

①推荐实施,0 票;②推荐在一定条件下实施,19 票;③推荐在一定条件下不实施,6 票;④推荐不实施,1 票。

根据以上结果,②推荐在一定条件下实施,被采用。

2 证据汇总

2.1 检索结果的概要

使用文献检索公式,在包含"高尿酸血症或痛风""治疗、疗法及预防"和"秋水仙碱"3 个项目的文献中,全面检索了诊疗指南、系统评价和 RCT 研究。在这些文献中进行了筛选,并选择评估"预防痛风发作""不良事件增加"和"QOL 的改善"作为结果的证据。从 PubMed 中选择了 2 项 RCT 研究[2,6],其中 1 项 RCT 比较了同一患者的短期和长期治疗,我们将其排除在外,并独立搜索了循证医学数据库,选择了另外 1 项 RCT。

2.2 结果 1:预防痛风发作

1 项应用秋水仙碱(1mg/d)的研究中,分为短期治疗组(3~6 个月)和长期治疗组(7~9 个月),短期治疗组 63 名患者中有 34 例(54%)痛风发作,但是在长期治疗组中,62 例患者中的 17 例(27.4%)痛风发作,发作频率减半,这表明秋水仙碱的预防给药时间应为 7~9 个月(风险比为 1.58,置信区间为 1.16~2.15)[1]。

在 3 项Ⅲ期的 RCT 研究 (FACT,Febuxostat Versus Allopurinol Controlled Trial;APEX,Allopurinol and Placebo-Controlled, Efficacy Study of Febuxostat;CONFIRMS,a phase Ⅲ,randomized, multicenter, double-blind, allopurinol-controlled study assessing the efficacy and safety of oral febuxostat in subjects with gout)的事后分析中[2],区域负责人和 SR 团队商议后进行了以下的解析。短期治疗组 FACT 和 APEX 进行 8 周的预防性治疗(秋水仙碱 0.6mg 每天 2 次或萘普生 250mg 每天 2 次),长期治疗组 CONFIRMS 接受相同的药物治疗 6 个月,FACT 和 APEX 在药物中断后的 8~12 周,而 CONFIRMS 在药物中断的 24~28 周后,在每个试验中独立计算的痛风发作次数来进行痛风发作频率的比较[7-9]。短期治疗组 1823 例中有 611 例

(33.5%)痛风发作,而长期治疗组 2268 例中只有 90 例(4%)痛风发作,因此秋水仙碱的预防性治疗被认为应持续 6 个月(风险比为 1.45,置信区间为 1.40~1.52)[2]。在这项研究中,由于预防性给药不仅限于秋水仙碱,而且还包括萘普生,因此不能完全将其称为秋水仙碱预防给药疗法。

2.3 结果 2:不良事件增加

在 Karimzadeh 等的研究中,秋水仙碱治疗 3~6 个月(短期治疗组)和 7~9 个月(长期治疗组)的患者中,分别为 63 例中有 3 例(4.8%)、62 例中有 5 例(8.1%)的转氨酶(ALT,AST)含量有所上升,但均低于正常值的 2 倍,虽然长期治疗组转氨酶升高的比例是短期治疗组的 1.69 倍,但均是一过性的,秋水仙碱继续按标准化给药[1]。在 3 项Ⅲ期临床试验(包括 FACT、APEX、CONFIRMS)中探讨了秋水仙碱和 NSAID 引起的不良反应事件,结果表明秋水仙碱短期治疗组(FACT、APEX)中,993 例中有 547 例发生不良反应事件(55.1%),在长期治疗组(CONFIRMS)中,1807 例患者中有 996 例(55.1%)发生不良反应事件,总体上未显示不良反应事件发生变化。但是,短期治疗组的 993 例中有 25 例(2.5%),以及长期治疗组的 1807 例中有 140 例(7.7%)出现肝损害,长期治疗组的肝损害发生率是短期治疗组的 3.08 倍。当对这 2 项 RCT 进行荟萃分析时,长期服用秋水仙碱引起的肝损害发生率明显高于短期服用组(风险比为 2.93,置信区间为 1.96~468)。

2.4 结果 3:QOL 改善

目前没有评估 QOL 的 RCT。Borstad 等应用秋水仙碱预防给药疗法的研究[6]通过视觉模拟评分(VAS)来比较痛风发作的严重程度,被认为是 QOL 的替代方法。在开始降尿酸治疗的 6 个月中,秋水仙碱组的 VAS 为 3.64,略低于安慰剂对照组 VAS 的 5.08,因此无法判断给药时间的合理性。

③ 同意度

26 人中有 19 人(73%)推荐在一定条件下实施。

文献检索式

检索 DB:医中志 Web

检索日期:2017 年 3 月 3 日

检索式:[web 版资料 24 CQ6 检索式(医中志)]

检索 DB:PubMed

检索日期:2017 年 3 月 3 日

检索式:[web 版资料 24 CQ6 检索式(PubMed)]

参考文献

1) Karimzadeh H, Nazari J, Mottaghi P, et al.: Different duration of Colchicine for preventing recurrence of Gouty arthritis. *J Res Med Sci* **11**: 104-107, 2006
2) Wortmann RL, Macdonald PA, Hunt B, et al.: Effect of prophylaxis on gout flares after the initiation of urate-lowering therapy: analysis of data from three phase III trials. *Clin Ther* **32**: 2386-2397, 2010
3) Richette P, Doherty M, Pascual E, et al.: 2016 updated EULAR evidende-based recommendations for the management of gout. *Ann Rheum Dis* **76**: 29-42, 2017
4) Khanna D, Khanna PP, Fitzgerald JD, et al.: 2012 American College of Rheumatology guidelines for management of gout. Part 2: therapy and antiinflammatory prophylaxis of acute gouty arthritis. *Arthritis Care Res (Hoboken)* **64**: 1447-1461, 2012
5) Misawa T, Takahama M, Kozaki T, et al.: Microtubule-driven spatial arrangement of mitochondria promotes activation of the NLRP3 inflammasome. *Nat Immunol* **14**: 454-460, 2013
6) Borstad GC, Bryant LR, Abel MP, et al.: Colchicine for prophylaxis of acute flares when initiating allopurinol for chronic gouty arthritis. *J Rheumatol* **31**: 2429-2432, 2004
7) Becker MA, Schumacher HR Jr, Wortmann RL, et al.: Febuxostat compared with allopurinol in patients with hyperuricemia and gout. *N Engl J Med* **353**: 2450-2461, 2005
8) Schumacher HR Jr, Becker MA, Wortmann RL, et al.: Effects of febuxostat versus allopurinol and placebo in reducing serum urate in subjects with hyperuricemia and gout: a 28-week, Phase III, randomized, double-blind, parallel-group trial. *Arthritis Rheum* **59**: 1540-1548, 2008
9) Becker MA, Schumacher HR, Espinoza LR, et al.: The urate-lowering efficacy and safety of febuxostat in the treatment of the hyperuricemia of gout: the CONFIRMS trial. *Arthritis Res Ther* **12**: R63, 2010

第 7 节　临床问题 7(CQ7)：对于无症状高尿酸血症患者，与未进行饮食指导的情况相比，是否推荐对其进行饮食指导？

推荐意见	对于无症状高尿酸血症患者，推荐对其进行饮食指导。

在高尿酸血症的治疗中，日本指南指出应优先考虑改善生活方式，而国际指南已证实这一点。然而，目前尚不清楚饮食疗法是否会影响无症状高尿酸血症患者的痛风发作，以及预防与生活方式有关的疾病的发作或恶化。因此，我们探讨饮食疗法是否对无症状高尿酸血症有效。

德尔菲法的重要度评分：平均值 6.90(第 7 名)。

CQ 的构成要素				
P(Patients，Problem，Population)				
性别	(未指定·男性·女性)		年龄	((未指定·_____)
疾病·病情	无症状高尿酸血症患者			
地理因素	未指定		其他	未指定
I(Interventions)/ C(Comparisons，Controls，Comparators)的列表				
·饮食指导(含酒精)/ ·对照；未进行饮食指导				
O(Outcomes)的列表				
	Outcomes 的内容	利弊	重要度评分	是否采用
高尿酸血症③ O_1	尿酸值下降	((利·弊)	7.48	是
高尿酸血症③ O_2	痛风的抑制	((利·弊)	7.10	是
高尿酸血症③ O_3	新出现的痛风发作增加	(利·弊)	5.69	是

1 说明("web 版资料 32 证据的收集与选定 CQ7 ")

1.1 推荐决定的因素

1.1.1 证据的强度：C(弱)

把无症状高尿酸血症患者作为对象，将饮食指导(包含饮酒习惯)和未进行饮食指导的情况进行比较，并将"尿酸值下降""痛风的抑制"和"新出现的痛风发作增加"的结果作为证据收集起来。因此，把饮食指导当作各自的饮食内容，进行证据收集的时候，对于"尿酸值下降""痛风的抑制"和"新出现的痛风发作增加"，与饮食内容相关性高，提示应该注意饮食的内容。但是，除了酒精(乙醇)的摄取和高尿酸血症的论文以外，很多研究都是在日本以外的国家进行的，此外尚没有仅以无症状高尿酸血症的患者为对象的研究，所以证据的可靠性很低，且根据饮食内容的不同，结果缺失的报告也很多。此外，收集了增加尿酸值的证据的糖类、酒精，增加痛风发病的证据的酒精、糖类、肉类、鱼贝类,由于饮食内容的限制,导致尿酸值下降、痛风抑制的证据无法被收集。从饮食这个角度来看,DASH 饮食(增加水果、蔬菜、低脂肪的乳制品、减少饱和脂肪、全脂肪、胆固醇的饮食),地中海饮食(橄榄油、豆类、水果、坚果、海鲜等摄取较多,红肉、高脂肪食物、糕点、点心等摄取较少的饮食)的共同点是增加水果、蔬菜,减少肉类、脂肪,与个别食品(维生素C、肉类)的结果不矛盾。此次收集的证据,除了消除肥胖、超重之外,还暗示了考虑到饮食内容、个别食品的饮食指导的有用性,而结果的重要性因饮食内容的不同而有所差异,此外摄取量也有可能和日本标准的摄取量不同,因此证据的等级被判定为 C(弱)。

1.1.2 利弊的平衡

明确了引起"新出现的痛风发作增加"危害的饮食内容,并且认为饮食指导的危害很小。另一方面,也提供了有益的膳食内容(降低尿酸值和抑制痛风),但是由于没有收集到饮食指导的任何证据,因此很难通过饮食指导来确定获益程度。

1.1.3 患者的价值观和期望

即使理解了饮食指导的重要性,也无法切实感受到其效果。有人认为只要纠正肥胖就可以了。从患者的价值观和期望来看,推荐的强度较弱。

1.1.4 成本和资源

单次的营养指导,作为营养饮食指导费是 780 日元(负担 30% 的金额,截至 2017 年 11 月),并不算贵。

1.2 推荐决定的过程

以系统审查报告为基础,在推荐制订小组会议上针对"对于无症状高尿酸血症患者,与未进行饮食指导的情况相比,是否推荐对其进行饮食指导?"进行了讨论。

此次收集的证据,尽管证据强度为 C(弱),但提示了饮食内容、个别食品的饮食指导的有用性。饮食指导的主要目的之一是消除肥胖、超重,但是很显然高尿酸血症和痛风的发病与肥胖、超重有关。从此次收集的证据来看,除了消除肥胖、超重之外,还提示了饮食内容、个别食品的饮食指导的有用性,26 人对其进行了投票,其中有 24 人推荐实施,2 人推荐在一定条件下实施。此外,关于 CQ7,尚未决定是"饮食指导"还

是"饮食疗法",在 26 人中有 22 人投票赞成"饮食指导",有 4 人投票赞成"饮食疗法",最终采用了"饮食指导"的表述。

1.3 其他

肥胖,尤其是内脏脂肪堆积,与血清尿酸值呈正相关,与尿酸清除率呈负相关,这表明随着体重的降低,尿酸清除率增加,血清尿酸值降低。因此,针对无症状高尿酸血症的饮食指导的主要目标之一是消除肥胖和超重,而优化能量摄入是饮食指导的首要任务。此外,据报道,血清尿酸和痛风的发作频率随着饮酒量的增加而增加,限制饮酒的指导在饮食指导中也起着重要作用。

收集饮食内容的证据时,摄入过量的碳水化合物、肉类和海鲜,会增加血清尿酸值。另一方面,据报道,摄入维生素 C 可降低血清尿酸值,以及摄入乳制品和咖啡可抑制痛风发作。另外,咖啡的摄入量与血清尿酸值无关,茶的摄入量与血清尿酸值或痛风发作无关。从饮食的角度来看,DASH 饮食、地中海饮食,以及"水果和大豆饮食"与降低血清尿酸值有关。除了优化能量摄入和限制饮酒外,还建议考虑这些饮食和个别食物的饮食指导。

但是,有必要注意,针对饮食指导,每个患者的饮食习惯在意识、意图和口味上都不同。在非肥胖患者中,很难认为优化能量摄入是一种有用的饮食指导,因此建议考虑饮食内容和个别食物的饮食指导,不过,有必要针对高尿酸血症的原因疾病进行检索。

在小组会议上提出了维生素 C 与尿路结石,以及嘌呤摄入与尿酸值和痛风发作之间的关系。尽管没有足够的证据表明由于过量摄入维生素 C 而导致草酸尿排泄增加,导致尿路结石发作或复发,但尿路结石患者应格外小心。针对嘌呤摄入量与尿酸值和痛风发作的相关性,尚没有收集到足够的证据。

1.4 投票结果

投票人数 26 人,有效投票数 26 票。

①推荐实施,24 票;②推荐在一定条件下实施,2 票;③推荐在一定条件下不实施,0 票;④推荐不实施,0 票。

根据以上结果,①推荐实施,被采用。

2　证据汇总

2.1　检索结果的概要

　　把无症状高尿酸血症患者作为对象,将饮食指导(包含饮酒习惯)和未进行饮食指导的情况进行比较,并尝试将"尿酸值下降""痛风的抑制"和"新出现的痛风发作增加"的结果作为证据进行收集,但未收集到证据。

　　因此,把饮食指导当作各自的饮食内容,将"尿酸值下降""痛风的抑制"和"新出现的痛风发作增加"作为结果进行了全面的文献检索,收集了1308篇文献。初步筛选排除了1203篇文献,采用了105篇文献。二次筛选排除了92篇参考文献,使用了13篇文献。二次筛选的招募标准是:干预研究的干预期为30天或以上,观察期约为1000例受试者,观察期为3年以上。在二次筛选中使用的13个参考文献中,类似于参考文献[2],参考文献[1]是一项荟萃分析,该研究分析了咖啡摄入量对尿酸值及痛风发作的影响。由于证据的内容没有发生不一致,因此在二次筛选后的过程中,文献[1]没有被采用。对这些文献检索中采用的12篇文献进行评估,得出以下结果。

2.2　结果1:尿酸值下降

　　• 通过对RCT的荟萃分析(556例受试者,中位30天),维生素C显著降低了尿酸值[−0.35mg(−0.66~−0.03mg/dL)]。证据的强度为B(中)[3]。

　　• 与对照饮食相比,DASH饮食(30天)显著降低了RCT中的尿酸值[−0.35mg/dL(−0.65~−0.05mg/dL)]。由于该研究针对的是高血压患者,盲检法难以进行,并且在研究过程中更改了食盐摄入量,因此证据的强度判定为C(弱)[4]。

　　• 在对地中海饮食的5年观察研究中,对地中海饮食依从性良好的组的尿酸值显著低于对饮食依从性较弱的组[1.73倍(1.04~2.89倍)]。本研究是针对具有高心血管风险的老年患者进行的,且评估基于良好的依从性,因此证据的强度判定为C(弱)[5]。

　　• 在比较碳水化合物(可乐)和水摄入的RCT中,碳水化合物摄入组尿酸值显著增加(15%,$P=0.009$)。

但是,由于研究对象是BMI > 30 kg/m² 的肥胖人群,且可乐摄取量为1L/d甚至更多,因此证据强度判定为C(弱)[6]。

　　• 在2项针对日本男性的观察性研究中,饮酒增加了发生高尿酸血症的风险。该研究的对象仅包括无高尿酸血症的男性,其结果并非尿酸值本身,但存在剂量依赖性,且该研究是一项大规模研究,共包含11 407例患者,因此证据强度判定为B(中)[7,8]。

　　• 在"水果和大豆饮食"与标准治疗饮食比较的RCT(以187人的无症状高尿酸血症的中国人为对象)中,尿酸值没有明显的差别(6.61mg/dL 对 6.62mg/dL)。但是,在干预研究结束时两组的尿酸值均显著降低,并且未与正常饮食进行比较,因此证据强度判定为C(弱)[9]。

　　• 在纳入38 639例的荟萃分析中,探讨了咖啡摄入量与尿酸值之间的关系,即使比较最高和最低咖啡摄入量的人群,也未观察到咖啡摄入量和尿酸值相关[−0.1mg/dL(−0.23~−0.05mg/dL)]。证据的强度为B(中)[2]。

　　• 在对46 903例受试者的荟萃分析中,探讨了茶摄入量与尿酸值之间的关系,即使比较最高和最低茶摄入量的人群,也未观察到茶摄入量与尿酸值之间相关[7.41μmol/L(−2.34~17.15μmol/L)]。证据强度为B(中)[10]。

2.3　结果2:痛风的抑制

　　• 在对47 150名男性进行的为期12年的观察性研究中,研究了乳制品摄入量与痛风抑制之间的关系,结果表明,与较低的乳制品摄入量人群相比,乳制品摄入量最高人群(五分位数)痛风的发生率显著降低[0.56倍(0.42~0.74倍)]。这是一项大规模研究,且效果指数高,证据强度为B(中)[11]。

　　• 在对135 302例受试者进行的观察性研究的荟萃分析中,研究了咖啡摄入量与痛风抑制之间的关系,结果发现,与咖啡摄入量最低的人群相比,咖啡摄入量最高的人群的痛风发作情况被显著抑制[0.43倍(0.31~0.59倍)]。这是一项大规模研究,未观察到异质性,且效果指数高,证据强度为B(中)[2]。

　　• 在对135 302例受试者的系统评价中,探讨了茶摄入量与痛风抑制之间的相关性,研究发现即使将茶摄入量最高和最低的人群进行比较,茶摄入量和痛风抑制之间也没有观察到明显的相关性[0.82 次(0.38~1.75 次)]。尽管该项研究中茶的摄入量可能与日本人的茶摄入量不同,但这是一项大规模研究,证据强度为 B(中)[10]。

2.4 结果 3:新出现的痛风发作增加

• 在一项对 42 924 例受试者进行的荟萃分析中,研究了饮酒与痛风发作之间的关系,酒精摄入量最高的人群的痛风发作率明显高于无饮酒/机会性饮酒的人群[1.98 倍(1.52~2.58 倍)]。因为这是一项大规模研究,并且效果指数很高,证据的强度判定为 B(中)[12]。

• 在一项 125 299 例受试者受试者的观察性研究中,研究了碳水化合物摄入量与痛风发作之间的相关性,碳水化合物摄入量最高(五分位数)组的痛风发作率明显高于碳水化合物摄入量低的人群[1.62 倍(1.28~2.03 倍)]。因为这是一项大规模研究,并且效果指数很高,证据的强度判定为 B(中)[13]。

• 在一项对 47 150 名男性进行的为期 12 年的观察性研究中,探讨了肉类摄入量与痛风发作之间的相关性,在肉类摄入量最高的人群(五分位数)中,痛风发作率明显高于肉类摄入量较低的人群[1.41 倍(1.07~1.86 倍)]。这是一项大规模研究,且效果指数高,证据强度为 B(中)[11]。

• 在一项对 47 150 名男性进行的为期 12 年的观察性研究中,探讨了海鲜摄入量与痛风发作之间的相关性,在海鲜摄入量最高的人群(五分位数)中,痛风发作率明显高于海鲜摄入量较低的人群[1.51 倍(1.17~1.95 倍)]。这是一项大规模研究,且效果指数高,证据强度为 B(中)[11]。

3 同意度

26 人中有 24 人(92%)推荐实施。

文献检索式

检索 DB:医中志 Web

检索日期:2017 年 3 月 2 日

检索式:[web 版资料 25 CQ7 检索式(医中志)]

检索 DB:PubMed

检索日期:2017 年 3 月 2 日(第 1 次)

检索式:[web 版资料 25 CQ7 检索式(PubMed)]

检索 DB:PubMed

检索日期:2017 年 3 月 13 日(第 2 次)

检索式:[web 版资料 25 CQ7 检索式(PubMed)]

参考文献

1) Park KY, Kim HJ, Ahn HS, *et al.* : Effects of coffee consumption on serum uric acid : systematic review and meta-analysis. *Semin Arthritis Rheum* 45 : 580-586, 2016

2) Zhang Y, Yang T, Zeng C, *et al.* : Is coffee consumption associated with a lower risk of hyperuricaemia or gout? A systematic review and meta-analysis. *BMJ Open* 6 : e009809, 2016

3) Juraschek SP, Miller ER 3rd, Gelber AC : Effect of oral vitamin C supplementation on serum uric acid : a meta-analysis of randomized controlled trials. *Arthritis Care Res (Hoboken)* 63 : 1295-1306, 2011

4) Juraschek SP, Gelber AC, Choi HK, *et al.* : Effects of the Dietary Approaches to Stop Hypertension (DASH) Diet and Sodium Intake on Serum Uric Acid. *Arthritis Rheumatol* 68 : 3002-3009, 2016

5) Guasch-Ferré M, Bulló M, Babio N, *et al.* : Mediterranean diet and risk of hyperuricemia in elderly participants at high cardiovascular risk. *J Gerontol A Biol Sci Med Sci* 68 : 1263-1270, 2013

6) Bruun JM, Maersk M, Belza A, *et al.* : Consumption of sucrose-sweetened soft drinks increases plasma levels of uric acid in overweight and obese subjects : a 6-month randomised controlled trial. *Eur J Clin Nutr* 69 : 949-953, 2015

7) Nakamura K, Sakurai M, Miura K, *et al.* : Alcohol intake and the risk of hyperuricaemia : a 6-year prospective study in Japanese men. *Nutr Metab Cardiovasc Dis* 22 : 989-996, 2012

8) Makinouchi T, Sakata K, Oishi M, *et al.* : Benchmark dose of alcohol consumption for development of hyperuricemia in Japanese male workers : An 8-year cohort study. *Alcohol* 56 : 9-14, 2016

9) Zhang M, Gao Y, Wang X, *et al.* : Comparison of the effect of high fruit and soybean products diet and standard diet interventions on serum uric acid in asymptomatic hyperuricemia adults : an open randomized controlled trial. *Int J Food Sci Nutr* 67 : 335-343, 2016

10) Zhang Y, Cui Y, Li XA, *et al.* : Is tea consumption associated with the serum uric acid level, hyperuricemia or the risk of gout? A systematic review and meta-analysis. *BMC Musculoskelet Disord* 18 : 95, 2017

11) Choi HK, Atkinson K, Karlson EW, *et al.* : Purine-rich foods, dairy and protein intake, and the risk of gout in men. *N Engl J Med* 350 : 1093-1103, 2004

12) Wang M, Jiang X, Wu W, *et al.* : A meta-analysis of alcohol consumption and the risk of gout. *Clin Rheumatol* 32 : 1641-1648, 2013

13) Jamnik J, Rehman S, Blanco Mejia S, *et al.* : Fructose intake and risk of gout and hyperuricemia : a systematic review and meta-analysis of prospective cohort studies. *BMJ Open* 6 : e013191, 2016

第 3 章

高尿酸血症和痛风的趋势和风险

第 1 节　　高尿酸血症的定义

要　点

▶ 高尿酸血症是尿酸盐沉积疾病(痛风性关节炎、肾损害等)的病因,与性别或年龄无关,当血清尿酸值高于 7.0mg/dL 时,定义为高尿酸血症。

▶ 对于女性,即使血清尿酸值在 7.0mg/dL 以下,随着血清尿酸值的上升,患有生活习惯相关疾病的风险也会升高。其可用于检查潜在疾病并提供生活指导,但不适用于降尿酸药物。

在《高尿酸血症和痛风治疗指南》(第 2 版)[1]中,从以下两个角度探讨了血清尿酸值。本书(第 3 版)基本上也延续这一理念。

(1)高尿酸血症是痛风性关节炎和肾损害等尿酸盐沉积疾病的病因。

(2)血清尿酸值是各种生活习惯相关疾病的临床有用指标(风险因子、预测因子)。

在高尿酸血症和痛风的诊疗中,上述(1)中尿酸盐沉积疾病是一个实际问题。《高尿酸血症和痛风治疗指南》(第 2 版)[1]主要是从这个角度制订的,治疗策略也根据可能引起尿酸盐沉积的血清尿酸值进行了分层。

① 基于尿酸盐沉积的风险

尿酸在诸如血液等体液中是难溶性的,其溶解度随着温度或 pH 值的降低而降低,并且晶体易沉淀析出。当尿液中的 pH 值为 5.0 时,尿酸在尿液中的溶解度为15mg/dL,当尿液 pH 值为 7.0 时,溶解度为 200mg/dL,随着 pH 值的增加,溶解度会急剧增加。探讨温度对尿酸钠(MSU)溶解度的影响结果显示,存在 140mM 钠的情况下,MSU 的溶解度在 37℃ 时为 6.8mg/dL,在 30℃ 时为 4.5mg/dL,在 20℃ 时为 2.5mg/dL,在 10℃ 时为 1.2mg/dL,溶解度随温度降低而降低[3]。因此,在生物体内,通常条件下,尿酸溶解度 ≤7.0mg/dL。血清尿酸值存在明显的性别差异,男性明显高于女性。血清尿酸值也会随着年龄增长而增加。另一方面,按性别和年龄组划分的尿酸饱和度浓度没有差异,因此不论性别和年龄,血清尿酸标准值均设定为 ≤7.0mg/dL,超过该值则被定义为高尿酸血症。

高尿酸血症显著增加了由 MSU 沉积而引起的痛风性关节炎的风险,但这是可以治疗的疾病。即通过高尿酸血症的治疗干预来抑制痛风性关节炎的复发。近年来,支持这一点的证据越来越多,本书(第 3 版)也将高尿酸血症定位为引起尿酸盐沉积疾病的病因。

2　不基于尿酸盐沉积的风险

另一方面,流行病学研究表明,血清尿酸值可能是各种生活习惯相关疾病在临床上有用的标记。高血清尿酸值与高血压[4]、糖尿病[5]、慢性肾脏病(CKD)[6]、心脑血管疾病[7,8],以及代谢综合征[9]之间的关联已引起广泛关注,分析这些疾病风险的结果表明,血清尿酸值高可能是这些情况的预测因素和风险因素。在这些病理状况下,由于未在器官中观察到 MSU 沉积,一般认为病理背景中不存在类似痛风性关节炎的尿酸盐沉积。特别在女性中,即使血清尿酸值为 7.0mg/dL(或更低),也可观察到风险增加,这支持了除 MSU 沉积之外的其他病理条件[10]。这些队列研究的荟萃分析[4-9]总结了血清尿酸值与罹患各种生活习惯相关疾病的风险之间的定量关系,但这种风险的增加是连续的,因此无法显示明确的阈值和参考值。此外,近年来虽然也进行了一些干预试验,但是很少有报告显示通过治疗性干预手段可以降低这些疾病风险[11,12]。因此,目前还不能确定是否适用于降尿酸药物。将来,从预防生活习惯相关疾病的观点出发,血清尿酸值的控制将成为重点关注对象,目标血清尿酸值方面的进一步研究也值得期待。

3　结论

不论性别和年龄,血清尿酸标准值为 7.0mg/dL(或更低),超过该血清尿酸值被定义为高尿酸血症。另一方面,需要指出的是,即使血清尿酸值为 7.0mg/dL(或更低),生活习惯相关疾病的风险也随着血清尿酸值的升高而增加(图 3-1)。特别是女性的血清尿酸值低于男性,建议女性进行潜在基础疾病检查并提供生活指导。

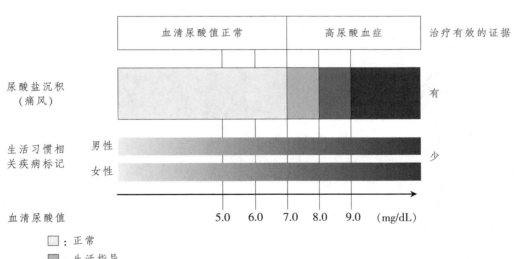

图 3-1　高尿酸血症的定义。

参考文献

1) 日本痛風・核酸代謝学会ガイドライン改訂委員会(編):高尿酸血症・痛風の治療ガイドライン(第 2 版).メディカルレビュー社, 2010

2) Wilcox WR, Khalaf A, Weinberger A, et al. : Solubility of uric acid and monosodium urate. *Med Biol Eng* **10** : 522-531, 1972

3) Loeb JN : The influence of temperature on the solubility of monosodium urate. *Arthritis Rheum* **15** : 189-192, 1972

4) Grayson PC, Kim SY, Lavalley M, et al. : Hyperuricemia and incident hypertension : a systematic review and meta-analysis. *Arthritis Care Res (Hoboken)* **63** : 102-110, 2011

5) Lv Q, Meng XF, He FF, et al. : High serum uric acid and increased risk of type 2 diabetes : a systemic review and meta-analysis of prospective cohort studies. *PLoS One* **8** : e56864, 2013

6) Zhu P, Liu Y, Han L, et al. : Serum uric acid is associated

with incident chronic kidney disease in middle-aged populations : a meta-analysis of 15 cohort studies. *PLoS One* **9** : e100801, 2014

7) Li M, Hu X, Fan Y, *et al.* : Hyperuricemia and the risk for coronary heart disease morbidity and mortality a systematic review and dose-response meta-analysis. *Sci Rep* **6** : 19520, 2016

8) Li M, Hou W, Zhang X, *et al.* : Hyperuricemia and risk of stroke : A systematic review and meta-analysis of prospective studies. *Atherosclerosis* **232** : 265-270, 2014

9) Yuan H, Yu C, Li X, *et al.* : Serum Uric Acid Levels and Risk of Metabolic Syndrome : A Dose-Response Meta-Analysis of Prospective Studies. *J Clin Endocrinol Metab* **100** : 4198-4207, 2015

10) Hakoda M, Masunari N, Yamada M, *et al.* : Serum uric acid concentration as a risk factor for cardiovascular mortality ; A longterm cohort study of atomic bomb survivors. *J Rheumatol* **32** : 906-912, 2005

11) Agarwal W, Nidhi Hans N, Messerli FH : Effect of allopurinol on blood Pressure : a systematic review and meta-analysis. *J Clin Hypertens* **15** : 435-442, 2013

12) Bose B, Badve SV, Hiremath SS, *et al.* : Effects of uric acid-lowering therapy on renal outcomes : a systematic review and meta-analysis. *Nephrol Dial Transplant* **29** : 406-413, 2014

第 2 节　高尿酸血症的风险：痛风

▶ 高尿酸血症是痛风发作的必要条件。

▶ 大多数高尿酸血症和痛风属于多因素疾病，与多种遗传和环境因素相关。

▶ 在环境因素中，肥胖、饮酒和过量食用某些食物是高尿酸血症和痛风发作的风险因素。

▶ 引起关节内尿酸钠结晶出现的短期的环境因素也与痛风发作相关。

痛风是一种由尿酸钠（MSU）结晶引起的急性关节炎（痛风发作）疾病，这与不伴关节炎的无症状高尿酸血症不同。高尿酸血症是痛风发作的必要条件，导致高尿酸血症的各种因素都是引发痛风的风险因素，包括遗传和环境因素。然而，尽管高尿酸血症持续存在，但并非所有患者都会出现痛风发作，因此，痛风性关节炎的出现可能是遗传和环境因素导致。

1　痛风的发病风险

MSU 结晶引起的结晶诱发性关节炎便是痛风发作，痛风发作之后是痛风。高尿酸血症（可能导致关节内 MSU 结晶沉积）是痛风的风险因素。某一时刻的尿酸值越高，随后发生痛风的风险就越高[1]。尽管在一些罕见的单基因疾病中也发现了高尿酸血症，但一般的高尿酸血症是常见疾病，为多种遗传和环境因素导致发病。

另一方面，痛风性关节炎是由 MSU 结晶激活先天免疫系统引起的，并且会提前出现 MSU 在关节内析出或从关节内的微小痛风结节剥落。因此，与先天免疫系统反应性相关的因素及导致关节内 MSU 结晶出现的状况也成为痛风的风险因素。

据报道，日本以外的痛风患者中有 12%~35%存在痛风结节，根据痛风结节的位置，可能会发生由关节破坏和压迫而引起的末梢神经疾病和皮肤溃疡。据报道，日本 2007 年至 2008 年的门诊初诊中，5%的痛风患者合并有痛风结节[2]。尚无高尿酸血症导致痛风结节发作的前瞻性研究，而且痛风结节出现的相关风险尚不清楚，但高尿酸血症持续时间越长、越严重，就越容易出现痛风结节。

2　痛风的遗传因素

2.1　遗传因素概述

与大多数高尿酸血症和痛风相关的遗传因素，是与输送尿酸相关的多个转运基因发生相对频度较高的变异（多型），可导致尿酸排泄的减少（多基因遗传性疾病）。

另一方面，表现为孟德尔遗传的单基因疾病很少见，包括那些引起尿酸过量产生和导致排泄减少的疾病。尿酸过量产生可能归因于嘌呤从头合成的增加或嘌呤回收系统功能的降低。排泄减少的原因是由尿调节素（UMOD）异常引起的肾小管疾病。

2.2　遗传代谢性疾病（单基因疾病）

2.2.1　引起尿酸合成亢进的遗传性疾病

在嘌呤再生通路中，次黄嘌呤-鸟嘌呤磷酸核糖基转移酶（HGPRT）缺乏，可恢复次黄嘌呤和鸟嘌呤并将其转化为嘌呤核苷酸，导致嘌呤重复利用不足，导致分解代谢增加和从头合成增加引起高尿酸血症。HGPRT 基因位于 X 染色体上，完全缺乏症被称为 Lesch-Nyhan 综合征，部分缺乏症被称为 Kelly-Seegmiller 综合征，其会导致严重的痛风和肾衰竭[3]。

PRPP 合成酶亢进症作为嘌呤生物合成第一步的磷酸核糖焦磷酸合酶亚基的基因突变，会阻碍反馈抑制，导致功能亢进状态持续从头合成亢进引起高尿酸血症[4]。这种疾病在世界上较为罕见。

2.2.2 引起尿酸排泄不良的遗传性疾病

家族性青少年高尿酸血症性肾病（FJHN）是由 UMOD 基因突变引起的常染色体显性遗传疾病[5]。UMOD 突变会引起间质性肾病，从幼年开始就可造成高尿酸血症或痛风、肾浓缩功能受损和肾功能下降。

2.3 作为多基因遗传性疾病的痛风

在一般的痛风患者中，高尿酸血症在家族中积累，被认为是一种多因素疾病，与许多生活习惯相关疾病一样，与许多基因相关。通过对全基因组关联研究（GWAS）的荟萃分析，提取了 20 多个相关基因，例如 ABCG2、GCKR、INHBC、NRXN2、PDZK1、RREB1、SF1、SLC17A1、SLC2A9（GLUT9）和 SLC22A11（OAT4）[6]。其中，许多是与尿酸转运相关的基因。近端肾小管分泌转运蛋白功能下降和重吸收转运蛋白功能增强导致高尿酸血症。

在尿酸转运蛋白中，GLUT9 和 ABCG2 对血清尿酸值有显著影响。ABCG2 参与近端肾小管中尿酸的分泌，但也表达于小肠腔膜中，并参与尿酸的肠道排泄[7]。当通过 ABCG2 基因突变减少肠道尿酸排泄时，肾脏的尿酸负荷增加，尿液中尿酸排泄增加。到现在为止多被认为是产生过多型的高尿酸血症，即肾脏负荷型[7]。在日本人的 ABCG2 突变中，第 126 个氨基酸变为终止密码子 Q126X，第 141 个氨基酸被 Q141K 取代，分别占 3% 和 32%，在前者中，尿酸转运功能丧失，而在后者中减半。如果两者组合的基因突变，会导致尿酸排泄功能降至 1/4 或更低，痛风发作的风险增加约 26 倍[8]。据报道，80% 的日本痛风患者具有这些 ABCG2 基因突变之一[8]，约 30% 的日本高尿酸血症患者由于这些基因突变而发病[9]。

另外，在 3 个种族中可见，与远端肾小管中的镁转运相关的 NIPAL1 突变也有痛风发作的风险，并且在同一远端肾小管中表达的 FAM35A 也有发生痛风的风险[10]。

此外，与酒精代谢相关的 ALDH2 E504K 突变和 ADH1B H48R 突变也有发生痛风的风险[11]。

2.4 关节炎发病的相关基因

炎症小体相关基因已被研究作为与高尿酸血症

发展为痛风相关的因素。TLR4 的 rs2149356 SNP 在中国和欧洲人群中已显示为痛风的风险因素，但在波利尼西亚人中与降低风险的因素相关联[12]。

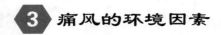

3 痛风的环境因素

3.1 环境因素概述

在 1868 年至 1912 年，日本患者很少患有痛风，但是近年来，据报道，成年男性中约有 30% 患有高尿酸血症，其中 1%~1.5% 患有痛风[13,14]。因为基因不能在如此短的时间内发生变化，患者人数的增加是由环境因素的变化导致的。针对双胞胎痛风发作的研究还表明，环境因素比遗传因素影响更大[15]。

嘌呤的摄入、肉类和内脏的摄入、饮酒、剧烈运动、果糖的摄入、压力、肥胖等是导致尿酸产生过多和排泄减少的环境因素。此外，某些特定的疾病和药物的使用也会引起高尿酸血症，成为导致痛风发作的风险因素。

（1）除了内脏脂肪型肥胖外，肥胖者还经常合并高血压、糖代谢异常和脂质异常，从而导致高胰岛素血症和胰岛素抵抗。高胰岛素血症还会在近端肾小管中重新吸收有机阴离子和钠，从而增加尿酸的重吸收，以交换有机阴离子的排泄。

（2）酒精摄入量增加与高尿酸血症的发生密切相关。酒精代谢会促进腺嘌呤核苷酸的降解，从而导致尿酸产量增加。摄入酒精会增加血液中的乳酸，并通过尿酸转运蛋白 1（URAT1）排泄乳酸，而通过乳酸排泄，尿酸通过 URAT1 的重吸收会增加，从而尿酸排泄会减少。在美国的预期队列中，每天摄入酒精 ≥50g 会使痛风的风险增加 2.5 倍。风险级别因酒精类型而异，啤酒为 1.5 倍，蒸馏酒为 1.2 倍，但葡萄酒并不会增加风险[16]。

（3）根据食品的不同，痛风发病的风险也会不同；通过摄取富含嘌呤体的食物，痛风发病的风险上升；肉类摄取量多的人群是摄取少的 1.4 倍；摄取海鲜多的人群与摄取少的相比，痛风发病风险增加了 1.5 倍；但是，乳制品摄取多的人群相关风险下降了 60%[17]。此外，软饮料摄取量多的人群与摄取少的相比，风险增加 1.9 倍，特别是果糖摄取的相关性尤为显著[18]。果糖在嘌呤氧化过程中消耗 ATP，并促进嘌呤降解，从而导致尿酸生成增加。此外，乳酸作为果糖的代谢产物被认为与尿酸排泄减少相关。

除了上述与生活习惯相关疾病的相关因素外，考虑到随着高尿酸血症持续时间的延长，痛风的发生可能性增加，因此，研究人员认为近年来痛风的增加也与预期寿命的增加有关。实际上，已经有研究证明痛风的发生率和患病率会随着人口年龄的增加而增加，在日本也有类似的趋势[19]。

3.2　短期的环境因素

除了由高尿酸血症导致痛风的风险外，人们还研究了复发性急性痛风性关节炎的短期风险。当从午夜起将一天三等分时，急性痛风性关节炎最常见的发病时间段是凌晨 0 点至 8 点，是白天发作的 2.4 倍[20]。此外，空气温度也会影响发病，在高温下，急性痛风性关节炎发生率比正常温度下增加 40%。在过去两天内服用利尿剂会使急性痛风性关节炎的风险增加 3.6 倍。24 小时内饮酒（包括啤酒和红酒），急性痛风性关节炎的风险也会成正比增加。此外，还显示住院期间急性痛风性关节炎增加了 4 倍。

3.3　其他因素

尿酸通过肾小球滤过，并通过肾小管的重吸收和分泌过程在尿液中排泄。肾功能下降会导致肾小球滤过率降低、血清尿酸值升高，因此，肾功能下降是高尿酸血症的发病风险，痛风发病的风险也会增加。

众所周知，急性痛风性关节炎在很多情况下都容易发病。暴饮暴食、脱水可能会暂时增加血清尿酸值，并导致关节内 MSU 结晶析出。其中暴饮暴食会导致游离脂肪酸（FFA）增加，从而激活先天免疫系统的细胞活化，导致痛风发作[21]。同样，各种应激通过诸如干扰素等细胞因子激活自然免疫系统并诱发痛风。此外，对关节局部的物理负荷，如长距离行走、扭伤、挫伤等，会导致结晶从关节滑膜和软骨表面上的微小痛风结节脱落，也被认为是发生急性痛风性关节炎的诱因。

利尿药、茶碱、吡嗪酰胺、环孢素和咪唑立宾等药物会增加血清尿酸值，并增加痛风的风险。

在开始使用抑制尿酸生成药或促进尿酸排泄药进行降尿酸治疗数月后，急性痛风性关节炎的发作风险增加[22]。一般是血清尿酸值降低导致关节中的微小

痛风结节从表面融化，结节的结构松弛，MSU 结晶剥落到滑液中所致，因此，治疗初期血清尿酸值下降程度越大，急性痛风性关节炎的发生频率就越高[23]。

 结论

本节介绍了痛风发病的风险因素。尿酸代谢途径和转运蛋白的研究，以及许多全基因组关联研究（GWAS）报告了许多与高尿酸血症和痛风相关的基因突变，但近期痛风患者人数激增的事实表明痛风发病与环境因素的密切相关。在环境因素中，通过大规模队列研究，肥胖、食物、酒精的影响已被证明为风险因素，但也可能与预期寿命的增加有关。关于短期的急性痛风性关节炎的病因中，经验性部分较大，但科学证据并不充分。

参考文献

1) Campion EW, Glynn RJ, DeLabry LO : Asymptomatic hyper-uricemia. Risks and consequences in the Normative Aging Study. *Am J Med* 82 : 421-426, 1987
2) Ichikawa N, Taniguchi A, Urano W, *et al.* : Comorbidities in patients with gout. *Nucleosides Nucleotides Nucleic Acids* 30 : 1045-1050, 2011
3) Seegmiller JE, Rosenbloom FM, Kelley WN : Enzyme defect associated with a sex-linked human neurological disorder and excessive purine synthesis. *Science* 155 : 1682-1684,1967
4) de Brouwer AP, van Bokhoven H, Nabuurs SB, *et al.* : PRPS1 mutations : Four distinct syndromes and potential treatment. *Am J Hum Genet* 86 : 506-518, 2010
5) Hart TC, Gorry MC, Hart PS, *et al.* : Mutations of the UMOD gene are responsible for medullary cystic kidney disease 2 and familial juvenile hyperuricaemic nephropathy. *J Med Genet* 39 : 882-892, 2002
6) Köttgen A, Albrecht E, Teumer A, *et al.* : Genome-wide as-sociation analyses identify 18 new loci associated with serum urate concentrations. *Nat Genet* 45 : 145-154, 2013
7) Ichida K, Matsuo H, Takada T, *et al.* : Decreased extra-renal urate excretion is a common cause of hyperuricemia. *Nat Commun* 3 : 764, 2012
8) Matsuo H, Takada T, Ichida K, *et al.* : Common defects of ABCG2, a high-capacity urate exporter, cause gout : a func-tion-based genetic analysis in a Japanese population. *Sci Transl Med* 1 : 5ra11, 2009
9) Nakayama A, Matsuo H, Nakaoka H, *et al.* : Common dys-functional variants of ABCG2 have stronger impact on hy-peruricemia progression than typical environmental risk fac-tors. *Sci Rep* 4 : 5227, 2014
10) Nakayama A, Nakaoka H, Yamamoto K, *et al.* : GWAS of clinically defined gout and subtypes identifies multiple sus-ceptibility loci that include urate transporter genes. *Ann Rheum Dis* 76 : 869-877, 2017
11) Sakiyama M, Matsuo H, Akashi A, *et al.* : Independent ef-

fects of ADH1B and ALDH2 common dysfunctional variants on gout risk. *Sci Rep* **7** : 2500, 2017

12) Rasheed H, McKinney C, Stamp LK, *et al.* : The toll-like receptor 4 (TLR4) variant rs 2149356 and risk of gout in European and Polynesian sample sets. *PLoS One* **11** (1) : e 0147939, 2016

13) 冨田眞佐子，水野正一：高尿酸血症は増加しているか？－性差を中心に．痛風と核酸代謝 **30** : 1-5, 2006

14) 川崎 拓，七川歓次：住民検診による痛風の疫学調査．痛風と核酸代謝 **30** : 66, 2006

15) Krishnan E, Lessov-Schlaggar CN, Krasnow RE, *et al.* : Nature versus nurture in gout : a twin study. *Am J Med* **125** : 499-504, 2012

16) Choi HK, Atkinson K, Karlson EW, *et al.* : Alcohol intake and risk of incident gout in men ; A prospective study. *Lancet* **363** : 1277-1281, 2004

17) Choi HK, Atkinson K, Karlson EW, *et al.* : Purine-rich foods, dairy and protein intake, and the risk of gout in men. *N Engl J Med* **350** : 1093-1103, 2004

18) Choi HK, Curhan G : Soft drinks, fructose consumption, and the risk of gout in men : prospective cohort study. *BMJ* **336** : 309-312, 2008

19) 箱田雅之，冨田眞佐子：高尿酸血症頻度の年齢差の原因－診療報酬明細書（レセプト）データベースを利用した解析．痛風と核酸代謝 **37** : 111-116, 2013

20) Choi HK, Niu J, Neogi T, *et al.* : Nocturnal risk of gout attacks. *Arthritis Rheumatol* **67** : 555-562, 2015

21) Joosten LAB, Netea MG, Mylona E, *et al.* : Engagement of fatty acids with Toll-like receptor 2 drives interleukin-1 β production via the ASC/caspase 1 pathway in monosodium urate monohydrate crystal-induced gouty arthritis. *Arthritis Rheum* **62** : 3237-3248, 2010

22) Neogi T : Clinical practice. Gout. *N Engl J Med* **364** : 443-452, 2011

23) Wortmann RL, Macdonald PA, Hunt B, *et al.* : Effect of prophylaxis on gout flares after the initiation of urate-lowering therapy : analysis of data from three phase III trials. *Clin Ther* **32** : 2386-2397, 2010

第 3 节　高尿酸血症的风险:肾损害

要　点

▶ 在一般人群中,血清尿酸值升高与慢性肾脏病的发病相关。

▶ 在患有慢性肾脏病的患者中,血清尿酸值升高与肾损害的进展相关。

▶ 以别嘌醇为首的黄嘌呤氧化酶抑制剂的降尿酸疗法可能会有效抑制肾损害的进展。

由于大约 70% 的尿酸是经肾脏排泄的,在尿酸排泄减少的慢性肾脏病(CKD)中,常伴有高尿酸血症。迄今为止,CKD 患者中合并的高尿酸血症被认为是继发于肾功能下降的疾病,因此无须采取任何特殊措施。然而,最近的研究表明,高尿酸血症除了是痛风的潜在基础疾病外,还与高血压、CKD 和心血管疾病(CVD)密切相关。这是由于高尿酸血症发病时通过尿酸沉积直接发生作用(促氧化作用、内皮功能障碍、肾素-血管紧张素系统激活、肾小球前血管疾病和肾小管上皮间质转换等)。

1 血清尿酸值与肾损害的关系

以下是关于高尿酸血症和肾损害的流行病学研究。

1.1 在一般人群中的研究

在日本的一项队列研究中,Iseki 等发现,血清尿酸值和血肌酐的升高明显相关,而在女性中,高尿酸血症(≥6.0mg/dL)是终末期肾病(ESRD)进展的风险因子[1]。Obermayr 等也对 21 475 名健康成年人进行了为期 7.4±3.9 年的前瞻性研究,并报道血清尿酸值独立增加了 CKD 新发的风险[eGFR<60mL/(min·1.73m²)][2]。此外,Iseki 等在对一般人群进行为期 10 年的观察研究中显示,血清尿酸的变化与 eGFR 的变化呈负相关,而血清尿酸的正常化对于维持 GFR 至关重要[3]。Kamei 等通过对 2008 年和 2010 年接受特定体检的 165 847 名日本人(29~74 岁,男性占 40%,来自 16 个县的数据)进行的研究显示,正常范围内的轻度血清尿酸值的升高与 eGFR 下降显著相关[4]。

1.2 在各种疾病中的研究

关于 IgA 肾病,Ohno 等报道高尿酸血症(血清尿酸值为 7.0mg/dL 或更高)是 IgA 肾病中肾功能预后相关的风险因素[5],Syrjänen 等报道高脂血症和高尿酸血症(血清尿酸值:男性>7.6mg/dL,女性>5.5mg/dL)是 IgA 肾病进展的风险因素[6]。关于糖尿病,Ficociello 等历时 4~6 年随访 355 例有蛋白尿的 1 型糖尿病患者,并报道血清尿酸值与肾小球滤过率(GFR)的早期降低显著相关(优势比为 1.4,95% 置信区间为 1.1~1.8)[7]。此外,Cosmo 等对 20 142 例无肾病的 2 型糖尿病患者进行了 4 年的观察性研究,其报道轻度高尿酸血症是 CKD 发病的风险[8]。

关于肾硬化症,Momoki 等对 45 例经肾活检被证实为肾硬化症的患者进行了研究,探讨了高尿酸血症(血清尿酸值为 8.0mg/dL 或更高)和肾脏事件(eGFR 降低 50% 或 ESRD)的关系,报道了高尿酸血症是肾硬化症的肾脏预后的预测因子[9]。Haririan 等报道在 212 例肾移植患者中,移植后 6 个月的血清尿酸值是移植肾存活和移植肾功能的独立预测因子[10]。

如上所述,在一般人群和各种疾病中,有很多报道称高尿酸血症与肾损害有关,但另一方面,也有报道显示高尿酸血症与 CKD 的进展无关[11,12]。

1.3 荟萃分析

Zhu 等在 15 项队列研究(n=99 205)的荟萃分析中发现,血清尿酸值升高 1.0mg/dL 可使 CKD 发生率增加 1.22 倍。而且,关于血清尿酸值与 CKD 发病之间的关系,在 60 岁以下的人群中存在显著相关性,而在

60 岁以上的人群中则没有[13]。

Li 等在对 13 项观察性研究（n=190 718）的荟萃分析中发现，血清尿酸值升高与 CKD 的新发显著相关（总优势比为 1.15，95%置信区间为 1.05~1.25），此外，对于非 CKD 患者，高尿酸血症是新发 CKD 的独立预测因子（总优势比为 2.35，95%置信区间为 1.59~3.46）[14]。

因此，我们可以推断出在一般人群和各种疾病中，高尿酸血症与 CKD 的发病和进展是相关的。

降尿酸药物对肾功能的影响

以下是高尿酸血症和肾损害的干预研究。

2.1 别嘌醇的干预治疗

Siu 等报道了在 CKD 患者中治疗高尿酸血症时如何影响肾损害进展的研究。在血清肌酐水平高于 1.35mg/dL 的 CKD 患者的 RCT 中，比较了经别嘌醇治疗的高尿酸血症治疗组和对照组一年后的血清肌酐水平，结果显示治疗组的血清肌酐水平没有明显增加，但是在对照组中却有显著增加，别嘌醇对高尿酸血症的治疗抑制了 CKD 患者血清肌酐水平的上升[15]。Goicoechea 等报道称，每天应用 100mg 别嘌呤醇治疗 CKD 患者（CKD G3 期）24 个月，可抑制肾脏疾病的进展并改善心血管疾病风险和住院风险[16]，而且，Goicoechea 等持续进行了 5 年的研究，其发现与对照组相比，别嘌醇治疗组的肾脏累积事件显著减少（进入透析、Cr 倍增、eGFR 降低超过 50%），长期别嘌醇治疗抑制了 CKD 进展，并降低了心血管疾病的发病风险[17]。

2.2 非布司他的干预治疗

Whelton 等研究了新型黄嘌呤氧化酶（XOR）抑制剂非布司他对长期肾功能的影响，应用非布司他治疗时，血清尿酸值下降程度越大，肾功能的恶化率抑制越明显，则肾功能越稳定[18]。他们根据这些结果进行预测，血清尿酸值降低 1mg/dL 时，相当于 eGFR 提高 1mL/min。Shibagaki 等还对 70 例 CKD G3b~5 期患者进行了持续 24 周的非布索坦治疗，发现非布司他给药可改善 CKD G3b 期患者的 eGFR，血清尿酸值的显

著降低与 eGFR 的维持有关[19]。此外，Tsuruta 等将 eGFR<45mL/(min·1.73m²) 的 73 例患者，分为别嘌醇组（22 人）和非布司他组（51 人）进行了研究，结果表明，与别嘌醇治疗组相比，非布司他组的血清尿酸值显著减少了，并且抑制了肾损害的发展[20]。

2.3 托吡司他的干预治疗

Hosoya 等以 CKD 3 期的患者（包含痛风患者）为对象，对作为新的抑制尿酸生成药托吡司他 160mg 组（62 人）和对照组（61 人）进行了 22 周的双盲随机对照试验（RCT），结果显示托吡司他治疗组血清尿酸值降低了 45%，但是 eGFR 没有明显变化[21]。但是，值得注意的是，托匹司他使尿白蛋白排泄量下降了 33%。

综上所述，别嘌醇、非布司他、托吡司他的治疗有可能抑制肾损害的进展。

2.4 荟萃分析

Wang 等在一项针对 11 篇论文（n=753）的荟萃分析中，研究了降尿酸治疗（ULT）对抑制肾损害进展的影响（别嘌醇 9 篇，拉布立酶 1 篇，苯溴马隆 1 篇），结果显示 ULT 与血清肌酐值降低和 eGFR 升高有关，提示 ULT 可能有效抑制肾功能进展[22]。另外，根据对 19 个 RCT（n=992）的荟萃分析，Kanji 等发现 ULT 可以改善 CKD 患者的肾脏预后。其中，4 项干预研究中研究了别嘌醇引起的 eGFR 变化，结果显示给予别嘌醇可使 eGFR 平均提高 3.2mL/(min·1.73m²)（95%置信区间为 0.16~6.2，P=0.039）[23]。因此，我们认为以别嘌醇为首的 XOR 抑制剂引起的 ULT 可能会有效抑制肾损害的进展。

结论

有许多报道表明血清尿酸值高与 CKD 的发生和发展密切相关。但是，尽管有一些关于降尿酸药物的干预研究，但荟萃分析中使用的每项研究的异质性都很高，现状是在医学上还没有得出合理的解释。将来，我们期待例数更多的 RCT 试验。此外，非布司他或托吡司他的干预试验值得我们关注。

参考文献

1) Iseki K, Ikemiya Y, Inoue T, *et al.* : Significance of hyperuricemia as a risk factor for developing ESRD in a screened cohort. *Am J Kidney Dis* **44** : 642-650, 2004

2) Obermayr RP, Temml C, Gutjahr G, *et al.* : Elevated uric acid increases the risk for kidney disease. *J Am Soc Nephrol* **19** : 2407-2413, 2008

3) Iseki K, Iseki C, Kinjo K. : Changes in serum uric acid have a reciprocal effect on eGFR change : a 10-year follow-up study of community-based screening in Okinawa, Japan. *Hypertens Res* **36** : 650-654, 2013

4) Kamei K, Konta T, Hirayama A, *et al.* : A slight increase within the normal range of serum uric acid and the decline in renal function : associations in a community-based population. *Nephrol Dial Transplant* **29** : 2286-2292, 2014

5) Ohno I, Hosoya T, Gomi H, *et al.* : Serum uric acid and renal prognosis in patients with IgA nephropathy. *Nephron* **87** : 333-339, 2001

6) Syrjänen J, Mustonen J, Pasternack A. : Hypertriglyceridaemia and hyperuricaemia are risk factors for progression of IgA nephropathy. *Nephrol Dial Transplant* **15** : 34-42, 2000

7) Ficociello LH, Rosolowsky ET, Niewczas MA, *et al.* : High-normal serum uric acid increases risk of early progressive renal function loss in type 1 diabetes : results of a 6-year follow-up. *Diabetes Care* **33** : 1337-1343, 2010

8) De Cosmo S, Viazzi F, Pacilli A, *et al.* : Serum Uric Acid and Risk of CKD in Type 2 Diabetes. *Clin J Am Soc Nephrol* **10** : 1921-1929, 2015

9) Momoki K, Kataoka H, Moriyama T, *et al.* : Hyperuricemia as a predictive marker for progression of nephrosclerosis : clinical assessment of prognostic factors in biopsy-proven arterial/arteriolar nephrosclerosis. *J Atheroscler Thromb* **24** : 630-642, 2017

10) Haririan A, Nogueira JM, Zandi-Nejad K, *et al.* : The independent association between serum uric acid and graft outcomes after kidney transplantation. *Transplantation* **89** : 573-579, 2010

11) Sturm G, Kollerits B, Neyer U, *et al.* : Uric acid as a risk factor for progression of non-diabetic chronic kidney disease? The Mild to Moderate Kidney Disease (MMKD) Study. *Exp Gerontol* **43** : 347-352, 2008

12) Madero M, Sarnak MJ, Wang X, *et al.* : Uric acid and long-term outcomes in CKD. *Am J Kidney Dis* **53** : 796-803, 2009

13) Zhu P, Liu Y, Han L, *et al.* : Serum uric acid is associated with incident chronic kidney disease in middle-aged populations : a meta-analysis of 15 cohort studies. *PLoS One* **9** (6) : e100801, 2014

14) Li L, Yang C, Zhao Y, *et al.* : Is hyperuricemia an independent risk factor for new-onset chronic kidney disease? : A systematic review and meta-analysis based on observational cohort studies. *BMC Nephrol* **15** : 122, 2014

15) Siu YP, Leung KT, Tong MK, *et al.* : Use of allopurinol in slowing the progression of renal disease through its ability to lower serum uric acid level. *Am J Kidney Dis* **47** : 51-59, 2006

16) Goicoechea M, de Vinuesa SG, Verdalles U, *et al.* : Effect of allopurinol in chronic kidney disease progression and cardiovascular risk. *Clin J Am Soc Nephrol* **5** : 1388-1393, 2010

17) Goicoechea M, Garcia de Vinuesa S, Verdalles U, *et al.* : Allopurinol and progression of CKD and cardiovascular events : long-term follow-up of a randomized clinical trial. *Am J Kidney Dis* **65** : 543-549, 2015

18) Whelton A, Macdonald PA, Zhao L, *et al.* : Renal function in gout. Long-term treatment effects of febuxostat. *J Clin Rheumatol* **17** : 7-13, 2011

19) Shibagaki Y, Ohno I, Hosoya T, *et al.* : Safety, efficacy and renal effect of febuxostat in patients with moderate-to-severe kidney dysfunction. *Hypertens Res* **37** : 919-925, 2014

20) Tsuruta Y, Mochizuki T, Moriyama T, *et al.* : Switching from allopurinol to febuxostat for the treatment of hyperuricemia and renal function in patients with chronic kidney disease. *Clin Rheumatol* **33** : 1643-1648, 2014

21) Hosoya T, Ohno I, Nomura S, *et al.* : Effects of topiroxostat on the serum urate levels and urinary albumin excretion in hyperuricemic stage 3 chronic kidney disease patients with or without gout. *Clin Exp Nephrol* **18** : 876-884, 2014

22) Wang H, Wei Y, Kong K, *et al.* : Effects of urate-lowering therapy in hyperuricemia on slowing the progression of renal function : a meta-analysis. *J Ren Nutr* **23** : 389-396, 2013

23) Kanji T, Gandhi M, Clase CM, *et al.* : Urate lowering therapy to improve renal outcomes in patients with chronic kidney disease : systematic review and meta-analysis. *BMC Nephrol* **16** : 58, 2015

第 4 节　高尿酸血症的风险：尿路结石

要　点

▶ 尿酸结石的风险因素包括：①尿量减少（水分摄入不足）；②持续性酸性尿；③尿液中尿酸排泄量增加。

▶ 高尿酸血症和痛风不仅能促使尿酸结石的形成，还能促使尿路结石中最常见的草酸钙结石的形成，增加尿路结石的发生率。

▶ 尿酸排泄亢进（高尿酸尿）的状态和嘌呤过量摄取等饮食性因素增加了尿路结石的发生风险。

▶ 促进尿酸排泄的药物，通过增加尿液中尿酸排泄量来促进尿酸结石的形成。

▶ 在预防高尿酸血症和痛风的尿路结石时，应考虑合并糖尿病、高血压和慢性肾脏病等因素的影响。

高尿酸血症和痛风不仅损害患者的肾功能，也可通过尿路结石的形成影响肾功能。因此，在本指南（第 3 版）中，从第 1 版开始，将尿路结石作为高尿酸血症和痛风的并发症，并将尿路管理作为独立的治疗内容。而且，高尿酸尿不仅能促使尿酸结石的形成，还能够促使草酸钙结石（占据上尿道结石大部分）的形成。

1 尿路结石的流行病学

根据日本全国尿路结石的流行病学调查（2015 年），上尿路结石（肾脏和输尿管）的年发病率为每 10 万人中 137.9 人（男性 191.9 人，女性 86.9 人），自从 1965 年进行首次调查以来，这一数字有所增加。但是，

与 2005 年相比，男性持平，女性略有增加，总体略有增加（图 3-2）[1]。以 1980 年的人口分布为基准，计算了年龄调整后的发病率，结果发现男女的发病率都较 2005 年略有下降[1]。

另一方面，研究指出尿路结石发生的地域差异，并讨论了其与各种营养摄入量的关系[2]。这些结果提示饮食干预预防尿路结石的可能性。特别是，高尿酸血症和痛风患者通过增加尿酸排泄量，显著促进尿酸结石形成。在结石成分的年度变化趋势中，上尿路结石中含钙结石的比例增加，而尿酸结石的比例逐渐减少，男性为 3.4%，女性为 1.2%（图 3-3）[1]。

在全球范围内，欧洲、美国、中东和热带国家中尿酸结石的发生率较高，而在日本、韩国和中国等东亚

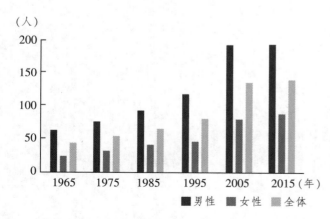

图 3-2　日本上尿路结石的年患病率（每 10 万人）。（Sakamoto S, Miyazawa K, Yasui T, et al.: Chronological changes in the epidemiological characteristics of upper urinary tract urolithiasis in Japan. *Int J Urol* 25: 373-378, 2018 ）

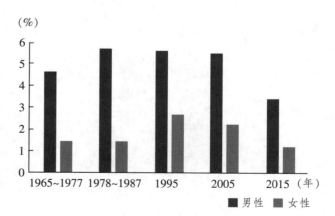

图 3-3　上尿路结石中尿酸结石的比例（%）。（Sakamoto S, Miyazawa K, Yasui T, et al.: Chronological changes in the epidemiological characteristics of upper urinary tract urolithiasis in Japan. *Int J Urol* 25: 373-378, 2018 ）

国家中,尿酸结石的发生率较低[3]。据推测,这种差异受各个国家的气候、饮食习惯和肥胖程度的影响。此外,已知高尿酸血症和痛风不仅促进尿酸结石的形成,还促进尿路结石中最常见的草酸钙结石的形成。在一项横断面研究中,经腹部超声检查证实的尿路结石患者,以及既往有尿路结石的患者,其血清尿酸值、BMI、收缩压和舒张压明显升高,此外,除了高尿酸血症和痛风外,超重/肥胖、高血压、慢性肾脏病(CKD)的并发频率也明显升高[4]。尿路结石10年内复发率为50%~75%,因此,有尿路结石风险因素的患者在结石去除后需要进行充分的随访。特别是近年来,对尿路结石的诊断技术得到了改善,在使用螺旋CT对痛风患者进行的研究中指出,肾结石的病例中68%没有尿路结石的既往病史[5]。另外,与没有结石的患者相比,有结石的患者其血清尿酸和肌酐水平明显更高,而估算的肾小球滤过率(eGFR)和尿液pH值则明显降低。从保护肾功能的角度来看,在高尿酸血症和痛风的临床治疗中,无论患者是否存在尿路结石,都应注意预防尿路结石的发生和尿路的管理。

2 尿路结石和尿酸结石的风险

可能诱发尿酸结石的风险因素包括①尿量减少或水分摄入不足;②持续性酸性尿(尿液pH值较低);③尿酸排泄量增加[6]。此外,由于促进尿酸产生的继发性病理状况和嘌呤过量摄取等饮食因素,尿路结石的发病风险增加。

其中,尿量减少(水分摄入不足)会导致尿液中尿酸浓度升高,从而促进尿酸结石的形成。在全球范围内,除欧美外,尿酸结石更常见于气候高温、干燥的地区,部分原因是在这种气候条件下,人体循环血量减少且尿量减少。另一方面,尿液中尿酸浓度的增加可通过降低草酸钙的溶解度,并使结晶更容易沉淀来促进草酸钙结石的发生[7]。因此,为了防止尿路结石的形成,有必要鼓励人们多喝水并确保正常的尿量。

另一方面,高尿酸血症和痛风患者的尿液多呈酸性,尿液pH值持续性下降被认为是尿酸结石形成的风险因素之一[8]。通常,在健康人群中,尿液的pH值每天会反复波动数次,其中伴随食物摄取的胃酸分泌会对尿液pH值波动的形成产生很大的影响。餐后的胃酸分泌,反应性增加血液中的碳酸氢根离子并使尿液

pH值上升,但是在尿酸结石和痛风的患者中,尿液pH值的日内波动会受到损害。此外,动物性高蛋白饮食会促使尿液pH值降低。

众所周知,随着尿液中尿酸排泄量的增加,尿酸结石的发生率也会增加[9]。据报道,当尿液中尿酸排泄量超过1000mg/d,会有50%形成尿路结石。大部分尿酸从尿液中排出,其余从肠道排出[10]。在肾脏中,尿酸几乎被肾小球100%过滤,然后通过近端和远端肾小管中复杂的尿酸转运,最终决定排泄量。此外,由于从远端肾小管到集合管通过水的重吸收而使尿液浓缩及尿液的酸化,该区域被认为是最容易形成尿酸结石的部位。《尿路结石症的诊疗指南》[11]中规定,24小时尿液化验中尿酸排泄的标准值为男性<800mg/d,女性<750mg/d。因此,超过以上标准值则被诊断为高尿酸尿症。在饮食方面,高嘌呤和高蛋白饮食会增加尿液中尿酸的排泄,因此,要防止尿酸结石的发生,重要的是减少这类食物摄入量,以防止尿酸产生过多。

作为高尿酸血症和痛风的风险因素,代谢综合征和2型糖尿病患者也被认为是尿酸结石的高风险人群,其共同点包括内脏脂肪蓄积和胰岛素抵抗[12,13]。内脏脂肪蓄积会因尿酸产生过多而导致高尿酸尿,并促进尿酸结石的形成。对于糖尿病患者,尿糖的排泄促进尿酸排泄。肥胖和糖尿病容易通过胰岛素抵抗机制产生酸性尿液,这也是促进尿酸结石形成的因素。作为与其他疾病相关的尿路结石,特别是在急性白血病等骨髓增生性疾病中,在患者化疗期间会发生肿瘤溶解综合征(TLS),容易发生高尿酸血症。过量的尿酸产生经常通过引起高尿酸尿症而并发尿酸结石。此外,在炎症性肠病(如溃疡性结肠炎和克罗恩病)中,经常发生包括尿酸结石的尿路结石[14]。其发生机制是,炎症性肠病中,肠道的重碳酸离子和水分的丧失,以及慢性腹泻会导致循环血量的减少,肾脏代偿性酸排泄引起的酸性尿和餐后的尿碱化的消失。另一方面,在日本多项研究中,低尿酸血症(主要归因于高尿酸尿)与男性肾功能下降相关,但是尿路结石并不常见[15]。

众所周知,作为治疗尿路结石的手段,使用促进尿酸排泄的药物会导致医源性高尿酸尿[16],特别是当高嘌呤饮食或持续性酸性尿时,更容易形成尿酸结石。因此,当使用各种促进尿酸排泄的药物时,有必要预先采取尿碱化等手段来防止尿路结石的形成。

3 结论

许多观察性研究表明,高尿酸血症和痛风与各种心血管疾病(心力衰竭、高血压等)、代谢异常(糖耐量异常、糖尿病)和慢性肾脏病有关,但其因果关系尚未明确。血清尿酸值或降尿酸治疗(ULT)之间仅存在的明确的因果关系是,高尿酸血症可增加痛风的发病风险,而 ULT 可使肾结石的复发风险降低,还有一份报告总结了这项研究[17]。有必要关注高尿酸血症与痛风和尿路结石之间的深层联系,以及尿酸在尿路管理中的重要性。

参考文献

1) Sakamoto S, Miyazawa K, Yasui T, *et al.* : Chronological changes in the epidemiological characteristics of upper urinary tract urolithiasis in Japan. *Int J Urol* **25** : 373-378, 2018

2) Yasui T, Okada A, Hamamoto S, *et al.* : The association between the incidence of urolithiasis and nutrition based on Japanese National Health and Nutrition Surveys. *Urolithiasis* **41** : 217-224, 2013

3) Trinchieri A, Montanari E : Prevalence of renal uric acid stones in the adult. *Urolithiasis* **45** : 553-562, 2017

4) Ando R, Nagaya T, Suzuki S, *et al.* : Kidney stone formation is positively associated with conventional risk factors for coronary heart disease in Japanese men. *J Urol* **189** : 1340-1346, 2013

5) Shimizu T, Kitada H, Umeyama M, *et al.* : Novel evaluation of nephrolithiasis as a complication of gout : a cross-sectional study using helical computerized tomography. *J Urol* **189** : 1747-1752, 2013

6) Abou-Elela A : Epidemiology, pathophysiology, and management of uric acid urolithiasis : A narrative review. *J Adv Res* **8** : 513-527, 2017

7) Grover PK, Marshall VR, Ryall RL. *et al.* : Dissolved urate salts out calcium oxalate in undiluted human urine in vitro : implications for calcium oxalate stone genesis. *Chem Biol* **10** : 271-278, 2003

8) Shekarriz B, Stoller ML : Uric acid nephrolithiasis : current concepts and controversies. *J Urol* **168** (4 Pt 1) : 1307-1314, 2002

9) Marangella M : Uric acid elimination in the urine. Pathophysiological implications. *Contrib Nephrol* **147** : 132-148, 2005

10) Yü T, Gutman AB : Uric acid nephrolithiasis in gout. Predisposing factors. *Ann Intern Med* **67** : 1133-1148, 1967

11) 日本泌尿器科学会,日本 Endourology・ESWL 学会,日本尿路結石症学会(編):尿路結石症診療ガイドライン,金原出版,60, 2002

12) Wong Y, Cook P, Roderick P, *et al.* : Metabolic Syndrome and Kidney Stone Disease : A Systematic Review of Literature. *J Endourol* **30** : 246-253, 2016

13) Liu LH, Kang R, He J, *et al.* : Diabetes mellitus and the risk of urolithiasis : a meta-analysis of observational studies. *Urolithiasis* **43** : 293-301, 2015

14) Ganji-Arjenaki M, Nasri H, Rafieian-Kopaei M : Nephrolithiasis as a common urinary system manifestation of inflammatory bowel diseases ; a clinical review and meta-analysis. *J Nephropathol* **6** : 264-269, 2017

15) Kuwabara M, Niwa K, Ohtahara A : Prevalence and complications of hypouricemia in a general population : A large-scale cross-sectional study in Japan. *PLoS One* **12** : e0176055, 2017

16) Perez-Ruiz F, Hernandez-Baldizon S, Herrero-Beites AM, *et al.* : Risk factors associated with renal lithiasis during uricosuric treatment of hyperuricemia in patients with gout. *Arthritis Care Res (Hoboken)* **62** : 1299-1305, 2010

17) Li X, Meng X, Timofeeva M, *et al.* : Serum uric acid levels and multiple health outcomes : umbrella review of evidence from observational studies, randomised controlled trials, and Mendelian randomisation studies. *BMJ* **357** : j2376, 2017

第 5 节 高尿酸血症的风险:代谢综合征

▶ 尽管高尿酸血症未包括在代谢综合征的诊断标准中,但其经常合并代谢综合征,这表明高尿酸血症是代谢综合征的外围症状。
▶ 根据前瞻性观察性研究,血清尿酸值越高,则代谢综合征的发生率越高。
▶ 痛风患者经常伴有代谢综合征的表现症状,多数情况下属于代谢综合征。
▶ 随着内脏脂肪的蓄积,患者的尿酸清除率降低,血清尿酸值升高。
▶ 高胰岛素血症促进肾小管中尿酸的重吸收,增加血清尿酸值。

1 代谢综合征概念的建立

与生活方式相关的疾病,如糖尿病、血脂异常和高血压等很容易合并发病,其原因与肥胖密切相关。这些疾病独立存在时会促进动脉硬化,并且是发展为脑卒中和心肌梗死等心脑血管疾病的风险因素,但将其综合起来风险会进一步增加。由于这些基于肥胖的与生活方式有关的疾病合并,长期以来被称为"X 综合征""死亡四重奏""胰岛素抵抗综合征"或"多重风险综合征"。因此,以上都是以生活习惯相关疾病的复杂合并为背景,从而假设的一种常见病态的概念。

脂肪组织曾经被认为是可以储存能量的器官,但是最近,人们发现脂肪细胞会产生各种生物活性物质(脂肪细胞因子),并在葡萄糖/脂质代谢和血压调节中发挥重要作用。肥胖的病态学研究表明,腹腔内过多的脂肪积聚是这些病态学发展的重要基础,Matsuzawa 等提出了一种病态学概念,即"内脏脂肪综合征"[1]。如今,这些疾病统称为"代谢综合征",但是世界各地的主要机构却提出了不同的诊断标准。

2 代谢综合征的诊断标准

2005 年,以日本动脉硬化学会为首的 8 个学会制订并发表了日本代谢综合征的诊断标准。内脏肥胖是必要条件,严格来说,在脐高水平行腹部 CT 检查,若内脏脂肪面积在 100cm² 以上,则判定为内脏肥胖。但

是,在健康检查和临床实践中可以通过测量腰围代替内脏肥胖筛查。在日本的诊断标准中,腰围男性>85cm,女性>90cm 是必要条件。除了内脏肥胖之外,①血清脂质异常[甘油三酯>150mg/dL 和(或)HDL 胆固醇值<40mg/dL];②高血压[最高血压>130mmHg(1mmHg≈0.133kPa)和(或)最低血压>85mmHg];③高血糖(空腹血糖值>110mg/dL)。若 3 个条件中存在 2 个及以上时,则被诊断为代谢综合征[2]。

3 高尿酸血症在代谢综合征中的定位

高尿酸血症不包括在代谢综合征的诊断标准中,但是血清尿酸值越高,代谢综合征的发生率越高,反之,引起代谢综合征因素的数量越多,血清尿酸值就越高。高尿酸血症和痛风患者常常合并代谢综合征,并且血清尿酸值与代谢综合征的构成因素,如内脏肥胖、高血压、高甘油三酯血症和胰岛素抵抗之间存在联系。由此可见,血清尿酸值与代谢综合征之间存在密切的关系。

4 代谢综合征与高尿酸血症和痛风的关系

随着人们血清尿酸值普遍升高,代谢综合征的发生率和风险增加[3-5]。内脏脂肪面积与血清尿酸值和 24 小时尿酸排泄量呈正相关,与尿酸清除率(C_UA)呈负

相关[6]。血清尿酸值随着代谢综合征构成因素数量的增加而增加[7]。由于内脏脂肪的蓄积,游离脂肪酸(FFA)通过门静脉流入肝脏,甘油三酯和极低密度脂蛋白(VLDL)合成和分泌增加而引发高甘油三酯血症,同时引起胰岛素抵抗和高胰岛素血症,胰岛素抵抗(高胰岛素血症)与血清尿酸值呈正相关,与C_{UA}呈负相关[8]。

据报道,痛风患者中代谢综合征的发生率明显高于健康人群[9,10]。在日本,痛风患者中有37%患有代谢综合征,与对照组的21%相比,发生率明显偏高[11]。回顾性分析研究了痛风和非痛风病例中代谢综合征的发生率,发现在痛风病例中,血脂异常、原发性高血压和糖尿病(无并发症)的发生率约为非痛风病例的2倍[9]。尽管对血清尿酸值和未来代谢综合征的前瞻性研究仍然很少,但无论男女,血清尿酸值可能是未来代谢综合征的独立预测因子[12-15]。但是,高尿酸血症是否是引起代谢综合征的原因,还需要等待将来有关血清尿酸值的干预研究的结果。

参考文献

1) Matsuzawa Y, Shimomura I, Nakamura T, et al. : Pathophysiology and pathogenesis of visceral fat obesity. *Obes Res* **Suppl 2** : 187S-194S, 1995
2) メタボリックシンドローム診断基準検討委員会 : メタボリックシンドロームの定義と診断基準. 日内会誌 **94** : 794-809, 2005.
3) Yuan H, Yu C, Li X, et al. : Serum uric acid levels and risk of metabolic syndrome : A dose-response meta-analysis of prospective studies. *J Clin Endocrinol Metab* **100** : 4198-4207, 2015
4) Choi HK, Ford ES : Prevalence of the metabolic syndrome in individuals with hyperuricemia. *Am J Med* **120** : 442-447, 2007
5) Schmidt MI, Watson RL, Duncan BB, et al. : Clustering of dyslipidemia, hyperuricemia, diabetes, and hypertension and its association with fasting insulin and central and overall obesity in a general population ; Atherosclerosis Risk in Communities Study Investigators. *Metabolism* **45** : 699-706, 1996
6) Takahashi S, Yamamoto T, Tsutsumi Z, et al. : Close correlation between visceral fat accumulation and uric acid metabolism in healthy men. *Metabolism* **46** : 1162-1165, 1997
7) Hjortnaes J, Algra A, Olijhoek J, et al. : Serum uric acid levels and risk for vascular diseases in patients with metabolic syndrome. *J Rheumatol* **34** : 1882-1887, 2007
8) Facchini F, Chen YD, Hollenbeck CB, et al. : Relationship between resistance to insulin-mediated glucose uptake, urinary uric acid clearance, and plasma uric acid concentration. *JAMA* **266** : 3008-3011, 1991
9) Novak S, Melkonian AK, Patel PA, et al. : Metabolic syndrome-related conditions among people with and without gout ; prevalence and resource use. *Curr Med Res Opin* **23** : 623-630, 2007
10) Choi HK, Ford ES, Li C, et al. : Prevalence of the metabolic syndrome in patients with gout ; The Third National Health and Nutrition Examination Survey. *Arthritis Rheum* **57** : 109-115, 2007
11) Inokuchi T, Tsutsumi Z, Takahashi S, et al. : Increased frequency of metabolic syndrome and its individual metabolic abnormalities in Japanese patients with primary gout. *J Clin Rheumatol* **16** : 109-112, 2010
12) Sui X, Church TS, Meriwether RA, et al. : Uric acid and the development of metabolic syndrome in women and men. *Metabolism* **57** : 845-852, 2008
13) Onat A, Uyarel H, Hergenc G, et al. : Serum uric acid is a determinant of metabolic syndrome in a population-based study. *Am J Hypertens* **19** : 1055-1062, 2006
14) Yu TY, Jee JH, Bae JC, et al. : Serum uric acid : A strong and independent predictor of metabolic syndrome after adjusting for body composition. *Metabolism* **65** : 432-440, 2016
15) Ryu S, Song J, Choi BY, et al. : Incidence and risk factors for metabolic syndrome in Korean male workers, ages 30 to 39. *Ann Epidemiol* **17** : 245-252, 2007

第 6 节　高尿酸血症的风险:高血压和心脑血管疾病

▶ 血清尿酸值高的人群更容易发生高血压或高血压前期症状,尤其是年轻人、肥胖者和女性。

▶ 血清尿酸值高与心血管疾病(如冠状动脉疾病)的发病率和死亡率增加相关,是其独立的风险因素,但也有报道称低血清尿酸人群的死亡率较高。

▶ 血清尿酸值高与心力衰竭的发病增加、心力衰竭的恶化,以及总死亡率的增加有关。

▶ 血清尿酸值对脑卒中的发病和死亡率,以及神经学预后的影响尚不明确。

▶ 在血清尿酸值是否与高血压和心脑血管病的风险有关的观察性研究中,研究者指出了许多研究的局限性和未解决的问题,有必要关注对于结果的解释。

根据截至 2009 年的观察性研究,在《高尿酸血症和痛风治疗指南》(第 2 版) 中提到血清尿酸值是否与高血压和心脑血管疾病相关[1],此后,我们也积累了很多见解,并且通过整合和分析相似的文献进行了许多系统的综述(SR)。

因此,本节总结分析了 2010 年至 2017 年针对血清尿酸值或痛风是否与高血压的发病或心血管疾病(CVD)和脑卒中的发作及预后相关的观察性研究,我们对从 16 份 SR 文献中获得的发现进行总结,并概述了每个项目的理论背景。此外,我们尝试按照临床问题中的文献检索公式,尽可能全面地收集文献。

❶ 高尿酸血症和高血压发病的关系

1.1 SR 文献的汇总

与对照组相比,血清尿酸值高的人群更容易发生高血压(>140/90mmHg)或正常高值血压(>130/85mmHg以上)。

我们在无症状高尿酸血症中也观察到了一种趋势,即在年轻人、肥胖者和女性中尤为明显[2,3]。此外,研究结果还表明,血清尿酸值升高是从高血压前期发展为高血压的独立风险因素。

1.2 与基础、临床研究结果的关系

根据调查研究,我们推测高尿酸血症对高血压发病直接作用的机制包括肾微循环系统中的平滑肌细胞增殖、炎症,以及血管内皮功能降低。另外,在高血压的背景下, 肾素-血管紧张素系统和交感神经系统的亢进均增加了肾输出小动脉的血管阻力,伴随着肾髓质血流的减少而产生的乳酸与近端肾小管分泌的综合因素,从而抑制了尿酸排泄。此外,合并肥胖的高胰岛素血症患者可使肾中钠再吸收的同时使尿酸再吸收亢进,导致高血压和高尿酸血症的并存[2]。

在年轻人中,血清尿酸值高与高血压发病风险有关的见解可以理解为,其在缺乏食盐敏感性且没有合并各种脏器障碍的早期阶段,血清尿酸值高对血压上升有影响的旁证[3]。

❷ 血清尿酸值和心脏疾病的关系

2.1 SR 文献的汇总

血清尿酸值高的人群中,与 CVD 相关的死亡率更高,尤其是女性[4]。痛风患者的 CVD 死亡率和总死亡率高于没有痛风的人群[5]。另一方面,没有痛风的高尿酸血症患者发生 CVD 的风险比痛风患者要低[6]。

2.2 各种心脏疾病患者的 SR 文献汇总

　　高尿酸血症与其他心血管风险独立，与冠状动脉疾病的发病率及死亡率增加有关，血清尿酸值和冠状动脉疾病患者的死亡率呈正相关，这种倾向在女性中很显著，在男性中并不明显[7,8]。另一方面，一些报道称，在血清尿酸值较低的人群中，冠状动脉疾病患者的死亡率更高[7]。在痛风患者的研究中[9]，与诸如心血管疾病风险因素之类的混杂因素独立的 CVD 和冠状动脉疾病（不包括心肌梗死）患者的死亡率较高。急性心肌梗死导致患者入院时血清尿酸值升高，往往会导致住院期间的高死亡率，以及短期和长期预后不良[10,11]。

　　血清尿酸值高与心力衰竭的发作和心血管死亡的风险增加有关，在心力衰竭患者的研究中，血清尿酸值高与心力衰竭恶化和总死亡率增加有关[12,13]。此外，在血清尿酸值升高的心肌梗死患者中，由心力衰竭（包括左心室收缩功能减退）导致的住院和死亡很常见[14]。值得注意的是，各个文献中对于研究对象（心力衰竭患者）的定义和基础疾病（包括是否存在收缩功能障碍）存在差异。

　　《高尿酸血症和痛风治疗指南》（第 2 版）展示了6 项观察性研究的荟萃分析结果，这些研究探讨了血清尿酸值与心房颤动发作之间的关系，较高的血清尿酸值与心房颤动的发病风险增加有关[15]。

2.3 与基础、临床研究结果的关系

　　高尿酸血症影响冠状动脉疾病发病的病理生理学被认为是通过平滑肌细胞的增殖、血管内皮功能的降低、胰岛素抵抗的增加等作用实现的。尿酸钠（MSU）的形成会增加 C 反应蛋白（CRP）、白细胞介素 6（IL-6）和肿瘤坏死因子等炎症因子的生成，同时增加血栓的形成[5,6,7,9]。此外，氧化应激导致血管内皮功能降低，血管顺应性下降，动脉硬化增强[9]。此外，高尿酸血症导致的血管内皮功能下降还会增加由肾损害引起的心血管疾病风险[9]。

　　另一方面，推测血清尿酸值升高与心力衰竭和心房颤动的高发病率相关的原因，包括心肌中氧化应激的增加、血管内皮功能的降低，以及嘌呤代谢物通过黄嘌呤氧化酶的降解而增强[13,14]。在心力衰竭患者的研究中，冠状静脉窦中的尿酸值高于对照组[13]。高血清尿酸值反映了衰竭心肌的能量缺乏，并且据推测，尿酸本身可能引起心室肌和心房肌发生炎症[4,13,14,15]。

3 血清尿酸值和脑血管疾病的关系

3.1 SR 文献的汇总

　　一项纳入高血压、血糖、脂质和年龄的分析表明，血清尿酸值升高与脑卒中发生率增加和生命预后不良之间存在弱关联[16]。另一方面，关于缺血性脑卒中发作时血清尿酸值与生命预后或神经系统预后之间的关系，有相反的报告称，血清尿酸值高的人群其神经学的预后良好[17]。在前述文献[5]中，高血压患者的高血清尿酸值并不是脑卒中发病的预测因子。

3.2 与基础、临床研究结果的关系

　　如上所述，脑卒中的发病与高血清尿酸值相关的高血压、血糖异常、脂质异常等其他心血管风险也有关联[16]。另一方面，在缺血性脑卒中患者中，尿酸的抗氧化作用比其他的抗氧化物质强，可能有助于抑制脑损伤的进展，但是在超急性期脑血管障碍的血栓溶解疗法中，即使给予尿酸，脑功能预后也未见改善[18]。

　　在脑卒中患者中，血清尿酸值对其发病、生命预后和功能预后的影响尚不清楚。

4 结论

　　根据《高尿酸血症和痛风治疗指南》（第 2 版）[1]出版后的观察性研究 SR 中得到的结果，以及最新的研究结果，针对血清尿酸值与高血压和心脑血管疾病风险相关的理论背景进行了概述。

　　此外，在使用观察性研究的 SR 中指出了以下研究局限性和未解决的问题[2-17]，有必要关注结果的解释。

　　（1）由于每篇文献中高尿酸血症的定义、血清尿酸值的截断值有所差异，所以对于与血清尿酸值相关的各种疾病，很难准确地类推使其风险提高的血清尿酸值的阈值。发挥抗氧化作用的血清尿酸值的截断值尚不明确，根据《肾性低尿酸血症诊疗指南》，糖尿病

和低营养状态是低尿酸血症的成因[19]，血清尿酸值低的一部分人群其生命预后也可能很差。

（2）血清尿酸值受肾小球和髓质功能的影响。在许多文献中，仅通过由血清肌酐估算的 GFR 来判断肾功能，并且血清尿酸值作为肾功能独立的指标是有限的。

（3）研究对象之间的种族差异、饮食习惯、运动习惯，以及口服药物（如利尿剂等）的差异会导致测定血清尿酸值时出现偏差，从而不能排除其影响高血压及心脑血管疾病风险的可能性。上述因素导致关于血清尿酸值是否是每种疾病的独立风险因素的研究方法存在局限性。

（4）血清尿酸值升高会增加罹患高血压和心血管疾病的风险。尽管其机制尚不清楚，但许多文献研究表明，即使女性的血清尿酸值低于男性，也可能存在罹患各种疾病的风险。

参考文献

1）日本痛風・核酸代謝学会ガイドライン改訂委員会：高血圧・心血管系疾患，高尿酸血症・痛風の治療ガイドライン（第2版）．メディカルレビュー社，49-52, 2010

2）Wang J, Qin T, Chen J, et al.: Hyperuricemia and risk of incident hypertension: a systematic review and meta-analysis of observational studies. *PLoS One* **9**: e114259, 2014

3）Grayson PC, Kim SY, LaValley M, et al.: Hyperuricemia and incident hypertension: a systematic review and meta-analysis. *Arthritis Care Res (Hoboken)* **63**: 102-110, 2011

4）Zhao G, Huang L, Song M, et al.: Baseline serum uric acid level as a predictor of cardiovascular disease related mortality and all-cause mortality: a meta-analysis of prospective studies. *Atherosclerosis* **231**: 61-68, 2013

5）Qin T, Zhou X, Wang J, et al.: Hyperuricemia and the Prognosis of Hypertensive Patients: A Systematic Review and Meta-Analysis. *J Clin Hypertens (Greenwich)* **18**: 1268-1278, 2016

6）van Durme C, van Echteld IA, Falzon L, et al.: Cardiovascular risk factors and comorbidities in patients with hyperuricemia and/or gout: a systematic review of the literature. *J Rheumatol Suppl* **92**: 9-14, 2014

7）Li M, Hu X, Fan Y, et al.: Hyperuricemia and the risk for coronary heart disease morbidity and mortality a systematic review and dose-response meta-analysis. *Sci Rep* **6**: 19520, 2016

8）Braga F, Pasqualetti S, Ferraro S, et al.: Hyperuricemia as risk factor for coronary heart disease incidence and mortality in the general population: a systematic review and meta-analysis. *Clin Chem Lab Med* **54**: 7-15, 2016

9）Clarson LE, Chandratre P, Hider SL, et al.: Increased cardiovascular mortality associated with gout: a systematic review and meta-analysis. *Eur J Prev Cardiol* **22**: 335-343, 2015

10）Yan L, Liu Z, Zhang C: Uric acid as a predictor of in-hospital mortality in acute myocardial infarction: a meta-analysis. *Cell Biochem Biophys* **70**: 1597-1601, 2014

11）Trkulja V, Car S: On-admission serum uric acid predicts outcomes after acute myocardial infarction: systematic review and meta-analysis of prognostic studies. *Croat Med J* **53**: 162-172, 2012

12）Huang H, Huang B, Li Y, et al.: Uric acid and risk of heart failure: a systematic review and meta-analysis. *Eur J Heart Fail* **16**: 15-24, 2014

13）Tamariz L, Harzand A, Palacio A, et al.: Uric acid as a predictor of all-cause mortality in heart failure: a meta-analysis. *Congest Heart Fail* **17**: 25-30, 2011

14）von Lueder TG, Girerd N, Atar D, et al.: Serum uric acid is associated with mortality and heart failure hospitalizations in patients with complicated myocardial infarction: findings from the High-Risk Myocardial Infarction Database Initiative. *Eur J Heart Fail* **17**: 1144-1151, 2015

15）Zhang CH, Huang DS, Shen D, et al.: Association Between Serum Uric Acid Levels and Atrial Fibrillation Risk. *Cell Physiol Biochem* **38**(4): 1589-1595, 2016

16）Li M, Hou W, Zhang X, et al.: Hyperuricemia and risk of stroke: a systematic review and meta-analysis of prospective studies. *Atherosclerosis* **232**: 265-270, 2014

17）Wang Z, Lin Y, Liu Y, et al.: Serum Uric Acid Levels and Outcomes After Acute Ischemic Stroke. *Mol Neurobiol* **53**: 1753-1759, 2016

18）Chamorro A, Amaro S, Castellanos M, et al.: URICO-ICTUS Investigators: Safety and efficacy of uric acid in patients with acute stroke (URICO-ICTUS): a randomised, double-blind phase 2b/3 trial. *Lancet Neurol* **13**: 453-460, 2014

19）日本痛風・核酸代謝学会：腎性低尿酸血症の鑑別疾患（主な低尿酸血症の成因）．腎性低尿酸血症診療ガイドライン．メディカルレビュー社，3, 2017

第7节 高尿酸血症的风险:总死亡率(含恶性肿瘤)

> **要 点**

▶ 血清尿酸值升高与总死亡风险之间存在关联。

▶ 血清尿酸值升高与总死亡风险之间的关联性在女性中趋于增强。

▶ 血清尿酸值升高可能与恶性肿瘤风险降低有关,尤其是肺癌。

血清尿酸值升高除了与尿酸钠(MSU)和尿酸沉积直接相关的痛风和尿路结石有关外,与生活习惯相关疾病(如动脉硬化等)也可能存在关联,迄今为止已经进行了许多研究,也有许多关于血清尿酸值升高是否有死亡风险的报道。

本节总结了截至目前的报告,即除了总死亡风险外,血清尿酸值升高是否还会增加恶性肿瘤的风险。

1 血清尿酸值和总死亡

30 年前,已出现血清尿酸值升高与死亡风险之间的关联的报道。血清尿酸值升高与死亡率相关的许多其他风险因素密切相关,如血压、体重(或 BMI)、肾功能、血糖和胆固醇等。因此,有必要澄清即使在调整了这些风险因素后,与死亡的关联是否仍然存在。至今为止出现过许多报告,但结果各不相同,即有些报告认为有关联,而有些报告则认为没有关联。此外,针对性别的报告显示,与男性相比,女性表现出较强的关联性。

表 3-1 显示了自 2009 年以来的研究结果[1-11][《高尿酸血症和痛风治疗指南》(第 2 版)中显示了截至 2008 年的 16 份报告[12]]。在性别综合分析中,有 2 个案

表 3-1 血清尿酸值升高与总死亡率的关系:针对普通人群的观察性研究(2009 年以后)[1-11]

报告年份	国家或地区	例数*		研究期间(年)	血清尿酸值升高与总死亡风险的关系**	
		男性	女性		男性	女性
2009	中国台湾[1]	41 879	48 514	8.2	○ < ○	
2010	中国台湾[2]	211 181	254 060	8.5	○ = ○	
2013	挪威[3]	2696	3004	15	○ = ○	
2013	中国台湾[4]	193 742	160 368	4.7	○	
2014	英国[5]	7559	7524	22.7	×	○
2014	英国[6]	2888		17.4		○
2014	美国[7]	10 956		7.7		×
2015	中国台湾(65 岁以上)[8]	39 365	38 176	3.3	○ < ○	
2016	日本山形县[9]	3487	1566	7.5	×	○
2016	澳大利亚[10]	3475		15		×
2016	荟萃分析(7 项研究)[11]***	341 389			○ < ○	

* 男性和女性之间仅有一个数字显示的报告,表明未按性别显示研究对象的数量。

** ○,显著关联;×,没有关联。如果在两个性别中均观察到显著关联,则存在性别差异的用">"或"<"表示,没有性别差异的用"="表示。如果在男性和女性之间有一个标记,则表明仅进行了针对性别的分析。

*** 荟萃分析[11]包括 2009 年之前的 5 项研究,2009 之后的分析中包含的 2 项研究[1.6],研究期间因具体而异,在本表中未显示。

例显示血清尿酸值升高与随后的总死亡率之间没有显著相关性[7,10],而在另外 2 个案例中[4,6]则存在显著相关性。在除其他荟萃分析之外的 6 份报告中,在男性中没有关联仅在女性中有关联的为 2 例(日本山形县的研究 1 例)[5,9],在男性和女性中均有关联的为 2 例,然而,在 2 个案例中女性表现出更强的关联性[1,8],而在 2 个案例中男性和女性表现出相似的关联性[2,3],而女性倾向于表现出更强的关联性。截至 2008 年的报告[《高尿酸血症和痛风治疗指南》(第 2 版)]中,有同样的趋势,本部分的荟萃分析[11]也显示了这种趋势。

血清尿酸值升高与痛风发生风险(MSU 沉积为主要原因)之间的关系是明确的,并且在相同血清尿酸值下,男女之间发生痛风的风险差异不大。另一方面,由于上述报道的不同结果和性别差异,血清尿酸值升高与总死亡风险之间的关系可能不同于血清尿酸值与痛风发作之间的关系。尿酸可能与死亡没有直接关系,血清尿酸值在先前的流行病学研究中被用于校正。与传统的风险因素(如血压和体重)不同,它可能只是反映某些死亡风险的标志。此外,即使尿酸值是反映死亡风险的标志物,其预测能力并不显著。

2　血清尿酸值和恶性肿瘤

由于尿酸具有抗氧化活性,研究人员已经开始关注血清尿酸值高可以抑制恶性肿瘤的可能性。尽管至今有数篇相关报道,但在《高尿酸血症和痛风治疗指南》(第 2 版)中的一篇综述分析了血清尿酸值升高是否与恶性肿瘤有关,其中所展示的案例都存在正相关关系,即血清尿酸值升高与恶性肿瘤死亡率的增加相关。

自 2009 年以来报告的 5 项研究与以前的报告有所不同(表 3-2)。在一项针对 354 110 例中国台湾患者的研究中[4],在性别分析中,血清尿酸值低与恶性肿瘤死亡率增加相关,但血清尿酸值升高与死亡率增加无关。在一项针对荷兰男性的 38 年观察性研究中[13],血清尿酸值升高与恶性肿瘤死亡风险降低相关。在一项针对 65 岁以上的中国台湾患者的研究中[8],无论男女,血清尿酸值升高均与恶性肿瘤死亡风险无关。瑞典的一份报告[14]显示,男性和女性的血清尿酸值与罹患恶性肿瘤的风险呈正相关,但是在男性的肺和中枢神经系统,以及女性的乳房、淋巴瘤和中枢神经系统的血清高尿酸值与恶性肿瘤风险降低有关。一份英国的报告研究了血清尿酸值和呼吸系统疾病之间的关系[15],结果表明,血清尿酸值升高与吸烟者患肺癌的风险降低有关。此外,该研究称,血清尿酸值升高与吸烟者发生慢性阻塞性肺疾病(COPD)的风险降低有关[15]。呼吸道是器官中与最高浓度的氧气接触的部位,也可以认为尿酸的抗氧化活性对各种疾病的发病起到抑制作用的可能性。

3　结论

血清尿酸值与各种疾病的关系,在由 MSU 和尿酸沉积直接引起的痛风和尿路结石以外的疾病中是

表 3-2　血清尿酸值升高与恶性肿瘤的关系:普通人群的观察性研究(2009 年以后)[4,8,13-15]

报告年份	国家或地区	例数		研究期间(年)	血清尿酸值升高与恶性肿瘤的关系*	
		男性	女性		男性	女性
2013	中国台湾[4]	193 742	160 368	4.7	→	
2014	荷兰[13]	1823	—	38	↓	
2014	英国[15]	107 727	97 757	4.9		↓(吸烟者)
2015	中国台湾,(65 岁以上)[8]	39 365	38 176	3.3	→	→
2017	瑞典[14]	264 799	228 482	19.5	↑	↑

*↓,显著负相关;→,无显著相关性;↑,显著正相关;—,如果在男性和女性之间有一个标记,则表明仅进行了针对性别的分析。2014 年英国[15]研究了血清尿酸值与肺癌发病的相关性,2017 年瑞典[14]研究了其与恶性肿瘤发病的相关性,另外 3 项则研究了其与恶性肿瘤死亡的相关性。

复杂的，血清尿酸值升高与总死亡率的关系根据报告的不同而有所不同，且存在性别差异。血清尿酸值升高与血压、心血管疾病(CVD)、糖尿病、代谢综合征等相关的研究结果也显示，同样也会存在报告的差异和性别差别[16]。这表明尿酸与这些疾病的发生没有直接关系。在一项研究中，帕金森病患者口服肌苷可提高血清尿酸值，但其血压或血糖值没有变化，这与患除尿路结石以外的疾病有关[17]。有报告称，血清尿酸值高与恶性肿瘤的发病风险增加有关，也有报告称，这也与降低恶性肿瘤肺癌的风险有关，并且尿酸的抗氧化活性有可能抑制某些器官中恶性肿瘤的发作。尿酸和恶性肿瘤之间的关系需要进一步研究。此外，在帕金森病和多发性硬化等中枢神经系统疾病中，有报告显示高血清尿酸值具有抑制疾病发病的作用[16]。上述内容提示尿酸生物学效应的多面性。

参考文献

1) Chen JH, Chuang SY, Chen HJ, et al. : Serum uric acid level as an independent risk factor for all-cause, cardiovascular, and ischemic stroke mortality : a Chinese cohort study. *Arthritis Rheum* **61** : 225-232, 2009

2) Wen CP, David Cheng TY, Chan HT, et al. : Is high serum uric acid a risk marker or a target for treatment? Examination of its independent effect in a large cohort with low cardiovascular risk. *Am J Kidney Dis* **56** : 273-288, 2010

3) Storhaug HM, Norvik JV, Toft I, et al. : Uric acid is a risk factor for ischemic stroke and all-cause mortality in the general population : a gender specific analysis from The Tromsø Study. *BMC Cardiovasc Disord* **13** : 115, doi : 10.1186/1471-2261-13-115, 2013

4) Kuo CF, See LC, Yu KH, et al. : Significance of serum uric acid levels on the risk of all-cause and cardiovascular mortality. *Rheumatology (Oxford)* **52** : 127-134, 2013

5) Juraschek SP, Tunstall-Pedoe H, Woodward M : Serum uric acid and the risk of mortality during 23 years follow-up in the Scottish Heart Health Extended Cohort Study. *Atherosclerosis* **233** : 623-629, 2014

6) Puddu PE, Bilancio G, Terradura et al. : Serum uric acid and eGFR_CKDEPI differently predict long-term cardiovascular events and all causes of deaths in a residential cohort. *Int J Cardiol* **171** : 361-367, 2014

7) Odden MC, Amadu AR, Smit E, et al. : Uric acid levels, kidney function, and cardiovascular mortality in US adults : National Health and Nutrition Examination Survey (NHANES) 1988-1994 and 1999-2002. *Am J Kidney Dis* **64** : 550-557, 2014

8) Wu CY, Hu HY, Chou YJ, et al. : High Serum Uric Acid Levels Are Associated with All-Cause and Cardiovascular, but Not Cancer, Mortality in Elderly Adults. *J Am Geriatr Soc* **63** : 1829-1836, 2015

9) Kamei K, Konta T, Ichikawa K, et al. : Serum uric acid levels and mortality in the Japanese population : the Yamagata (Takahata) study. *Clin Exp Nephrol* **20** : 904-909, 2016

10) Nossent J, Raymond W, Divitini M, et al. : Asymptomatic hyperuricemia is not an independent risk factor for cardiovascular events or overall mortality in the general population of the Busselton Health Study. *BMC Cardiovasc Disord* **16** : 256, 2016

11) Zuo T, Liu X, Jiang L, et al. : Hyperuricemia and coronary heart disease mortality : a meta-analysis of prospective cohort studies. *BMC Cardiovasc Disord* **16** : 207, 2016

12) 日本痛風・核酸代謝学会ガイドライン改訂委員会 (編) : 高尿酸血症・痛風の治療ガイドライン (第2版). メディカルレビュー社, 2010

13) Taghizadeh N, Vonk JM, Boezen HM : Serum uric acid levels and cancer mortality risk among males in a large general population-based cohort study. *Cancer Causes Control* **25** : 1075-1080, 2014

14) Yiu A, Van Hemelrijck M, Garmo H, et al. : Circulating uric acid levels and subsequent development of cancer in 493,281 individuals : findings from the AMORIS Study. *Oncotarget* **8** : 42332-42342, 2017

15) Horsfall LJ, Nazareth I, Petersen I : Serum uric acid and the risk of respiratory disease : a population-based cohort study. *Thorax* **69** : 1021-1026, 2014

16) 箱田雅之 : 高尿酸血症からアプローチする生活習慣病の治療－高尿酸血症と生活習慣病 : 疫学的な関連とそのメカニズム. 日本医事新報社 No.4787 : 20-25, 2016

17) Parkinson Study Group SURE-PD Investigators, Schwarzschild MA, Ascherio A, et al. : Inosine to increase serum and cerebrospinal fluid urate in Parkinson disease : a randomized clinical trial. *JAMA Neurol* **71** : 141-150, 2014

第 4 章

高尿酸血症和痛风的诊断

第1节 尿酸的测定

要 点

▶ 作为日常临床检查方法,通常使用自动分析仪的尿酸氧化酶-过氧化物酶法。

▶ 尿酸氧化酶-过氧化物酶法的同时再现性变异系数在3%以内,可以说是一种可靠的测量方法。

▶ 由于血清尿酸值在生理上的波动,故高尿酸血症的诊断需要多次测量。

尿酸是人类嘌呤代谢的最终产物,而血清尿酸值高可能是慢性肾脏病(CKD)和高血压的风险因素,据报道,血清尿酸值高也与脑梗死、心肌梗死等心血管疾病及心力衰竭风险的增加有关(见第3章第1节),因此有必要准确测量血清尿酸值和尿液中排泄量。

测定血液和尿液中尿酸的方法包括利用尿酸还原性的还原法,利用尿酸氧化酶的酶法,利用高效液相色谱法(HPLC)的分离分析法,以及简单的多层膜等(表4-1)。其中,利用尿酸氧化酶和过氧化物酶的酶法作为临床检测方法被广泛应用[1,2]。

1 样品和设备

血液中尿酸浓度的测定需要使用血清作为样品,但是也可以将尿液或血浆作为样品进行测定。通常使用安装在实验室中的自动分析仪进行测定。在室温下保存时,血清尿酸可在数天内保持稳定[3]。

由于尿酸的溶解度低,因此在低温保存时晶体会沉淀析出。特别是为了准确测量尿液中的尿酸浓度,应该在测量后立即稀释尿液并将其在低温下储存,且在测量之前将低温保存的尿液加热以完全溶解[4]。

2 测定方法

利用尿酸还原性的磷钨酸法是通过测量可见光的吸光度来确定在碱溶液中尿酸还原磷酸而产生的钨蓝,从而测定尿酸值的方法。因为无法消除血清中存在的还原性夹杂物的影响,所以会存在正误差。到20世纪70年代为止该方法是主流方法,但现在已基本不再使用[4,5]。

酶法作为常规分析方法,通过酶促反应提高特异性。酶法利用尿酸氧化酶的作用将尿酸氧化生成尿囊素、二氧化碳和过氧化氢,该反应对尿酸具有特异性,受药物等干扰物质的影响较小。在加入尿酸氧化酶前后,分别测量在 290~295nm 处的吸光度,其为尿酸的最大波长,并且由该差值确定尿酸值,也有使用尿酸氧化酶反应产生的过氧化氢生成有色物质并进行比色定量的方法[1,4]。

利用产生的过氧化氢的方法包括尿酸氧化酶-过氧化氢酶法和尿酸氧化酶-过氧化物酶法。尿酸氧化酶-过氧化氢酶法将尿酸氧化酶反应产生的过氧化氢和过氧化氢酶使甲醇氧化为甲醛,再与乙酰丙酮聚合生成 3,5-二乙酰基-1,4-二氢二甲基吡啶用于比色定量。

尿酸氧化酶-过氧化物酶法是在过氧化物酶的存在下,将尿酸氧化酶反应中产生的过氧化氢与 4-氨基安替比林和苯胺基(或间甲苯胺基染料源)氧化缩合,从而导致醌染料形成颜色,这是通过比色法进行定量的方法[6]。该方法不需要脱蛋白并能在短时间内完成显色,因此可应用于各种自动分析仪。目前,大多数机构中的尿酸测定都是通过尿酸氧化酶-过氧化物酶方法进行的[2,4-8],这是一种通过将 4-氨基安替比林和 N-乙基-N-(2-羟基-3-磺丙基)-间甲苯胺氧化并缩合,以产生紫色染料并测定该染料的吸光度而获

得尿酸值的方法[6],该方法几乎不受胆红素或溶血作用的影响,并且抗坏血酸经抗坏血酸氧化酶去除。另外,美国国家标准与技术研究院(NIST)认证的标准物质 SRM-913 被注册为尿酸校准的基准物质,并用于质量控制[5,6]。该方法所测血清尿酸值同时再现性的变异系数及设施之间的差异小于 3%[6,9],被用作日常的测定方法。

日本临床化学学会(JSCC)提出了一种分离分析方法,并建议将其作为测定血清尿酸值的推荐方法[10]。该方法通过 HPLC 将脱蛋白的样品与其他成分分离,采用高氯酸将蛋白质脱蛋白,在 284nm 波长处检测尿酸,确定并定量峰面积,而在脱蛋白过程中仍有约 4% 的未回收部分被保留下来[5]。用 HPLC 测定尿酸的优点在于其还可以测定其他嘌呤,但操作复杂。对于 HPLC,已经开发了利用尿酸的还原作用电化学检测尿酸的方法,以及与质谱法同时分析其他嘌呤和尿酸的方法,但是都不适用于常规的尿酸测定。

在常规检查中,样品的微量化及测量的速度和准确性非常重要。因此,使用一台可以在 1 个小时内执行 2000~8000 次测试的自动分析仪,通过尿酸氧化

表 4-1　尿酸测定的方法

	原理	测定方法	名称等
还原法	磷钨酸法	吸光度(可见光)	
酶法	尿酸氧化酶-UV 法	吸光度(紫外线)	
	尿酸氧化酶-过氧化氢酶法	吸光度(可见光)	乙酰丙酮法(影山法)
			AHMT 法
	尿酸氧化酶-过氧化物酶法(采用大多数的自动分析装置)	吸光度(可见光)	O-抗生素法
			4-AA-DMA 法
			m-Truizin 色素法
			无色色素
分离分析法	高效液相色谱(HPLC)	吸光度(紫外线)	
		电化学检出(ECD)	
		质量分析(MS)	
		质量分析(MS/MS)	
	毛细管电泳(CE)	吸光度(紫外线)	
		质量分析(MS)	
		质量分析(MS/MS)	
电极法	尿酸氧化酶固定法	过氧化氢电极	
		氧电极	
化学法	多层膜(尿酸氧化酶-过氧化物酶)法	反射光(可见光)	无色色素

AHMT,4-氨基-3-联氨-5-巯基-1,2,4-三氮杂茂;4-AA-DMA,4-氨基安替比林-二甲基苯胺。

酶–过氧化物酶法从几微升血清中产生的染料，在可见光区域的波长下，其可不受干扰地测定吸光度，并计算出血中尿酸的浓度[6-8]。

使用电极的方法包括测量通过尿酸氧化酶固定在电极上而产生的过氧化氢的方法[11]和使用氧电极测量尿酸氧化酶消耗的氧气的方法[12]。此外，也已经开发了使用多层膜测量尿酸的方法，这是一种简单的化学方法[13]。将载玻片形式的多层膜放置在专用的测量装置中并进行测量。在多层膜的酶层中，尿酸经尿酸氧化酶而过氧化，在反应层的酶层中产生过氧化氢和过氧化物酶，由二芳基咪唑色素生成蓝色染料。通过测定波长为 650nm 的反射光，可以确定血清、血浆和尿液中尿酸的浓度[14]。在再现性、线性和共存物质的影响方面，使用多层膜测量尿酸与尿酸氧化酶–过氧化物酶法和 HPLC 具有良好的相关性，可用于快速、简单的常规检测和紧急检测[15]。

3 测量误差和生理波动

即使使用少量(10μL 以下)的样品，尿酸的测量也是稳定的，同时再现性和线性良好。此外，由于常规的精确控制，尿酸浓度测量值的可靠性很高，即使考虑到血清中的其他成分的影响，其波动值仍<3%[6,8,14]。其变动范围为±0.1~0.2mg/dL，该误差作为测量的偏差是不可避免的，因此，有必要在与高尿酸血症诊断相关的 7.0mg/dL 的邻近数值时进行多次测定。

此外，当观察到血清尿酸值存在生理变化时，如昼夜变化和季节变化。采取正常饮食的健康人群的昼夜变化约为 0.5mg/dL，在进食后立即下降并恢复到原始值。黎明时分人体尿酸值高，傍晚时分尿酸值低[16]。血清尿酸值也随饮食、饮酒、运动和精神活动而变化[17]。例如，其在嘌呤、大豆摄入，饮酒和运动后增加，而在摄入动物性蛋白后略有减少[18]。根据酒精和嘌呤的摄入量，以及运动量的不同，其可以增加 0.5~2.0mg/dL。出于筛查高尿酸血症的目的，患者无须空腹抽血，但医生应通过多次测量来确定高尿酸血症(病情)是否持续存在。

4 结论

血液中的尿酸值是诊断高尿酸血症的必要项目，同时其作为治疗指标也很重要。尿酸氧化酶–过氧化物酶法已经被确立为用于常规检查的测量方法，并且是一种能够获得准确测量值的方法。但是，还需要充分考虑测量误差和生理波动来判断测定的数值。

参考文献

1) 日本痛風·核酸代謝学会ガイドライン改訂委員会（編）：高尿酸血症·痛風の治療ガイドライン（第2版）. メディカルレビュー社, 2010

2) Fossati P, Precipe L, Berti G : Use of 3,5-dichloro-2-hydroxy-benzenesulfonic acid/4-aminophenazone chromogenic system in direct enzymatic assay of uric acid in serum and urine. *Clin Chem* 26 : 227-231, 1980

3) Henriksen GM, Pedersen MM, Nørgaard I, *et al.* : Minimally processed fresh frozen human reference sera : preparation, testing, and application to international external quality assurance. *Scand J Clin Lab Invest* 64 : 293-308, 2004

4) 山崎知行：血清尿酸値検査（還元法·酵素法·分離分析法）. 日本臨床（増刊号）高尿酸血症·低尿酸血症 74 : 166-170, 2016

5) 加藤尚志：臨床医化学分析における標準化の現状と課題. 産総研計量標準報告 5 : 81-95, 2006

6) 体外診断用医薬品 尿酸キット（ピュアオート RS UA）添付文書, 積水メディカル株式会社. 第 11 版, 2017 年 1 月改訂

7) 日立 自動分析装置 LABOSPECT 008 標準仕様説明書, 2017 年 6 月改訂

8) 日本電子 生化学自動分析装置 BioMajestry JCA-BM8000 series 基本仕様説明書, 2017

9) 仁科甫啓：血清尿酸の測定. 高尿酸血症と痛風 5 : 39-43, 1997

10) 日本臨床化学会試薬専門委員会：HPLC を用いる血清尿酸測定勧告法. 臨床化学 22 : 300-307, 1993

11) 土田寿男, 依田賢太郎：過酸化水素透過膜へのウリカーゼの固定化と酵素電極への応用. 日本化学会誌 8 : 1347-1351, 1982

12) 福井 厳, 久城英人, 筒井伸子, 他：Uricase 酵素電極法による血清尿酸の測定に関する検討. 日老医誌 11 : 20-28, 1974

13) 亀井幸子：ドライケミストリーとその展望. 化学と生物 25 (6) : 379-386, 1987

14) 体外診断用医薬品 尿酸キット 富士ドライケムスライド UA-P Ⅲ. 添付文書, 富士フィルム, 第 4 版, 2012 年 5 月改訂

15) 古屋洋一, 佐久間良三, 仁科甫啓, 他：フジ多層フィルムシステムによる尿酸測定法の検討. 尿酸 10 : 33-39, 1986

16) Kanabrocki EL, Third JL, Ryan MD, *et al.* : Circadian relationship of serum uric acid and nitric oxide. *JAMA* 283 : 2240-2241, 2000

17) Statland BE, Winkel P, Bokelund H : Factors contributing to intra-individual variation of serum constituents : 2. Effects of exercise and diet on variation of serum constituents in healthy subjects. *Clin Chem* 19 : 1380-1383, 1973

18) Garrel DR, Verdy M, PetitClerc C, *et al.* : Milk-and soy-protein ingestion : acute effect on serum uric acid concentration. *Am J Clin Nutr* 53 : 665-669, 1991

第2节 高尿酸血症的分型

要　点

▶ 高尿酸血症根据尿液中排泄尿酸的能力和尿酸排泄量进行分类。
▶ 使用尿酸清除率和尿酸分率(尿酸清除率/肌酐清除率)作为尿酸排泄能力的指标。
▶ 高尿酸血症大致分类为尿酸排泄不良型、肾脏负荷型(尿酸生成过多型和肾外排泄减少型)和混合型高尿酸血症。
▶ 疾病类型的形成与遗传和环境因素相关。

血清尿酸值由所产生的尿酸量(尿酸的代谢量)与从肾脏和肠道排出尿酸的能力之间的平衡关系来定义。高尿酸血症发生在失去平衡并且体内的尿酸池增加而起作用时,我们根据这种机制进行疾病类型的分类。

1 尿酸动力学

成年男性体内的尿酸池约为1200mg(700~1700mg),成年女性约为600mg[1,2]。饮食中摄取嘌呤、体内嘌呤合成和细胞分解的结果是,每天700~800mg的嘌呤进入尿酸池,但是大约有等量的尿酸排泄出体外,因此尿酸池得以维持在恒定水平。大约2/3的尿酸从肾脏排泄,其余部分从肠道排泄[3]。在肾脏中,尿酸经肾小球过滤,然后通过尿酸转运蛋白被肾小管上皮细胞重新吸收和分泌,最终经肾小球过滤尿酸的7%~10%在尿液中排泄[4]。因此,当尿酸的产生量增加或尿酸的排泄减少时,尿酸池增加,从而引发高尿酸血症。

2 高尿酸血症的分型

从肾脏排至尿液中的尿酸排泄动力学表明高尿酸血症存在排泄不完全或排泄过剩的情况,据此,研究人员提出了几个临界值[5-7]。在本书中,遵循日本最常用的《高尿酸血症和痛风治疗指南》的分类方法。高尿酸血症可分类为尿酸排泄不良型、尿酸生成过多型和混合型。在高尿酸血症中,尿酸排泄不良型约占60%,混合型约占30%,尿酸生成过多型约占10%,有排泄减少型特征的高尿酸血症占大多数[8,9]。肾脏尿酸排泄能力降低的尿酸排泄不良型,根据尿酸清除率(C_{UA})或尿酸清除率/肌酐清除率(C_{UA}/C_{Cr})的低值来判定(表4-2)[9-11]。尿酸生成过多型是根据尿液中的尿酸排泄量增加而判定(表4-3)[9-11]。在日常临床上很难测定尿酸的产生量。但是,由于尿酸排泄量随着尿酸的产生量而增减,因此把尿液中尿酸排泄量作为尿酸产生量的指标,尿液中尿酸排泄量的增加而被认为是尿酸产生过多。近年来,已经阐明,作用于尿酸排泄的转运蛋白ABCG2参与了肾脏和肠道尿酸的排泄,而ABCG2功能障碍可导致尿酸肠道排泄减少,肾脏的尿酸排泄很容易增加[12]。换句话说,从尿液中尿酸的排泄量来看,表面上表现为尿酸产生过多。因此,由尿酸肠道排泄减少而引起的高尿酸血症作为肾外排泄减少型高尿酸血症被重新追加到了疾病分型中(图4-1)[12]。在高尿酸血症患者中,ABCG2的功能异常的单核苷酸多态性的发生率较高,所以推测在高尿酸血症全体中,与肾外排泄降低有关的高尿酸血症患者总数较多[13]。但是,在临床检查上无法区别真正的尿酸生成过多型和肾外排泄减少型高尿酸血症,两者发生率尚不清楚。目前,基于ABCG2基因功能异常单核苷酸多态性等证据表明存在ABCG2功能障碍,是判断肾外排泄减少型高尿酸血症的基础。由于已经明确了肾外排泄减少型高尿酸血症的存在,因此,尿液中尿酸排泄增加的高尿酸血症被称为"尿酸生成过多型"容易引起误解,故推荐使用"肾脏负荷型高尿酸血症"的表述[12]。

高尿酸血症各种疾病类型的形成与遗传因素和环境因素有关。引起肾脏尿酸排泄减少所涉及的遗传因素，被认为是 SLC2A9 和 ABCG 2 等尿酸转运蛋白的多态性[14]。另一方面，真正的尿酸生成过多型高尿酸血症，虽然已知是 Lesch-Nyhan 综合征和磷酸核糖焦磷酸(PRPP)合成酶亢进症等发生率显著低的单一基因疾病，但是与多因子遗传有关的遗传基因不明。肾外排泄减少型高尿酸血症主要涉及 ABCG 2 的功能降低[12]。对于与疾病类型相关的环境因素，包含过度减肥、嘌呤过量摄取、果糖过量摄取、肥胖、剧烈运动和饮酒等生活习惯。

3　高尿酸血症疾病分型的实际

在诊断高尿酸血症时，尿酸产生和排泄的平衡处于稳定状态，所以在治疗开始前可以多次测定尿酸排泄量和 C_{UA} 来对疾病进行分类。此时，为了对肾功能进行修正，将肌酐清除率(C_{Cr})一起进行测定(表 4-4)。可以用一天的尿量进行这些测定(24 小时法)，也可以用数小时的尿量进行测定。下文描述了使用 60 分钟尿量的方法。从检查预定日的 3 天前开始，患者须控制高嘌呤食物和饮酒，当天禁食接受检查，检查前30 分钟饮水 300mL，30 分钟后排尿。之后医务人员正确采集 60 分钟的分段尿，同时在中间时段(蓄尿开始后 30 分钟)进行采血，根据得到的数据计算出各参数[10]。

因为难以定量尿酸产生量和肠道的尿酸排泄量，所以根据尿液中尿酸排泄量来判定肾脏负荷(表 4-5)。高嘌呤饮食限制下禁食饮水负荷时(上述试验时良好)的尿液中尿酸排泄量>0.51mg/(kg·h) 为肾脏负荷型(尿酸生成过多型和肾外排泄减少型)。尿酸排泄不良型由 C_{UA} 或 C_{UA}/C_{Cr} 判定(表 4-5)。如果符合两种分型的标准，则判定为混合型。此处所涉及的正常值是肾功能正常的男性标准，因此，在肾功能下降时需要另做判断。

4　结论

常规建议根据高尿酸血症的类型选择降尿酸药物。然而，无论高尿酸血症的类型如何，非嘌呤类似物抑制尿酸生成药均具有足够的降低血清尿酸作用[16]。因此，与常规相比，减少了进行疾病类型分类的必要性。将来，当遇到合并其他疾病的高尿酸血症并考虑其最佳治疗方法时，分类的需求可能会受到限制。

表 4-2　C_{UA} 和 C_{UA}/C_{Cr} 的计算公式

$$C_{UA} = \frac{[\text{尿液中尿酸浓度}(mg/dL)] \times [60\text{ 分钟尿量}(mL)]}{[\text{血浆尿酸浓度}(mg/dL)] \times 60} \times \frac{1.73}{\text{体表面积}(m^2)}$$

正常值为 $11.0 \times (7.3 \sim 14.7) mL/min^*$

$$C_{Cr} = \frac{[\text{尿液中肌酐浓度}(mg/dL)] \times [60\text{ 分钟尿量}(mL)]}{[\text{血浆肌酐浓度}(mg/dL)] \times 60} \times \frac{1.73}{\text{体表面积}(m^2)}$$

正常值为 $134 \times (97 \sim 170) mL/min^*$

$$C_{UA}/C_{Cr} = \frac{[\text{尿液中尿酸浓度}] \times [\text{血浆肌酐浓度}]}{[\text{血浆尿酸浓度}] \times [\text{尿液中肌酐浓度}]} \times 100\%$$

正常值为 $8.3 \times (5.5 \sim 11.1) \times 100\%^*$

C_{Cr}，肌酐清除率；C_{UA}，尿酸清除率。

* 研究对象为健康男性。

表 4-3　尿液中尿酸排泄量的计算公式

$$\text{尿液中尿酸排泄量} = \frac{[\text{尿液中尿酸浓度}(mg/dL)] \times [60\text{ 分钟尿量}(mL)]}{100 \times \text{体重}(kg)}$$

正常值为 $0.496 \times (0.483 \sim 0.509) mg/(kg·h)^*$

* 研究对象为健康男性。

表4-4　C$_{UA}$和C$_{Cr}$检测方法(60分钟法)

3天前	限制高嘌呤饮食和饮酒
起床后	禁食
	饮水2杯
门诊	30分钟前：饮水300mL
	0分：30分钟后排尿
	30分钟后：中间时段采血
	血液中尿酸和肌酐测定
	60分钟后：留取60分钟内的尿液
	尿量测定,尿液中尿酸和肌酐测定

表4-5　根据尿液中尿酸排泄量和C$_{UA}$对痛风和高尿酸血症进行分类

疾病类型	尿液中尿酸排泄量 [mg/(kg·h)]		C$_{UA}$(mL/min)
肾脏负荷型	>0.51	和	≥7.3
尿酸排泄不良型	<0.48	或	<7.3
混合型	>0.51	和	<7.3

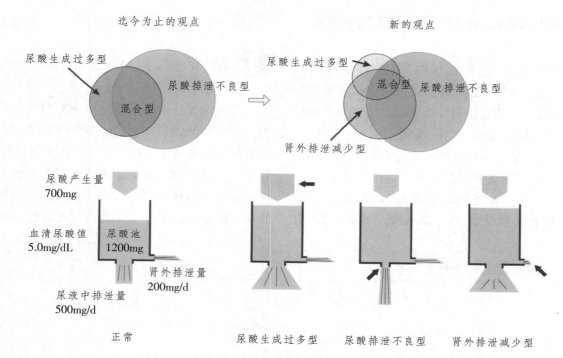

图4-1　高尿酸血症的分型。黑色粗箭头示原因部位。(Ichida K. Matsuo H, Takada T. et al.: Decreased extra-renalurate excretion is a common cause of hyperuricemia. *Nat Commun* 3 : 764.2012)

参考文献

1) Boyle JA, Campbell S, Duncan AM, et al.: Serum uric acid levels in normal pregnancy with observations on the renal excretion of urate in pregnancy. *J Clin Pathol* 19 : 501-503, 1966
2) Scott JT, Holloway VP, Glass HI, et al.: Studies of uric acid pool size and turnover rate. *Ann Rheum Dis* 28 : 366-373, 1969
3) Sorensen LB, Levinson DJ : Origin and extrarenal elimination of uric acid in man. *Nephron* 14 : 7-20, 1975
4) Chonko AM, Grantham JJ : Disorders of urate metabolism and excretion, in Brenner BM, Rector FC (eds) : The kidney (2nd ed). WB Saunders, 1023-1055, 1981
5) Simkin PA : New standards for uric acid excretion and evidence for an inducible transporter. *Arthritis Rheum* 49 : 735-736 ; author reply 736-737, 2003
6) Wortmann RL : Gout and hyperuricemia. *Curr Opin Rheumatol* 14 : 281-286, 2002
7) Puig JG, Torres RJ, de Miguel E, et al.: Uric acid excretion in healthy subjects : a nomogram to assess the mechanisms underlying purine metabolic disorders. *Metabolism* 61 : 512-518, 2012
8) Perez-Ruiz F, Calabozo M, Erauskin GG, et al.: Renal underexcretion of uric acid is present in patients with apparent high urinary uric acid output. *Arthritis Rheum* 47 : 610-613, 2002
9) 中村 徹：高尿酸血症の成因と病態：実地診療医家のための高尿酸血症・痛風の診療. メディカルレビュー社, 21-39, 2003
10) 中村 徹, 内田三千彦, 内野治人, 他：痛風の高尿酸血症の尿酸クリアランス法による検討. 尿酸 2 : 125-130, 1978

11) 日本痛風・核酸代謝学会ガイドライン改訂委員会（編）：高尿酸血症の病型分類，高尿酸血症・痛風の治療ガイドライン（第2版）．メディカルレビュー社，63-65，2010
12) Ichida K, Matsuo H, Takada T, et al. : Decreased extra-renal urate excretion is a common cause of hyperuricemia. *Nat Commun* 3 : 764, 2012
13) Matsuo H, Takada T, Ichida K, et al. : Common defects of ABCG2, a high-capacity urate exporter, cause gout : a function-based genetic analysis in a Japanese population. *Sci Transl Med* 1 : 5ra11, 2009
14) Matsuo H, Yamamoto K, Nakaoka H, et al. : Genome-wide association study of clinically defined gout identifies multiple risk loci and its association with clinical subtypes. *Ann Rheum Dis* 75 : 652-659, 2016
15) 日本痛風・核酸代謝学会ガイドライン改訂委員会：尿酸降下薬の種類と選択，高尿酸血症・痛風の治療ガイドライン（第2版）．メディカルレビュー社，83-86，2010
16) Goldfarb DS, MacDonald PA, Hunt B, et al. : Febuxostat in gout : serum urate response in uric acid overproducers and underexcretors. *J Rheumatol* 38 : 1385-1389, 2011

第 3 节　痛风

要　点

▶ 痛风性关节炎是由沉积在关节内和关节周围组织中的尿酸钠晶体诱发的关节炎或滑囊炎。

▶ 尿酸钠晶体是针状晶体,其在校正的偏光显微镜下显示出强烈的负双折射,对于被关节液中白细胞吞噬的尿酸钠晶体的检测是诊断的重要依据。

▶ 为了区别化脓性关节炎并排除感染并发症,有必要收集关节液并进行显微镜检查。

▶ 痛风发作期间的血清尿酸值可能较低,因此,血清尿酸值的诊断价值不高。

▶ 在无创影像诊断中,关节超声和双能 CT 中晶体沉积的可视化是有用的。

痛风是伴随尿酸的蓄积而产生的疾病,由于尿酸产生过多或排泄减少,高尿酸血症(>7.0mg/dL)长期持续存在,导致尿酸钠(MSU)晶体在关节内和软组织内析出沉淀,从而产生微小痛风结节。由于急剧的血清尿酸值变动和外部刺激等因素,MSU 晶体在关节腔内脱落,被白细胞吞噬并引起严重的炎症,导致急性痛风性关节炎(痛风发作)。在关节液中检测出被白细胞吞噬的 MSU 晶体是诊断痛风的金标准[1]。

1　痛风的诊断

1.1　痛风的临床表现

通常,痛风性关节炎的表现包括:①常见于中年男性;②24 小时内达到顶峰的急性单关节炎;③易累及下肢关节[特别是蹬趾跖趾关节(MTP)];④10 天左右自发缓解,有发作间歇期;⑤发作背景是高尿酸血症的存在;⑥如果没有治疗,则会出现频繁发作或慢性痛风结节等特征性临床表现。已经被确诊患有高尿酸血症的患者反复出现典型的急性关节炎发作(图 4-2a)的情况下,很容易进行诊断[1]。如果有明显的痛风结节,则诊断是确定的。由于痛风发作在较短的时间内会消退,在诊断时可能不会出现发红、肿胀等典型的关节炎症状。在非典型情况下,如大关节或累及多关节的病例,通常很难做出诊断,因此需要进行鉴别诊断。

1.2　诊断的局限性

与欧美相比,日本出现明显的痛风结节的可能性比较小,但如果有痛风结节,一般就诊断为痛风(图 4-2b)。根据诊疗现场的不同,关节穿刺和关节液中的 MSU 晶体的检测会受到技术和设备方面的限制。另外,在日常临床上需要注意的是,高尿酸血症的存在并不是痛风诊断的充分条件。痛风发作中的血清尿酸值有时比发作前低,故其诊断价值较低[2]。作为发作过程中血清尿酸值下降的机制,IL-6 等炎症因子作用于肾小管,促进尿酸排泄[3]。此外,由于发作时患者暂时禁酒、饮食控制,接受治疗时的尿酸值可能会比平时低。因此,不仅仅是发作时的血清尿酸值,患者既往(检查等)血清尿酸值,以及既往有无痛风发作等也应仔细询问。

1.3　诊断和图像诊断

在校正的偏光显微镜下,关节液中的 MSU 晶体为针状负双折射晶体,但是即使在普通显微镜下也可以观察到(图 4-3)。在极少数情况下,如果痛风性关节炎和化脓性关节炎并存,应将可疑感染的关节液进行革兰染色显微镜检查和细菌培养检查。作为无创的影像检查,通过关节超声检查的高亮度软骨表面的 MSU 晶体沉积(双轨征)(图 4-4)和微小结节(MSU 晶体聚集)的检出,相对特异性比较高,对与假性痛风[*]和𧿹趾外翻等的鉴别来说是有帮助的。关节超声检查可作为对需要降尿酸治疗(ULT)的患者的解释说明,也可作为指导继续治疗的手段。当需要进行关节穿刺或关节内类固醇注射时,关节超声也可作为指导,并且有望在未来的临床实践中普及。晶体沉积的另一种诊断成像手段是双能 CT(DECT),其可以对晶体沉积进行定性判别和定量评估[5]。但是,可以提供该检查的医疗机构的数量有限,并且要求成像的标准化,因此,目前DECT 无法像超声那样普及。随着诊断成像技术的发展,迄今为止仅通过 X 线检查而无法检测到的 MSU晶体已经能够可视化,并且在发作之前(无症状)MSU晶体沉积的存在,以及即使是无症状,在图像上也能确认存在炎症的痛风性关节炎的阶段[6]。

② 鉴别诊断

首先要鉴别的要点是,发红、疼痛和肿胀的部位

是解剖学上集中在关节上的关节炎,还是周围的局部软组织发炎。如果能精通解剖,医生通过触诊可以识别发炎部位,但是联合超声和 MRI 成像效果更佳。在关节炎的情况下,由于相关关节的滑膜炎而引起的肿胀和运动疼痛是显著的,并且是与关节周围和软组织炎症的鉴别点。

作为关节炎的鉴别,除了痛风以外,还有外伤性关节炎、痛风以外的结晶诱发性关节炎(假性痛风[*]等)、化脓性关节炎、变形性关节炎、类风湿性关节炎(RA)、回归性风湿病、脊椎关节炎等风湿性疾病。在急性单关节炎中,需要与假性痛风[*]和化脓性关节炎相鉴别。假性痛风[*]常体现于老年人的膝关节和手部关节,影像学诊断如关节超声和 DECT 也很有用[7]。化脓性关节炎常见于髋关节和膝关节。关节液检查也是有用的,并且可以通过性状鉴定 (如果是化脓性则为脓状)、晶体鉴定,以及革兰染色或培养来区分急性关节炎。与类风湿性关节炎不同,痛风发作时类风湿因子和抗CCP 抗体呈阴性,而且类风湿性关节炎通常累及多个

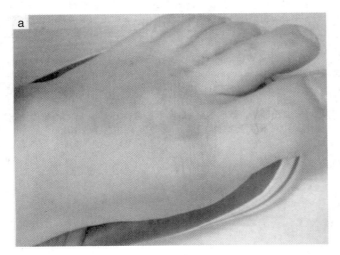
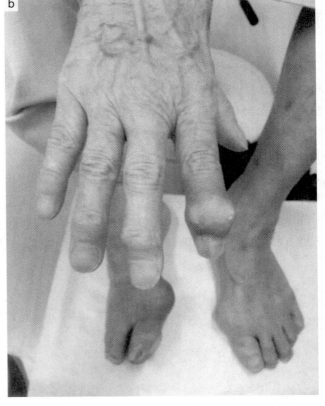

图 4-2　痛风的临床表现。(a)MTP 痛风结节的发作,(b)手部和足部的多发痛风结节。

---

[*] 焦磷酸钙(CPP)晶体诱发的急性关节炎(acute CPP crystal arthritis)被称为假性痛风(pseudogout),其由欧洲风湿学会定义。

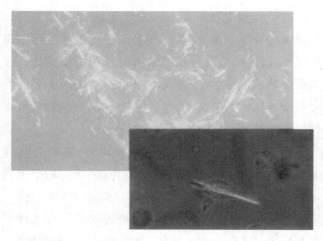

图 4-3 关节液中的 MSU 结晶。上图为光学显微镜下的影像，下图为校正偏光显微镜下的影像。

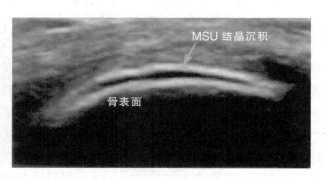

图 4-4 关节超声下关节软骨表面 MSU 结晶沉积（双轨征）。

关节，如累及掌指关节（MCP）/近端指间关节（PIP）的患者较多，不存在痛风样间歇性关节炎模式等是有用的信息，联合超声的发现也有帮助。

在关节外软组织的炎症中，特别是足趾部位，考虑踇趾外翻、蜂窝织炎、甲周炎和滑囊炎等[8]。

3 结论

痛风的确诊仍然是对于关节液中白细胞吞噬 MSU 结晶的认定，如果情况允许，包括排除合并感染在内，关节穿刺是必要的。但是，近年来随着关节超声和 DECT 等图像检查技术的发展，为诊断和鉴别提供了有用的信息。随着图像诊断技术的进步，对于痛风是结晶沉着症的理解及疾病的进展也变得可视化，在治疗方面可以和患者共享。但是相关设备和技术在实际临床上并不普遍，所以医生对于痛风的诊断，询问病史、观察关节仍是基础和重要的部分。

参考文献

1) Wallece SL, Robinson H, Masi AT, et al. : Preliminary criteria for the classification of the acute arthritis of primary gout. *Arthritis Rheum* **20** : 895-896, 1977
2) Urano W, Yamanaka H, Tsutani H, et al. : The inflammatory process in the mechanism of decreased serum uric acid concentrations during acute gouty arthritis. *J Rheumatol* **29** : 1950-1953, 2002
3) Tsutani H, Yoshio N, Ueda T : Interleukin 6 reduces serum urate concentrations. *J Rheumatol* **27** : 554, 2000
4) Dalbeth N, Doyle A, McQueen FM, et al. : Imaging in gout : insights into the pathological features of disease. *Curr Opin Rheumatol* **24** : 132-138, 2012
5) Dalbeth N, Aati O, Kalluru R, et al. : Relationship between structural joint damage and urate deposition in gout : a plain radiography and dual-energy CT study. *Ann Rheum Dis* **74** : 1030-1036, 2015
6) 瀬戸洋平：無症候性高尿酸血症における尿酸塩沈着—画像診断を用いた無症候性高尿酸血症における尿酸塩結晶沈着の頻度とその意義について—. 高尿酸血症と痛風 **24** : 130-135, 2016
7) Zhang W, Doherty M, Bardin T, et al. : European League Against Rheumatism（EULAR）recommendations for calcium pyrophosphate deposition. Part I : terminology and diagnosis. *Ann Rheum Dis* **70** : 563-570, 2011
8) 益田郁子：鑑別診断（偽痛風を含めて）. 診断と治療の ABC 105「高尿酸血症・痛風」. 最新医学, 126-133, 2015

第 4 节　继发性高尿酸血症和痛风

要 点

▶ 当诊断高尿酸血症和痛风时,一定要考虑继发的可能性。

▶ 继发性高尿酸血症分为肾脏负荷型(尿酸生成过多型和肾外排泄减少型)、尿酸排泄不良型、混合型 3 种类型。

▶ 对于肿瘤溶解综合征患者,需要紧急处理。

多数高尿酸血症和痛风是原发性的,没有明确的病因,但也有明确病因的继发性痛风存在,如基础疾病和药物治疗等。在诊断时,重要的是医生要根据详细的问诊、用药史、体格检查、实验室检查等来了解潜在疾病的存在和药物的使用[2]。疾病分类在继发性高尿酸血症中也很有必要,与原发性高尿酸血症一样,大致可分为肾脏负荷型(尿酸生成过多型和肾外排泄减少型)、尿酸排泄不良型和混合型。

1 肾脏负荷型(主要是尿酸生成过多型)继发性高尿酸血症

1.1 基础疾病

引起该疾病的主要基础疾病、药物,以及发病机制,如表 4-6 所示。

1.2 主要的基础疾病

1.2.1 Lesch-Nyhan 综合征

次黄嘌呤-鸟嘌呤磷酸核糖转移酶(HGPRT)的完全缺乏会导致不自主运动、肌肉僵硬、智力低下和自残行为。HGPRT 是一种在嘌呤挽救途径中由次黄嘌呤-鸟嘌呤和磷酸核糖焦磷酸合成肌苷酸和鸟苷酸的酶。该种酶的缺乏会导致嘌呤分解代谢增加,从而导致尿酸生成增加,并且利用过量的磷酸核糖焦磷酸从头开始生成嘌呤,最终导致高尿酸血症。

1.2.2 肿瘤溶解综合征

恶性肿瘤,特别是具有高度化学敏感性的恶性肿瘤,如白血病、淋巴瘤、小细胞肺癌,由于急性期未经治疗或处于治疗初始阶段时大量的肿瘤细胞迅速破坏。嘌呤核酸由于细胞破坏而作为异常物质在血液中超载,并且作为最终代谢产物引发高尿酸血症。类似的机制会引起高钾血症和高磷酸盐血症。其可能导致肾功能不全甚至死亡,肿瘤溶解综合征属于肿瘤急症,需要紧急处理。重要的是,该综合征本身可以通过快速、适当的治疗而在很大程度上恢复,并且最终的预后取决于对潜在疾病的治疗效果,2008 年,美国临床肿瘤学会(ASCO)制订了世界上第一个基于证据的肿瘤溶解综合征(TLS)指南[3]。2013 年,日本发布了 TLS 临床指南[4]。TLS 分为实验室 TLS 和临床 TLS。实验室 TLS 被定义为,在化疗前 3 天和化疗后 7 天,血清中的尿酸、钾、磷 3 个因素中的 2~3 项超过参考上限。临床 TLS 定义为具有以下一种或多种临床症状的实验室 TLS,包括肾损害(血清肌酐升高)、心律失常/猝死或癫痫发作。

2 尿酸排泄不良型继发性高尿酸血症

2.1 基础疾病

引起该疾病的主要基础疾病、药物,以及发病机制,如表 4-7 所示。

2.2 主要的基础疾病

2.2.1 肾损害

尿酸清除率(C_{UA})随肾功能下降而降低,并引起尿酸排泄不良型继发性高尿酸血症[5]。

2.2.2 家族性青少年高尿酸血症性肾病

家族性青少年高尿酸血症性肾病(FJHN)是一种遗传性疾病,具有常染色体显性遗传模式,在 40 岁以下的年轻人中表现为高尿酸血症、高血压和进行性肾功能不全。从早期开始,肾脏中的 C_{UA} 减少。该疾病的致病基因被确定为第 16 号染色体短臂上(16p12)编码尿嘧啶调节蛋白(Tamm-Horsfall 蛋白)的 UMOD[6,7]。

2.2.3 药物

2.2.3.1 利尿剂

据推测,髓袢利尿剂和噻嗪类利尿剂通过抑制近端肾小管中的尿酸排泄而使血清尿酸值升高。尿酸升高的效果由低剂量药物开始产生,呈浓度依赖性[8],并在给药早期出现。此外,利尿剂的长期给药会引起细胞外液容量的减少和 GFR 的降低,从而导致尿酸的重吸收亢进。

2.2.3.2 水杨酸/水杨酸衍生物

应用水杨酸/水杨酸衍生物时,小剂量(1~2g)可增加血清尿酸值,大剂量(≥3g)可降低血清尿酸值。据报道,即使是小剂量(75mg)也会降低老年人的尿酸排泄并使血清尿酸值升高[9]。其作用与尿酸转运蛋白 1 (URAT1)相关[10]。

2.2.3.3 吡嗪酰胺

URAT1 选择性地定位于近端肾小管上皮细胞的管腔表面,是负责尿酸与大多数其他内源性有机阴离子(乳酸、烟酸、酮体等)交换的转运体。URAT1 是尿酸的主要重吸收结构,被认为是最强的调控组织[11]。吡嗪酰胺是一种抗结核药,其代谢产物吡嗪酸作为 URAT1 中尿酸转运的交换底物,可促进尿酸的重吸收。高尿酸血症发生在约 40%接受吡嗪酰胺治疗的肺结核患者中,并在给药后约 2 周时出现,在停药后患者可相对较快地恢复。

2.2.3.4 环孢素

人们认为环孢素可通过降低 GFR 来升高血清尿酸值。据报道,接受环孢素治疗的患者中有 30%~84%会发生高尿酸血症,而 4%~24%的患者会出现痛风发作。如果在停药后 GFR 有所改善,则血清尿酸值也会降低[12]。

③ 混合型继发性高尿酸血症

3.1 基础疾病

引起该疾病的主要基础疾病、药物,以及发病机制,如表 4-8 所示。

3.2 主要的基础疾病

3.2.1 饮酒

饮酒者通常会发展为高尿酸血症患者,临床上也会遇到患者饮酒诱发痛风发作[13]。在乙醇的代谢过程中消耗 ATP(乙醇→乙醛→乙酸→乙酰辅酶 A),并从 AMP 中产生尿酸,抑制糖酵解而导致 ATP 受损,从而加速 ATP 降解,并促进乳酸产生引起的尿酸重吸收亢进,以及酒精中嘌呤的超载等多种机制。

④ 结论

医生在诊断时,不要忽略由某种基础疾病和药物的服用而引起的继发性高尿酸血症和痛风。医生应通过充分的问诊、体格检查、一般实验室检查结果发现疾病的原因。

表 4-6　典型的尿酸生成过多型继发性高尿酸血症

疾病	机制
1.遗传代谢性疾病	
1)Lesch-Nyhan 综合征	HGPRT 缺乏会增强嘌呤核酸分解代谢,并增强嘌呤核酸从头合成
2)磷酸核糖焦磷酸合酶亢进症	嘌呤核酸合成亢进
3)遗传肌原性高尿酸血症	由于肌肉 ATP 产生受损,AMP 降解增强
2.细胞增殖的亢进与组织破坏的亢进	
1)恶性肿瘤	
造血系统肿瘤(急性白血病、恶性淋巴瘤、骨髓增生性疾病、骨髓增生异常综合征)和实体瘤(乳腺癌、小细胞肺癌和其他快速增生的肿瘤)	
2)非肿瘤性疾病	
寻常型银屑病、继发性红细胞增多症、溶血性贫血	
3)肿瘤溶解综合征	
4)横纹肌溶解	
3.甲状腺功能减退	ATP 代谢异常
4.高嘌呤饮食摄取	嘌呤超载
5.药物	
1)茶碱	嘌呤分解代谢亢进
2)咪唑立宾	IMP 脱氢酶抑制
3)利巴韦林	IMP 脱氢酶抑制

HGPRT,次黄嘌呤-鸟嘌呤磷酸核糖转移酶;ATP,三磷酸腺苷;AMP,磷酸腺苷;IMP,肌苷酸。

表 4-7　典型的尿酸排泄不良型继发性高尿酸血症

疾病	机制
1.肾脏疾病	
1)慢性肾脏病	肾功能下降,导致尿酸清除率降低
2)多囊肾	
3)铅中毒、铅肾病	
4)唐氏综合征	
5)家族性青少年高尿酸血症肾病	尿酸重吸收亢进
2.代谢、内分泌性疾病	
1)高乳酸血症	通过肾小管的 URAT 1 促进重吸收
2)脱水	肾血流量减少
3.药物	
1)利尿剂(呋塞米、噻嗪类等)	细胞外液减少,导致肾小球滤过率降低
2)小剂量水杨酸	通过肾小管的 URAT 1 促进重吸收
3)抗结核药(吡嗪酰胺、盐酸乙胺丁醇)	通过肾小管的 URAT 1 促进重吸收
4)免疫抑制剂(环孢素)	肾小球滤过率降低

URAT 1,尿酸转运体 1。

表 4-8　典型的混合型继发性高尿酸血症

疾病	尿酸产生过多的机制	尿酸排泄不良的机制
糖原贮积病Ⅰ型	ATP 缺乏,腺嘌呤核酸分解增强	高乳酸血症促进尿酸重吸收
肥胖	嘌呤过量摄取	高胰岛素血症
妊娠高血压综合征	胎盘组织破坏	促进尿酸重吸收
饮酒	嘌呤过量摄取,ATP 分解增强	高乳酸血症促进尿酸重吸收
过度运动	ATP 消耗伴 AMP 降解增强	无氧代谢导致高乳酸血症
大面积外伤、烧伤	组织坏死	肾血流量减少
烟酸/烟酰胺	磷酸核糖焦磷酸合成增强	促进尿酸重吸收

ATP,三磷酸腺苷;AMP,磷酸腺苷。

参考文献

1) Mitnala S, Phipps-Green A, Franklin C, *et al.* : Clinical and genetic features of diuretic-associated gout : a case-control study. *Rheumatology (Oxford)* **55** : 1172-1176, 2016

2) 上田孝典：尿酸産生過剰型二次性高尿酸血症. 高尿酸血症・痛風の治療ガイドライン. 痛風と核酸代謝 **26** (Suppl 1) : 61-62, 2002

3) Coiffier B, Altman A, Pui CH, *et al.* : Guidelines for the management of pediatric and adult tumor lysis syndrome : an evidence-based review. *J Clin Oncol* **26** : 2767-2778, 2008

4) 日本臨床腫瘍学会 (編)：腫瘍崩壊症候群 (TLS) 診療ガイダンス. 金原出版, 2013

5) Vargas-Santos AB, Neogi T : Management of Gout and Hyperuricemia in CKD. *Am J Kidney Dis* **70** : 422-439, 2017

6) Kamatani N, Moritani M, Yamanaka H, *et al.* : Localization of a gene for familial juvenile hyperuricemic nephropathy causing underexcretion-type gout to 16p12 by genome-wide linkage analysis of a large family. *Arthritis Rheum* **43** : 925-929, 2000

7) Stibůrková B, Majewski J, Sebesta I, *et al.* : Familial juvenile hyperuricemic nephropathy : localization of the gene on chromosome 16p11.2-and evidence for genetic heterogeneity. *Am J Hum Genet* **66** : 1989-1994, 2000

8) Ben Salem C, Slim R, Fathallah N, *et al.* : Drug-induced hyperuricaemia and gout. *Rheumatology (Oxford)* **56** : 679-688, 2017

9) Caspi D, Lubart E, Graff E, *et al.* : The effect of mini-dose aspirin on renal function and uric acid handling in elderly patients. *Arthritis Rheum* **43** : 103-108, 2000

10) Shin HJ, Takeda M, Enomoto A, *et al.* : H. Interactions of urate transporter URAT1 in human kidney with uricosuric drugs. *Nephrology (Carlton)* **16** : 156-162, 2011

11) Enomoto A, Kimura H, Chairoungdua A, *et al.* : Molecular identification of a renal urate anion exchanger that regulates blood urate levels. *Nature* **417** : 447-452, 2002

12) Kanbay M, Akcay A, Huddam B, *et al.* : Influence of cyclosporine and tacrolimus on serum uric acid levels in stable kidney transplant recipients. *Transplant Proc* **37** : 3119-3120, 2005

13) Yamamoto T, Moriwaki Y, Takahashi S. : Effect of ethanol on metabolism of purine bases (hypoxanthine, xanthine, and uric acid). *Clin Chim Acta* **356** : 35-57, 2005

第 **5** 章

高尿酸血症和痛风的治疗

第1节 痛风性关节炎和痛风结节

要 点

▶ 急性痛风性关节炎是开始药物治疗的指征。出现症状后应尽快开始治疗,并在缓解后停止治疗。

▶ 急性痛风性关节炎的治疗药物包括非甾体抗炎药、秋水仙碱和糖皮质激素。根据临床进程、严重程度、用药史、并发症和同服药物选择治疗药物。

▶ 对于急性痛风性关节炎,应给予足够量的非甾体抗炎药。在发病后 12 小时内服用秋水仙碱 1mg,1 小时后用 0.5mg。口服糖皮质激素应以泼尼松龙当量的 20~30mg/d 的标准给药 3~5 天。糖皮质激素也可以通过关节内或肌内给药。

▶ 对于开始降尿酸药物治疗后发生的急性痛风性关节炎,应采取预防措施。

▶ 降尿酸药物可通过长时间降低血清尿酸值来减少或消除痛风结节。即使进行手术治疗,药物治疗也必不可少。

痛风性关节炎是由沉积在关节中的尿酸钠(MSU)晶体引起的,治疗的目的是消除炎症。痛风关节炎可以是急性或慢性的,但大多数是急性关节炎。因此,本节将重点介绍急性痛风性关节炎的治疗。

痛风结节由沉积在组织上的 MSU 晶体和周围的炎性细胞组成,治疗的目的是去除 MSU 晶体。在本节中,我们以肉眼可见的痛风结节作为对象。

❶ 痛风性关节炎的治疗

1.1 治疗的概要

痛风性关节炎是由沉积在关节内的 MSU 晶体引

起的关节炎,常表现为急性单关节炎,被称为痛风发作。据报道,在没有治疗的情况下,最初 3 天的疼痛程度没有变化,7 天后疼痛基本上也会持续[1]。急性痛风性关节炎发作时疼痛感强烈,严重影响患者的生活质量,并降低了工作效率,原则上需要药物治疗。

药物治疗包括非甾体抗药(NSAID)、秋水仙碱和糖皮质激素。无论症状严重程度如何,都应尽快开始治疗,并在症状消失后立即停止。考虑到病程(包括发病后的时间)、严重程度、用药史(既往抗炎治疗的疗效及不良反应)、并发症和伴随用药,选择上述 3 种药物之一。如果没有限制使用这 3 种药物的因素,应根据患者的要求和医生用药习惯进行选择。如果关节炎症状严重,可以考虑两种药物联合用药。美国风湿病学会发布的指南建议使用 NSAID 和秋水仙碱,或口服糖皮质激素和秋水仙碱[2]。除药物治疗以外,建议避免增加患处负担。局部降温具有减缓解痛的作用[3]。在患者关节炎持续发作期间禁止饮酒。

1.2 主要的治疗药物

1.2.1 NSAID

针对急性痛风性关节炎有关 NSAID 的安慰剂对照 RCT 只有 1 项少数病例的试验。低剂量的塞来昔布已被证明远没有高剂量的有效,而 NSAID 对急性痛风性关节炎有效[4]。尽管存在多种类型的 NSAID,但没有证据表明其在急性痛风性关节炎治疗效果方面的优势。重要的是要尽快开始服药并使用足够的剂量。高剂量的阿司匹林不用于急性痛风性关节炎,因为其可促进尿酸排泄并降低血清尿酸值。

在日本,急性痛风性关节炎适用保险支付的非甾体抗炎药数量有限(表 5-1)。在短时间内使用相对较高剂量的 NSAID 治疗急性痛风性关节炎有效。因此,可以使用 NSAID 脉冲疗法。例如,如果使用萘普生,每3 小时 3 次,共 300mg,只口服 1 天。如果严重疼痛缓解后关节痛仍然存在,并且干扰了日常生活,则应继续使用常规剂量 (400~600mg/d)。普拉洛芬也可用于 NSAID 脉冲疗法(表 5-1)。

NSAID 的不良反应包括胃肠道损害、肾损害、高血压、中枢神经系统症状、肝功能异常和心血管事件增加。在胃肠道损害中,可能会发生胃肠道溃疡、出血和穿孔,医生应根据情况考虑使用质子泵抑制剂。如果有胃溃疡病史,则应使用 NSAID 以外的药物。使用抗凝剂的患者应避免使用 NSAID。NSAID 相关的肾损害包括急性肾损害、间质性肾炎和电解质异常。对于慢性肾脏病(CKD)患者,原则上应避免使用 NSAID,并且只能用于 CKD 1 期和 2 期,但需要观察随访[5]。如果有心血管事件的病史,短期给予 NSAID 可能会增加心血管事件的复发[6]。据报道,萘普生的治疗中未见此类不良反应。老年患者经常会发生肾功能和肝功能受损,医生应重点关注。

1.2.2 秋水仙碱

在 2 项 RCT 中,高剂量的秋水仙碱已被证明比安慰剂更有效[7,8]。由于频繁发生不良反应,并且会出现严重的不良反应,因此不建议高剂量给药。实际临床治疗中,建议使用低剂量秋水仙碱。Terkeltaub 等的研究表明,低剂量方案(服用秋水仙碱 1.2mg,1 小时后服用 0.6mg)与高剂量方案疗效相仿[8]。这项研究针对的是关节炎发作 12 小时内的患者,并未讨论给予总量为 1.8mg 秋水仙碱的治疗方法。在日本,一片秋水仙碱为 0.5mg,首次口服 2 片秋水仙碱,1 小时后再口服 1片。对于第 2 天仍有疼痛残留的情况,每天服用 1~2片,并在疼痛改善后立即停止治疗。

秋水仙碱从肠道吸收后,主要通过胆汁和粪便排泄,其中 10%~20% 从肾脏排泄。因此,当存在肾或肝功能障碍时必须注意。尚未确定 GFR 低于 30mL/min 的安全性[9]。CYP3A4 和 P-糖蛋白(P-gp)参与秋水仙碱的代谢和排泄。表 5-2 列出了与秋水仙碱合用时抑制 CYP3A4 和 P-gp 的药物[10]。除了表 5-2 中的药物,他克莫司也具有这种作用。克拉霉素、红霉素和西咪替丁不可与秋水仙碱一起使用。秋水仙碱的不良反应包括许多胃肠道症状,罕见但严重的病例包括骨髓抑

表 5-1 适用于痛风性关节炎的 NSAID

通用名	商品名	规格	基于说明书的用法
萘普生	ナイキサン®	100mg,药片	通常,成人每天 300~600mg(本药 3~6 片),分 2~3 次服用,避免空腹服用。初次痛风发作口服 400~600mg(本药 4~6 片)
普拉洛芬	ニフラン® 等	75mg,药片	对于痛风发作,成人每天 150~225mg,每天 3 次,从第二天开始,通常成人每次口服 75mg,每天 3 次,饭后服用
吲哚美辛	インテバン® SP	25mg,37.5mg,胶囊	通常,成人每次口服 25mg,每天 2 次。根据症状,可增至 37.5mg,每天 2 次
奥沙普秦	アルボ® 等	100mg,200mg,药片	通常,成年每天 400mg,分 1~2 次口服。可以根据年龄和症状进行剂量调整,但每天最大剂量为 600mg

表 5-2　与秋水仙碱合用时需要注意的药物(食物)

CYP3A4 抑制剂(包含食物)

(强效抑制剂)

阿扎那韦

克拉霉素

茚地那韦

伊曲康唑

奈非那韦

利托那韦

沙奎那韦

达芦那韦

特罗霉素

特拉普韦

考比司他

(中等强度抑制剂)

安普那韦

阿瑞匹坦

地尔硫䓬

红霉素

氟康唑

福沙那韦

维拉帕米

西咪替丁

(食物)

葡萄柚

P-糖蛋白抑制剂

环孢素

[医薬品インタビューフォームコルヒチン錠 0.5mg「タカタ」2016 年 9 月改訂(第 5 版)]

制、横纹肌溶解和周围神经病。有人建议秋水仙碱和他汀类药物同时使用时,应使用未被 CYP3A4 代谢的他汀类药物以避免横纹肌溶解。秋水仙碱是一种治疗范围狭窄的药物,应在考虑合并症和伴随用药的情况下使用。

1.2.3 口服糖皮质激素

口服糖皮质激素与 NSAID 一样有效[11-13]。在使用泼尼松龙和 NSAID 的双盲 RCT 中,泼尼松龙的使用方法包括:①首剂剂量为 30mg,次日开始以 30mg/d 的剂量持续 5 天[11];②30mg/d 的剂量持续 5 天[12];③35mg/d 的剂量持续 5 天[13]。上述给药方法也可用于临床实践。美国风湿病学会建议以 0.5mg/(kg·d) 的剂量服用泼尼松龙,5~10 天后停用,或给予相同剂量 2~

5 天,然后在 7~10 天逐渐减量[2]。欧洲风湿病学会建议剂量为 30~35mg/d,给药 3~5 天[9]。

双盲 RCT 显示,口服泼尼松龙的不良反应明显少于吲哚美辛[11,13],与萘普生相比,不良反应没有差异[12]。即使在难以使用 NSAID 的情况下,口服泼尼松龙也可以有效使用。特别是在肾功能下降的患者中,非甾体抗炎药和秋水仙碱很难适用,很多情况下适合使用糖皮质激素。针对糖尿病患者、感染事件,以及术后使用时均应注意。

1.3 急性痛风性关节炎的其他治疗方法

除了口服给药以外,糖皮质激素还可以肌内、静脉或关节内给药。在一个开放研究中显示了曲安奈德对 1~2 个大关节进行关节内给药的疗效[14]。肌内给药与 NSAID 同样有效。在痛风治疗中,脂质类固醇[利美达松(地塞米松®棕榈酸酯)]和白细胞介素 1 抑制剂不适用保险支付。

1.4 痛风性关节炎的预防

开始使用降尿酸药物后可能会发生痛风性关节炎。应用降尿酸药物而引起的血清尿酸值的降低是由于沉积在关节中的 MSU 晶体表面的变化或由于关节中晶体的剥落。上述表现不是降尿酸药物的不良反应,而是与降尿酸药物自身作用伴随的现象。降尿酸药物治疗开始后急性痛风性关节炎的发作可能导致依从性降低。

在降尿酸药物治疗开始时,由沉积在关节中的 MSU 晶体引起痛风性关节炎,通过适当使用降尿酸药物,关节中的 MSU 晶体逐渐溶解,但晶体不会消失,因此在使用降低尿酸的药物后也可能会发生急性痛风性关节炎,这一点需要向患者解释。

从低剂量开始逐渐增加降尿酸药物剂量,以防止在开始降尿酸药物治疗后发生痛风性关节炎。医生应指导患者在急性痛风性关节炎的情况下使用抗炎药。这种情况下使用的抗炎药包括 NSAID、秋水仙碱和口服糖皮质激素,需要充分告知患者痛风性关节炎的性质及如何使用这些药物。出现征兆时,使用秋水仙碱 0.5~1.0mg/d,尿酸开始降低后,可持续 3~6 个月(秋水仙碱预防给药疗法),该疗法在急性痛风性关节炎频发或慢性关节炎发作的情况下使用。在这种情况下,患者可能会长期使用秋水仙碱,因此应注意合并症和伴随用药。

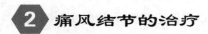

2　痛风结节的治疗

通过使用降尿酸药物降低血清尿酸值,痛风结节中的 MSU 晶体减少,结节也会缩小或消除,并可以预防复发。血清尿酸值越低,结节缩小的速度越快。在严重的情况下,如慢性结节性痛风性关节炎,血清尿酸的治疗目标值甚至低于 6.0mg/dL,建议将目标值设定为 5.0mg/dL 或更低[2,9]。在治疗慢性结节性痛风性关节炎时,因为抗炎药的给药是长期的,应注意不良反应和药物相互作用。如果合并严重感染、溃疡、神经损害或关节功能障碍,可以考虑手术[15]。在手术后也需要控制血清尿酸值。

3　结论

在急性痛风性关节炎症状迅速消失的同时,改用降尿酸治疗(ULT)需要临床医生和患者充分沟通。在痛风结节的治疗中,应重点关注合并症的药物治疗,并考虑手术治疗的可能性。治疗通常是长期的,临床医生应保持患者治疗的依从性。

参考文献

1) Bellamy N, Downie WW, Buchanan WW : Observations on spontaneous improvement in patients with podagra : implications for therapeutic trials of non-steroidal anti-inflammatory drugs. *Br J Clin Pharmacol* 24 : 33-36, 1987

2) Khanna D, Khanna PP, Fitzgerald JD, *et al.* : 2012 American College of Rheumatology guidelines for management of gout. Part 2 : therapy and antiinflammatory prophylaxis of acute gouty arthritis. *Arthritis Care Res (Hoboken)* 64 : 1447-1461, 2012

3) Schlesinger N, Detry MA, Holland BK, *et al.* : Local ice ther-apy during bouts of acute gouty arthritis. *J Rheumatol* 29 : 331-334, 2002

4) Schumacher HR, Berger MF, Li-Yu J, *et al.* : Efficacy and tolerability of celecoxib in the treatment of acute gouty arthritis : a randomized controlled trial. *J Rheumatol* 39 : 1859-1866, 2012

5) Curiel RV, Guzman NJ : Challenges associated with the management of gouty arthritis in patients with chronic kidney disease : a systematic review. *Semin Arthritis Rheum* 42 : 166-178, 2012

6) Schjerning Olsen AM, Fosbøl EL, Lindhardsen J, *et al.* : Duration of treatment with nonsteroidal anti-inflammatory drugs and impact on risk of death and recurrent myocardial infarction in patients with prior myocardial infarction : a nationwide cohort study. *Circulation* 123 : 2226-2235, 2011

7) Ahern MJ, Reid C, Gordon TP, *et al.* : Does colchicine work? The results of the first controlled study in acute gout. *Aust N Z J Med* 17 : 301-304, 1987

8) Terkeltaub RA, Furst DE, Bennett K, *et al.* : High versus low dosing of oral colchicine for early acute gout flare : Twenty-four-hour outcome of the first multicenter, randomized, double-blind, placebo-controlled, parallel-group, dose-comparison colchicine study. *Arthritis Rheum* 62 : 1060-1068, 2010

9) Richette P, Doherty M, Pascual E, *et al.* : 2016 updated EULAR evidence-based recommendations for the management of gout. *Ann Rheum Dis* 76 : 29-42, 2017

10) 医薬品インタビューフォーム　コルヒチン錠 0.5mg「タカタ」2016 年 9 月改訂 (第 5 版)
http://image.packageinsert.jp/pdf.php?mode=1&yjcode=3941001F1077

11) Man CY, Cheung IT, Cameron PA, *et al.* : Comparison of oral prednisolone/paracetamol and oral indomethacin/paracetamol combination therapy in the treatment of acute gout-like arthritis : a double-blind, randomized, controlled trial. *Ann Emerg Med* 49 : 670-677, 2007

12) Janssens HJ, Janssen M, van de Lisdonk EH, *et al.* : Use of oral prednisolone or naproxen for the treatment of gout arthritis : a double-blind, randomised equivalence trial. *Lancet* 371 : 1854-1860, 2008

13) Rainer TH, Cheng CH, Janssens HJ, *et al.* : Oral Prednisolone in the Treatment of Acute Gout : A Pragmatic, Multicenter, Double-Blind, Randomized Trial. *Ann Intern Med* 164 : 464-471, 2016

14) Fernández C, Noguera R, González JA, *et al.* : Treatment of acute attacks of gout with a small dose of intraarticular triamcinolone acetonide. *J Rheumatol* 26 : 2285-2286, 1999

15) Kasper IR, Juriga MD, Giurini JM, *et al.* : Treatment of tophaceous gout : When medication is not enough. *Semin Arthritis Rheum* 45 : 669-674, 2016

第 2 节 降尿酸药物的种类与选择

要 点

▶ 降尿酸药物大致可分为抑制尿酸生成药、促进尿酸排泄药和尿酸分解酶。
▶ 抑制尿酸生成药主要是指黄嘌呤氧化酶抑制剂,但近年来开发了新药,可以对中度肾损害患者给予常规剂量。
▶ 新型黄嘌呤氧化酶抑制剂被禁止与巯基嘌呤水合物或硫唑嘌呤联合使用,但错误使用导致医疗事故的报告并不少。
▶ 促进尿酸排泄药是主要改变肾脏中尿酸转运蛋白作用的药物。
▶ 尿酸分解酶用于肿瘤溶解综合征。

降低血清尿酸值的药物可用于治疗痛风和预防肾功能不全的进展,这在许多书中已有记载。近年来,有报道称,高尿酸血症还与多种生活习惯相关疾病(肥胖、高血压、CKD、脂质异常和糖耐量异常)有关,并且人们对包括高尿酸血症在内的综合治疗的关注度增加[1-3]。此外,一些用于治疗代谢性疾病的药物除其原本作用外,也被证明具有降低尿酸的作用[4]。在老龄化社会中,我们需要尽量减少药物数量而又需要多药并用,这些药物引起了人们的关注[5]。本节还会介绍用于治疗肿瘤溶解综合征(TLS)的药物,肿瘤溶解综合征常发生于恶性肿瘤的化疗过程中,预计患病人数还会增加。在本节中,我们根据降尿酸药物的作用机制对其进行分类,并介绍每种药物临床使用的背景、特征和注意事项。

降尿酸药物大致可分为 3 类:抑制尿酸生成药、促进尿酸排泄药和尿酸分解酶。了解每种药物的发展历史和药理特性对于患者的药物选择很重要。基于此,我们阐述了 3 类药物临床使用的注意事项,以便针对患者个体化状况来优化选择药物。

基于高尿酸血症的分类,通常建议使用抑制尿酸生成药治疗尿酸生成过多型高尿酸血症和使用促进尿酸排泄药治疗尿酸排泄不良型高尿酸血症[6],但是近年来,有报道称联合使用抑制尿酸生成药和促进尿酸排泄药也是有效的,并且抑制尿酸生成药对于尿酸排泄不良型高尿酸血症也是有效的[7,8]。这一理论在将来有可能会普及,因此我们在这里进行介绍。

1 抑制尿酸生成药

黄嘌呤氧化酶(XOR)抑制剂包括别嘌醇、非布司他和托吡司他。

别嘌醇具有嘌呤异构体骨架,最初是出于抗肿瘤活性而被合成的,但在 1963 年人们发现其具有降低血液和尿液中尿酸值的作用。以此为起点,别嘌醇被应用于高尿酸血症。别嘌醇以类似酶底物次黄嘌呤的结构式结合至 XOR 的活性中心,并反应生成氧嘌呤醇。一部分氧嘌呤醇与 XOR 的弱共价键结合到反应中心,从而抑制 XOR 活性并抑制尿酸生成[9]。于 1969 年其作为一种痛风治疗药物在日本推出,已在临床上使用了近半个世纪。由于其频繁使用和悠久的历史,已知别嘌醇的许多不良反应,特别是一些严重并发症,如中毒性表皮坏死、皮肤黏膜眼综合征和药物诱发的超敏反应综合征。此外,最近的基因组分析表明,其并发症的发生具有遗传特异性[9]。此外,在肾功能下降的患者中,考虑到代谢的氧嘌呤醇的血药浓度增加而可能发生不良反应,因此需要调节剂量。此外,如环孢素、茶碱和华法林等药物治疗需要限定的血药浓度,有必要注意药物间的相互作用。

1990 年在日本合成的非布司他为苯基噻唑衍生物的 XOR 抑制剂。该药物以不同于别嘌醇的方式发挥 XOR 抑制作用。如上所述,别嘌醇作为一种自杀性底物抑制 XOR 活性。而非布司他在 XOR 的活性中心附近结合,阻断黄嘌呤作为底物的结合,降低酶的活性,并抑制尿酸的产生。与非布司他不同,随后发售的托吡司他可以保留其中间体,同时被酶本身羟化,并以填充 XOR 活性中心的形式结合,从而阻断底物抑制尿酸的产生[9]。与别嘌醇不同,这两种新药具有胆汁排泄途径,因此二者可用于肾功能中等程度下降的患者而无须减量。此外,这两种药物不具有竞争性 XOR 抑制作用,因此与别嘌醇相比,其药物相互作用较小,易于使用,但价格较高[10,11]。

值得注意的是,与巯基嘌呤水合物或硫唑嘌呤的相互作用是所有抑制尿酸生成药所共有的特性。别嘌醇提示了药物减量的方法,但是非布司他和托吡司他仅被列为相互作用的禁忌证。但是,有许多相关医疗事故的报道,由于这些事故是新出现的,未能被充分报道。2017 年,日本医疗评估机构在《医疗安全信息 129 号》并用禁忌药的报告中提出,非布司他和硫唑嘌呤的并用是事故中出现最频繁的组合,需要引起注意[12]。

此外,应该注意的是,别嘌醇的适应证是"高血压合并高尿酸血症或痛风",而非布司他和托吡司他的适应证是"高尿酸血症或痛风"。

2 促进尿酸排泄药

促进尿酸排泄药包括:①苯溴马隆、氯沙坦、雷西那德(lesinurad,日本未批准),为尿酸转运蛋白 1(URAT1)抑制剂;②丙磺舒,为有机酸转运蛋白抑制剂;③作用机制未知的磺吡酮(日本停产)、布可隆。

URAT1 是在尿酸排泄功能中最早被鉴定出的尿酸转运蛋白,主要分布在肾小管中,并参与尿酸的再吸收[13]。此后,已经确定了多种尿酸转运蛋白,并且阐明了肾小管中尿酸重吸收和排泄的机制。随着分子生物学的发展,在研究尿酸转运蛋白的基础上,已经阐明了该领域的许多药物的作用机制。

尽管最近使用丙磺舒的频率降低了,但是人们在第二次世界大战期间已经注意到其可使青霉素的血药浓度提高 2~4 倍,并且发现其是一种有机阴离子转运体抑制剂。在抑制青霉素在尿液中排泄的同时,由于其具有降低尿酸的作用而被用于高尿酸血症的治疗。但是,与对青霉素作用的机制相同,丙磺舒与其他

药物之间也存在许多相互作用,因此需要特别注意。

随后研发出的促进尿酸排泄药是苯溴马隆,后来被判定是一种 URAT1 抑制剂。2000 年,厚生劳动省报告了 1 例急性重型肝炎病例作为紧急安全信息。后来,其在法国停产,但仍继续在一些地区使用,包括德国、荷兰、澳大利亚等。厚生劳动省建议在开始给药后至少 6 个月内定期进行肝功能检查,并且初次给药应谨慎。此外,苯溴马隆还具有 CYP2C9 抑制作用,因此有必要注意包括华法林在内的药物相互作用[15]。

随后,最初被开发为降压药的血管紧张素 II 受体拮抗剂(氯沙坦)被证实具有 URAT1 抑制作用[4],并且由于其可使尿酸排泄增强,已证明其降低血清尿酸的作用。非诺贝特(一种降脂药)也被证实具有相似的作用。

高尿酸血症不仅是尿酸结石的风险因素,而且通常也是尿路结石的风险因素。因此,应该注意的是,当使用促进尿酸排泄药时,必须充分管理尿路以预防尿路结石。患者应摄入足够的水以使每日尿液量达到 2L 或更多,此外,酸性尿液很容易形成尿结石,因此,患者应摄入特定食物以碱化尿液,必要时考虑给予柠檬酸钾/柠檬酸水合钠片剂[17]。

3 尿酸分解酶

拉布立酶(仅适用于 TLS)是尿酸氧化酶的一种,于 2009 年在日本获批,其属于重组尿酸盐氧化酶。当通过化学疗法等迅速破坏肿瘤细胞时,大量的细胞内核酸、钾和磷酸盐被释放到血液中。由于这些细胞内成分的快速释放引起多器官损伤,可迅速发生高尿酸血症、高钾血症、高磷酸盐血症、乳酸性酸中毒和低钙血症,导致循环衰竭和急性肾衰竭等多器官功能衰竭,被称为肿瘤溶解综合征(TLS)。在极少数情况下,可能会造成严重的后果,因此被当作肿瘤急症。该药物通过将尿酸分解成尿囊素来降低血清尿酸值,尿囊素更易溶解并且易于从肾脏排泄,因此可快速生效。

但是,在使用拉布立酶的患者中约 10% 会出现抗体,在重新给药后可能会出现过敏反应,因此,6 磷酸葡萄糖脱氢酶(G6PD)缺乏或其他可能引起溶血性贫血的红细胞酶异常患者禁用,且该药物价格昂贵[18]。如果患者无法使用拉布立酶,建议使用抑制尿酸生成药。

4 其他

在作为糖尿病治疗药物的 SGLT2 抑制剂和 GLP-1 受体激动剂中已观察到促进尿酸排泄的作用,并且据报道阿托伐他汀(高胆固醇血症的治疗药物)也有降低血清尿酸的作用[19,20]。有研究表明在降压药中,如钙拮抗剂西尼地平也具有降低尿酸的作用,并且正在进行研究。随着新药的开发,相关不良反应的研究有望在未来继续进行[21,22]。此外,日本老年医学会指出,这些药物可能具有解决与人口老龄化有关的多药并用问题[5]的潜力。

5 结论

本节根据药理作用的差异,将治疗高尿酸血症的药物分为 3 类。最初,别嘌醇作为唯一的抑制尿酸生成药,至今已有 40 年的历史,同时具有较少不良反应的新药已经问世并正在应用于临床。有关促进尿酸排泄药的临床试验也在进行中。尽管我们已经拥有适用于大多数高尿酸血症的治疗药物[23],但将来,仍需要开发出更加有效且不良反应少的药物。

参考文献

1) Fang J, Alderman MH：Serum uric acid and cardiovascular mortality the NHANES I epidemiologic follow-up study, 1971-1992. National Health and Nutrition Examination Survey. *JAMA* **283**：2404-2410, 2000

2) Neri L, Rocca Rey LA, Lentine KL, *et al.*：Joint association of hyperuricemia and reduced GFR on cardiovascular morbidity：a historical cohort study based on laboratory and claims data from a national insurance provider. *Am J Kidney Dis* **58**：398-408, 2011

3) Sui X, Church TS, Meriwether RA, *et al.*：Uric acid and the development of metabolic syndrome in women and men. *Metabolism* **57**：845-852, 2008

4) Edwards RM, Trizna W, Stack EJ, *et al.*：Interaction of non-peptide angiotensin II receptor antagonists with the urate transporter in rat renal brush-border membranes. *J Pharmacol Exp Ther* **276**：125-129, 1996

5) 日本老年医学会 (編)：薬物有害事象の回避. 高齢者薬物療法の注意点　高齢者の安全な薬物療法ガイドライン 2015. メジカルビュー社, 12-16, 2015

6) 日本痛風・核酸代謝学会ガイドライン改訂委員会 (編)：尿酸降下薬の種類と選択. 高尿酸血症・痛風の治療ガイドライン (第 2 版). メディカルレビュー社, 83-86, 2010

7) 大野岩男, 岡部英明, 山口雄一郎, 他：腎機能障害を合併する痛風・高尿酸血症症例におけるアロプリノール・ベンズブロマロン併用療法の有用性　オキシプリノール動態の検討から. 日本腎臓学会誌 **50**：506-512, 2008

8) Yamamoto T, Hidaka Y, Inaba M, *et al.*：Effects of febuxostat on serum urate level in Japanese hyperuricemia patients. *Mod Rheumatol* **25**：779-783, 2015

9) Hershfield MS, Callaghan JT, Tassaneeyakul W, *et al.*：Clinical Pharmacogenetics Imprementation Consortium Guidelines for Human Leukocyte Antigen-B Genotype and Allopurinol Dosing. *Clincal Pharmacology & Therapeutics* **93**：153-158, 2013

10) 医薬品インタビューフォーム　フェブリク®錠　10 mg, 20 mg, 40 mg　2016 年 5 月改訂 (第 7 版) https://medical.teijin-pharma.co.jp/iyaku/product/fcn28e 0000000c2v-att/fcn28e0000000c63.pdf

11) 医薬品インタビューフォーム　トピロリック®錠　20 mg, 40 mg, 60 mg　2016 年 6 月改訂 (第 4 版) www.m-fujiyakuhin.com/medical/pdf/topiloric/topiloric_interview.pdf

12) 医療安全情報　No.１２９併用禁忌の薬剤の投与 (第 2 報). 公益財団法人日本医療機能評価機構, 2017 https://www.ajha.or.jp/topics/admininfo/pdf/2017/170817_3.pdf

13) Enomoto A, Kimura H, Chairoungdua A, *et al.*：Molecular identification of a renal urate anion exchanger that regulates blood urate levels. *Nature* **417**：447-452, 2002

14) 安西尚彦, JUTABHA Promsuk, 木村 徹, 他：腎臓の尿酸トランスポーター：最近の進歩. 痛風と核酸代謝 **33**：7-15, 2009

15) 医薬品インタビューフォーム　ユリノーム®錠　25 mg, 50 mg　2011 年 11 月 (改訂第 4 版) http://www.torii.co.jp/iyakuDB/data/if/if_urn.pdf

16) Uetake D, Ohno I, Ichida K, *et al.*：Effect of fenofibrate on uric acid metabolism and urate transporter 1. *Intern Med* **49**：89-94, 2010

17) 山口 聡：尿路結石のリスクファクターとしての尿酸　高尿酸血症と痛風 **18**：53-58, 2010

18) 医薬品インタビューフォーム　ラスリテック®点滴静注用 1.5 mg, 7.5 mg　2015 年 5 月改訂 (改訂第 5 版) https://e-mr.sanofi.co.jp/-/media/EMS/Conditions/eMR/di/interview/rasuritek.pdf

19) 地野之浩, 玉井郁巳：SGLT2 阻害薬ルセオグリフロジンの血清尿酸値低下作用. 痛風と核酸代謝 **39**：78, 2015

20) Lytvyn Y, Har R, Locke A, *et al.*：Renal and Vascular Effects of Uric Acid Lowering in Normouricemic Patients with Uncomplicated Type 1 Diabetes. *Diabetes* **66**：1939-1949, 2017

21) Hamada T, Yamada K, Mizuta E, *et al.*：Effects of cilnidipine on serum uric acid level and urinary nitrogen monoxide excretion in patients with hypertension. *Clin Exp Hypertens* **34**：470-473, 2012

22) Ogata N, Fujimori S, Oka Y, *et al.*：Effects of three strong statins (atorvastatin, pitavastatin, and rosuvastatin) on serum uric acid levels in dyslipidemic patients. *Nucleosides Nucleotides Nucleic Acids* **29**：321-324, 2010

23) 梅津浩平：各論 (生活習慣病) 4.5 痛風・高尿酸血症薬：医薬品創製技術の系統化調査. 国立科学博物館技術の系統化調査報告 22, 国立科学博物館, 198-202, 2015 http://sts.kahaku.go.jp/diversity/document/system/pdf/089.pdf (2017 年 10 月 2 日)

第3节　高尿酸血症

要 点

▶ 高尿酸血症的治疗,与肥胖、高血压、糖(和脂质)代谢异常等同样,均与心血管疾病及生命预后相关,改善与高尿酸血症发生有关的生活习惯相关疾病是非常重要的。

▶ 痛风性关节炎反复发作的患者或有痛风结节的患者适于药物治疗,最好将患者血清尿酸值维持在6.0mg/dL 以下。

▶ 为了不诱发痛风性关节炎,降尿酸药物应从最小剂量开始,必要时应合用秋水仙碱预防给药疗法。

▶ 对于无症状高尿酸血症,药物治疗大体上以血清尿酸值≥8.0mg/dL 为标准,但应慎重,建议在向患者充分解释当前所获得的证据及药物不良反应的信息后再开始应用。

高尿酸血症是痛风的基本病因,是一种与生活方式相关的疾病,除了遗传性倾向外,还会因不适当的生活方式而进展,其治疗原则是改善生活方式(请参阅第5章第11节)。

1　治疗目标

狭义的高尿酸血症治疗目标是消除持续性高尿酸血症引起的尿酸沉积(关节等组织上),并避免痛风性关节炎和肾脏疾病等尿酸沉积症状。此外,考虑到肥胖、高血压、糖(和脂质)代谢异常等合并症,改善生活习惯并在必要时引入药物治疗,最终的治疗目标是改善高心血管疾病风险的高尿酸血症和痛风患者的生命预后。

2　痛风

痛风性关节炎是由持续性高尿酸血症在关节等处沉积的尿酸钠(MSU)晶体引起的急性关节炎。引起痛风性关节炎的 MSU 晶体的来源包括由血清尿酸值快速上升而新形成的晶体和从已经沉积在关节中的痛风结节处脱落的晶体,后者的情况较多。可以理解为,痛风性关节炎是 MSU 晶体沉积在发炎区域(如关节或跟腱中)的证据,痛风治疗的最终目的是溶解并消除 MSU 晶体。为了消除人体组织中的 MSU 晶体,重要的是保持血清尿酸值低于 6.0mg/dL,低于 6.4mg/dL

被认为是尿酸在体液中溶解度的极限[1,2]。报告显示,持续 5 年血清尿酸值低于 6.0mg/dL 的痛风患者如果停止降尿酸治疗,3 年内约 40% 的患者会再次发生痛风性关节炎,血清尿酸值越高,复发时间越短[3]。改善生活方式是痛风治疗的基础,但是仅通过生活方式指导很难使血清尿酸值低于 6.0mg/dL,因此必须给予降尿酸药物。晶体脱落通常是由血清尿酸值突然下降或患处的微创伤引起的,尤其是在降尿酸药物治疗开始时通常会引起血清尿酸值的下降[4]。因此,在应用降尿酸药物后首次发生痛风性关节炎的患者,应在关节炎完全消退后开始使用降尿酸药物,为了最大限度减少血清尿酸值的下降幅度,建议从最低剂量开始,然后每 1~2 个月逐渐增加[1,2]。通常,考虑到治疗效果和不良反应的发生,医生会根据疾病类型选择降低尿酸的药物[5],对于尿酸排泄不良型高尿酸血症,抑制尿酸生成的药物非布司他也显示出良好的降尿酸作用,并且可以安全使用[6],因此,肾脏负荷型高尿酸血症(尿酸生成过多型和肾外排泄减少型)、既往或现患尿路结石,以及合并慢性肾脏病(CKD)4 期以上的肾功能不全患者,最好使用抑制尿酸生成的药物,但是对于其他患者,无论是选择抑制尿酸生成药还是促进尿酸排泄药,在疗效方面并无差异[5]。

另一方面,在服用降尿酸药物的同时患有痛风性关节炎的患者中,建议医生在不停止降尿酸药物的情况下继续给药,并增加对痛风性关节炎的治疗。在降尿酸治疗(ULT)开始时容易发生的痛风性关节炎,为了防止这种情况发生,建议使用低剂量(0.5mg/d)的秋水仙碱预防给药疗法[4]。若秋水仙碱预防给药 8 周后中止,经常会发生痛风性关节炎,因此欧洲和美国的指南建议 6 个月后停药为宜[2,7](参见第 2 章第 6 节)。但是,在欧洲和美国,ULT 的初始剂量高于日本(非布司他 40~80mg),如果非布司他的起始剂量为 10mg 并逐渐增加,则秋水仙碱预防给药可能不是必需的。血清尿酸值越低,痛风结节收缩越快,对于痛风结节(如皮下结节)较大的患者,建议目标血清尿酸值应降至 5.0mg/dL 或更低[1,2]。

③ 无症状高尿酸血症

如果患者高尿酸血症持续多年,则与 MSU 晶体有关的临床症状(如痛风性关节炎、痛风结节、肾损害和尿路结石等)会变得很明显,并且其中会出现痛风性关节炎和痛风结节,统称为痛风。但是,关节超声检查和双能 CT(DECT)显示,这些无症状高尿酸血症患者的关节中存在痛风结节的可能性很高。但是,根据欧洲和美国的指南,无症状高尿酸血症是一种不同于痛风的疾病,特别是在药物治疗的适应证方面[1,2]。

与很多生活习惯相关疾病一样,高尿酸血症也是在遗传因素基础上加上生活习惯因素而发病的。过量饮食、高脂肪饮食、高蛋白饮食、摄取果糖、饮酒、运动不足等生活习惯不仅会导致高尿酸血症,还与肥胖、代谢综合征、高血压、脂质异常症、糖耐量异常等高尿酸血症的合并症有着密切的关系。对于与高尿酸血症预后有关的心血管疾病,与高尿酸血症相比,这些合并症的关联更大。对于无症状高尿酸血症的患者,纠正生活习惯的饮食指导应优先于药物治疗,而不倾向于药物治疗的欧洲和美国的指南对此也持有相同的观点[1,2]。

对无症状高尿酸血症患者以痛风发作为终点的 RCT 尚未进行,但大规模观察性研究表明,无症状高尿酸血症的血清尿酸值为 8.0mg/dL,尤其是 9.0mg/dL 或更高的患者未来发生痛风的概率将显著增加[9]。在以数万人为对象的观察性研究的荟萃分析显示,高尿酸血症是导致 CKD、高血压、冠状动脉疾病、脑卒中、心房颤动、代谢综合征、非酒精性脂肪性肝病(NAFLD)和糖尿病的独立风险因素。

一项干预性研究的荟萃分析显示了降尿酸药物

对肾损害进展的抑制作用,结果表明与对照组相比,血清肌酐和 eGFR 受到显著抑制[10]。关于尿路结石,比起血清尿酸值高,高尿酸尿症和酸尿症的相关性更高,尿液中尿酸排泄的减少和尿液碱化不仅会抑制尿酸结石的复发,还会阻止钙结石的复发[11]。在心力衰竭患者中,较高的血清尿酸值更可能损害血管内皮功能,并且已证明别嘌醇的给药可以改善这种情况[12]。在 RCT 中探讨了对于患有 NYHA 3~4 级慢性心力衰竭的患者,是否可以使用别嘌醇的活性代谢产物氧嘌呤醇来改善心力衰竭,但在临床改善方面,未发现氧嘌呤醇的优势[13](请参阅第 2 章第 5 节)。对 7 篇论文(共计 2221 例患者)进行的荟萃分析,以使用降尿酸药物治疗的痛风患者为对象,分析了接受降尿酸药物治疗的痛风患者的心血管事件发生情况,结果表明,与对照组相比,降尿酸药物治疗组的心血管事件没有得到抑制[14]。此外,在 7 篇论文(共计 217 例患者)的荟萃分析中研究了别嘌醇是否可以改善代谢综合征,结果显示血清尿酸值明显降低,但未观察到血脂情况的改善[15]。

尽管已经积累了有关尿酸风险的证据,但对人体的大规模流行病学研究主要是观察性研究,而目前应用降尿酸药物旨在抑制肾损害的发生和发展,针对 CVD 等的干预性试验规模较小,其结果可信度较低,因此需要进一步的证据。由于这些原因,欧洲和美国的指南并未描述无症状高尿酸血症药物治疗的适应证[1,2]。迄今为止,日本的指南与欧洲和美国的指南有所差异,对满足某些标准的无症状高尿酸血症患者可以考虑药物治疗[5],以及在痛风发展之前的阶段进行药物治疗可能有助于降低严重慢性结节性痛风的发生率。

④ 治疗的适用和实际

对于复发性痛风性关节炎或有痛风结节的患者,仅通过生活方式指导很难消除 MSU 晶体在体内的蓄积,建议通过药物治疗将血清尿酸值维持在 6.0mg/dL 或更低。在这种情况下,有必要对有尿路结石病史的患者或存在尿路结石的患者使用抑制尿酸生成药,以抑制尿酸在尿中的排泄。

对于没有引起痛风性关节炎的无症状高尿酸血症患者的药物治疗,如果合并高血压、缺血性心肌病、糖尿病、代谢综合征等并发症,且血清尿酸值在 8.0mg/dL 以上,考虑给药;如果没有合并症,且血清尿酸值在 9.0mg/dL 以上,考虑给药,可以沿用以前的标准(图 5-1)。

在有合并症的无症状高尿酸血症的情况下,优先对合并症进行治疗,此时,通过选择具有降尿酸作用的药物,可以降低血清尿酸值。因此,最好选择氯沙坦钾[16]治疗高血压,阿托伐他汀[17]治疗高 LDL 血症,非诺贝特[18]治疗高甘油三酯血症,SGLT2 抑制剂[19]和吡格列酮[20]治疗糖尿病。

 结论

关于痛风药物治疗的适应证基本一致。然而,对于无症状高尿酸血症,通过控制血清尿酸值来抑制器官功能损害的发生或进展的干预性研究规模很小,目前的证据并不充分。关于无症状高尿酸血症的药物治疗适应证,医生应向患者提供有关该药物当前可用的证据和不良反应的信息,然后在取得患者同意后使用降尿酸药物。

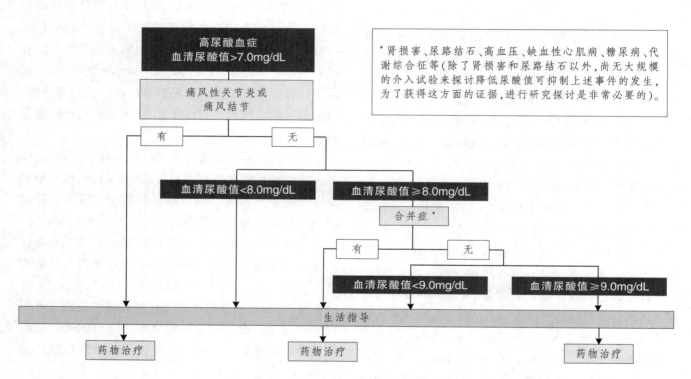

图 5-1 高尿酸血症的治疗指南。

参考文献

1) Khanna D, Fitzgerald JD, Khanna PP, *et al.*: 2012 American College of Rheumatology guidelines for management of gout. Part 1 : Systematic nonpharmacologic and pharmacologic therapeutic approaches to hyperuricemia. *Arthritis Care Res* **64** : 1431-1446, 2012

2) Richette P, Doherty M, Pascual E, *et al.*: 2016 updated EU-LAR evidende-based recommendation for the management of gout. *Ann Rheum Dis* **76** : 29-42, 2017

3) Perez-Ruiz F, Herrero-Beites AM, Carmona L : A two-stage approach to the treatment of hyperuricemia in gout : the "dirty dish" hypothesis. *Arthritis Rheum* **63** : 4002-4006, 2011

4) Wortmann RL, MacDonald PA, Hunt B, *et al.*: Effect of prophylaxis on gout flares after the initiation of urate-lowering therapy : analysis of data from three phase Ⅲ trials. *Clin therap* **32** : 2386-2397, 2010

5) 日本痛風・核酸代謝学会ガイドライン改訂委員会 (編):高尿酸血症の治療, 高尿酸血症・痛風の治療ガイドライン (第2版). メディカルレビュー一社, 80, 2010

6) Yamamoto T, Hidaka Y, Inaba M, *et al.*: Effects of febuxostat on serum urate level in Japanese hyperuricemia patients. *Mod Rheumatol* **25** : 779-783, 2015

7) Khanna D, Khanna PP, Fitzgerald JD, *et al.*: 2012 American College of Rheumatology guidelines for management of gout. Part 2 : Therapy and antiinflammatory prophylaxis of acute

gouty arthritis. *Arthritis Care Res* **64** : 1447-1461, 2012

8) Puig JG, Beltran LH, Mejia-Chjem C, *et al.* : Ultrasonography in the diagnosis of asymptomatic hyperuricemia and gout. *Nucleosides Nucleotides Nucleic Acids* **35** : 517-523, 2016

9) Campion EW, Glynn RJ, DeLabry LO : Asymptomatic hyperuricemia : Risks and consequences in the Normative Aging Study. *Am J Med* **82** : 421-426, 1987

10) Kanji T, Gandhi M, Clase CM, *et al.* : Urate lowering therapy to improve renal outcomes in patients with chronic kidney disease : systematic review and meta-analysis. *BMC Nephrol* **16** : 58 DOI 10. 1186/s12882-015-0047-z, 2015

11) Ettinger B, Tang A, Citron JT, *et al.* : Randomized trial of allopurinol in the prevention of calcium oxalate calculi. *N Engl J Med* **315** : 1386-1389, 1986

12) Kanbay M, Siriopol D, Nistor I, *et al.* : Effects of allopurinol on endothelial dysfunction : a meta-analysis. *Am J Nephrol* **39** : 348-356, 2014

13) Hare JM, Mangai B, Brown J, *et al.* : Impact of oxypurinol in patients with symptomatic heart failure : results of the OPT-CHF study. *J Am Coll Cardiol* **51** : 2301-2309, 2008

14) Zhang T, Pope JE : Cardiovascular effects of urate-lowering therapies in patients with chronic gout : a systematic review and meta-analysis. *Rheumatorogy* **56** : 1144-1153, 2017

15) Castro VMF, Melo AC, Belo VS, *et al.* : Effect of allopurinol and uric acid normalization on serum lipids hyperuricemic subjects : A systematic review with meta-analysis. *Cin Biochem* **50** : 1289-1297, 2017

16) Choi HK, Soriano LC, Zhang Y, *et al.* : Antihypertensive drugs and risk of incident gout among patients with hypertension : population based case-control study. *BMJ* **344** : d8190, 2012

17) Takagi H, Umemoto T : Atrovastatin therapy reduces serum uric acid levels : a meta-analysis of randomized controlled trials. *Int J Cardiol* **152** : 255-257, 2012

18) Derosa G, Maffioli P, Sahebkar A : Plasma uric acid concentrations are reduced by fenofibrate : a systematic review and meta-analysis of randomized placebo-controlled trials. *Pharmacol Res* **102** : 63-70, 2015

19) Zhao Y, Xu L, Tian D, *et al.* : Effects of sodium-glucose co-transporter 2 (SGLT2) inhibitors on serum uric acid level : A meta-analysis of randomized controlled trials. *Diabetes Obes Metab* **20** : 458-462, 2018

20) Koyama H, Tanaka S, Monden M, *et al.* : Comparison of effects of pioglitazone and glimepiride on plasma soluble RAGE and RAGE expression in peripheral mononuclear cells in type 2 diabetes : randomized controlled trial (PioR-AGE). *Atherosclerosis* **234** : 329-334, 2014

第4节　肾损害

要 点

▶ 在合并肾损害的患者中,原则上应使用抑制尿酸生成药作为降尿酸药物。
▶ 抑制尿酸生成药和促进尿酸排泄药联合治疗也是有效的。
▶ 随着肾功能下降,有必要减少别嘌醇的使用量。
▶ 使用以别嘌醇为主的黄嘌呤氧化酶抑制剂进行降尿酸治疗可有效抑制肾损害的进展。
▶ 在肾功能低下时,也可以使用非布司他和托吡司他。

　　尽管慢性肾脏病(CKD)患者中存在高尿酸血症的比例很高,但高尿酸血症是否会发展为CKD仍无定论。荟萃分析未能提供明确结论的原因之一是每项RCT的病例数少且观察期短。到目前为止,干预药物主要是别嘌醇。市场上已经推出了一种即使在中度以上肾损害患者中也显示出有效性和安全性的新型抑制尿酸生成药物,并积累了经验。希望使用新药的RCT可以积累更多的证据。

1 对于合并肾损害的高尿酸血症,原则上使用抑制尿酸生成药

　　原则上,应基于高尿酸血症的类型来选择降低尿酸的药物。这是因为促进尿酸排泄药会增加尿液中的尿酸排泄,从而增加尿路结石和肾损害的风险。显而易见,即使不会形成明显的尿路结石,肾小管腔内也可能会形成微小的尿酸晶体。此外,针对中度至重度肾损害,促进尿酸排泄药效果可能较差,治疗药物难以选择。

　　实际上,到目前为止,对合并肾损害的高尿酸血症的干预性试验大部分使用的都是抑制尿酸生成药物别嘌醇[1]。但是,由于别嘌醇在肾功能低下时容易产生严重的不良反应,所以需要减少用药剂量(表5-3)。对于肌酐清除率（C_Cr)<30mL/min 或 eGFR<30mL/(min·1.73m²)的CKD 4 期患者,推荐剂量为 50mg/d,降尿酸效果可能不足。因此,除了少量的别嘌醇之外,联用促进尿酸排泄药苯溴马隆(25~50mg/d)的治疗方

法正在讨论中。这种联合用药疗法的优点是可以减少别嘌醇的用量,以减少肾损害的不良反应。

　　最近投放市场的新型抑制尿酸生成药非布司他,它不具有嘌呤骨架,除从肾脏排泄外,还可从胆汁中排泄,使用起来相对安全[3]。在日本,研究了 70 例CKD 3b~5 期患者进行 24 周非布司他治疗的疗效和安全性[4]。结果显示,研究对象血清尿酸值降低了 40% 以上,并且血清尿酸值达到 6.0mg/dL 以下的为 70% 以上。在 70 例患者中仅有 5 例观察到不良反应,并且是轻度的,如麻痹、心悸和皮疹,并在停药后恢复正常。此外,由于此后市售的托吡司他约有 1/2 通过胆汁排泄途径代谢,因此,即使在发生肾损害时也可以相对安全地使用。在一项使用该药物的 CKD 3 期的研究中,长达 22 周的观察显示,90% 的患者血清尿酸值达到 6.0mg/dL 或更低,并且除丙氨酸氨基转移酶(ALT)轻度升高外,没有其他明显不良反应[5]。此外,由于尿白蛋白排泄减少了约 33%,表明该药物减少尿白蛋白方面的效果可能会在将来起到保护肾脏的作用。

表5-3　依据肾功能推荐别嘌醇的使用剂量

肾功能	别嘌醇给药剂量
C_Cr>50mL/min	100~300mg/d
30mL/min<C_Cr≤50mL/min	100mg/d
C_Cr≤30mL/min	50mg/d
血液透析患者	透析结束时给药 100mg
腹膜透析患者	50mg/d

C_Cr,肌酐清除率。

2　降尿酸药物可抑制 CKD 的进展

由于 CKD 与高尿酸血症之间的关系密切，我们需要进行高尿酸血症的治疗性干预研究，以阐明高尿酸血症与 CKD 发生的因果关系。迄今为止，已有一些 RCT 的报道（表 5-4）[1,5-13]。

2.1　别嘌醇

最早的报道是 Siu 等对尿蛋白≥0.5g/d 或血清肌酐水平为 1.35~4.50mg/dL 的 CKD 患者使用 200~300mg 别嘌醇进行的一项 RCT 研究。别嘌醇治疗的高尿酸血症治疗组与对照组相比，血清肌酐水平没有显著增加，而对照组在 1 年后的血清肌酐水平却明显升高。基于此，已有报道证明别嘌醇治疗高尿酸血症可抑制 CKD 患者血清肌酐水平的升高[6]。

Goicoechea 等以 113 例 CKD 3 期[eGFR 30~60mL/(min·1.73m²)]的患者为对象，分为别嘌醇（100mg/d）给药组和对照组，进行了为期 24 个月的随机对照试验。别嘌醇给药组的血清尿酸值和 C 反应蛋白（CRP）明显降低。在别嘌醇组中，即使根据年龄、性别、是否存在糖尿病、CRP、蛋白尿和是否使用肾素-血管紧张素（RA）阻滞剂进行调整，肾功能下降也得到抑制。发生心血管事件的风险降低了 29%，但肾脏事件的发生率

（引入透析）没有显著差异[7]。Goicoechea 报告称，当观察期再延长 5 年时，显著的肾脏事件（透析、血清肌酐翻倍、eGFR 降低 50% 或更多）得到抑制[12]。但是，应注意，延长期的药物干预是可选的，并且肾脏结局正在改变。这项研究有趣的是，对照组的平均血清尿酸值为 7.2mg/dL，而药物干预组的平均血清尿酸值为 6.5mg/dL，差异仅 0.7mg/dL，却使风险比降低了一半。

表 5-4 中所示为以 RCT 为中心的荟萃分析结果。首先，在 Bose 等的研究（2014 年）中，这 5 项 RCT 对 eGFR 均未显示出良好的作用。3 项 RCT 中显示出抑制血清肌酐的升高，但总体上并不显著[14]。2015 年，Kanji 等对 19 项 RCT 进行了荟萃分析，包括 992 例 CKD 3~5 期患者。提取了关于 eGFR 变化量的 5 项 RCT（Siu，2006；Momeni，2010；Goicoechea，2010；Kao，2011；Shi，2012）[6,8,10,11]，报道称别嘌醇对 eGFR 的影响明显优于对照组[15]。然而，Kanji 等的研究重新计算了有关血清肌酐水平[6,8]报告的 eGFR，证据水平似乎并不高。此外，所有荟萃分析均未对尿蛋白或尿白蛋白产生明显影响。2 项荟萃分析均报告了研究设计、观察期和用于多元调整参数的可变性[14,15]。

2.2　非布司他

已报告了少数病例使用非布司他的短期 RCT 结果。在 93 例 CKD 3~4 期患者中，与对照组相比，非布司他抑制了 eGFR 的下降[13]。6 个月后非布司他组平均

表 5-4　关于降尿酸药物抑制 CKD 进展效果的 RCT

作者（发表年份）	国家；对象（病例数）；随访期间	药物，每日给药量	关于抑制肾功能进展的发现
Siu（2006）[6]	中国；S_{Cr} 1.35~4.50mg/dL（n=54）；1 年	别嘌醇，100~300mg	抑制 eGFR 的下降
Goicoechea（2010）[7]	西班牙；CKD 3 期（n=113）；2 年	别嘌醇，100mg	抑制 eGFR 的下降
Momeni（2010）[8]	伊朗；T2DM（S_{Cr}<3.0mg/dL）（n=40）；4 个月	别嘌醇，100mg	蛋白尿减少
Kanbay（2011）[9]	土耳其；CKD 2 期（n=97）；4 个月	别嘌醇，300mg	eGFR 从 86mL/(min·1.73m²) 上升至 90mL/(min·1.73 m²)
Kao（2011）[10]	意大利；CKD 3 期（n=53）；9 个月	别嘌醇，300mg	eGFR 不变
Shi（2012）[11]	中国；IgA 肾病（n=40）；6 个月	别嘌醇，100~300mg	eGFR 不变
Hosoya（2014）[5]	日本；CKD 3 期（n=122）；22 周	托吡司他，160mg	eGFR 不变；尿蛋白排泄量降低 33%
Goicoechea（2015）[8]	西班牙；CKD 3 期（n=113）；7 年	别嘌醇，100mg	减少肾脏事件的发生
Sircar（2015）[13]	印度；CKD 3~4 期（n=93）；6 个月	非布司他，40mg	抑制 eGFR 的下降

S_{Cr}，血清肌酐；CKD，慢性肾脏病；eGFR，估算的肾小球滤过率；T2DM，2 型糖尿病。

(Kumagai T, Ota T, Tamura Y, et al.: Time to target uric acid to retard CKD progression. *Clin Exp Nephrol* 21: 182-192. 2017)

eGFR 从 (31.5 ± 13.6)mL/$(min\cdot1.73m^2)$ 增加至 (34.7 ± 18.1)mL/$(min\cdot1.73m^2)$，而在对照组中，该数值从 (32.6 ± 11.6)mL/$(min\cdot1.73m^2)$ 下降到 (28.2 ± 11.5)mL/$(min\cdot1.73m^2)$。6 个月后，非布司他组中 eGFR 下降 10% 以下的占 38%，而对照组为 54%，非布司他组明显减少。目前，在日本正在使用非布司他进行前瞻性双盲 RCT 研究，其结果受到关注[16]。

2.3 托吡司他

Hosoya 等以包含痛风患者在内的 CKD 3 期患者为对象，分为新型抑制尿酸生成药托吡司他 160mg 组（62 例）和对照组（61 例），进行了为期 22 周的双盲 RCT 试验。托吡司他使患者血清尿酸值降低了 45%，但 eGFR 没有明显变化[5]。但是，值得注意的是，使用托吡司他后患者尿白蛋白排泄减少了 33%。

❸ 结论

目前，主要使用别嘌醇的荟萃分析得到的结论其证据水平并不高，对于合并 CKD 的无症状高尿酸血症，我们无法断定是否应该使用抑制尿酸生成药来抑制 CKD 的进展。今后，将实施许多包含新型抑制尿酸生成药的 RCT，并且收集高质量的证据。抑制尿酸生成药通过抑制黄嘌呤氧化酶活性来阻碍活性氧（如超氧化物）的产生。然而，对于抑制尿酸生成药的肾脏保护作用，尚不清楚是由于减轻了氧化应激还是由于血清尿酸值降低，因此，为了解抑制尿酸生成药的作用，需要考虑这种难以解释的情况。

参考文献

1) Kumagai T, Ota T, Tamura Y, et al. : Time to target uric acid to retard CKD progression. *Clin Exp Nephrol* 21 : 182-192, 2017
2) 大野岩男，岡部英明，山口雄一郎，他：腎機能障害を合併する痛風・高尿酸血症症例におけるアロプリノール・ベンズブロマロン併用療法の有用性　オキシプリノール動態の検討から. 日腎会誌 50 : 506-512, 2008
3) Becker MA, Schumacher HR, Espinoza LR, et al. : The urate-lowering efficacy and safety of febuxostat in the treatment of the hyperuricemia of gout : the CONFIRMS trial. *Arthritis Res Ther* 12 : R63, 2010
4) Shibagaki Y, Ohno I, Hosoya T, et al. : Safety, efficacy and renal effect of febuxostat in patients with moderate-to-severe kidney dysfunction. *Hypertens Res* 37 : 919-925, 2014
5) Hosoya T, Ohno I, Nomura S, et al. : Effects of topiroxostat on the serum urate levels and urinary albumin excretion in hyperuricemic stage 3 chronic kidney disease patients with or without gout. *Clin Exp Nephrol* 18 : 876-884, 2014
6) Siu YP, Leung KT, Tong MK, et al. : Use of allopurinol in slowing the progression of renal disease through its ability to lower serum uric acid level. *Am J Kidney Dis* 47 : 51-59, 2006
7) Goicoechea M, de Vinuesa SG, Verdalles U, et al. : Effect of allopurinol in chronic kidney disease progression and cardiovascular risk. *Clin J Am Soc Nephrol* 5 : 1388-1393, 2010
8) Momeni A, Shahidi S, Seirafian S, et al. : Effect of allopurinol in decreasing proteinuria in type 2 diabetic patients. *Iran J Kidney Dis* 4 : 128-132, 2010
9) Kanbay M, Afsar B, Covic A : Uric acid as a cardiometabolic risk factor : to be or not to be. *Contrib Nephrol* 171 : 62-67, 2011
10) Kao MP, Ang DS, Gandy SJ, et al. : Allopurinol benefits left ventricular mass and endothelial dysfunction in chronic kidney disease. *J Am Soc Nephrol* 22 : 1382-1389, 2011
11) Shi Y, Chen W, Jalal D, et al. : Clinical outcome of hyperuricemia in IgA nephropathy : a retrospective cohort study and randomized controlled trial. *Kidney Blood Press Res* 35 : 153-160, 2012
12) Goicoechea M, Garcia de Vinuesa S, Verdalles U, et al. : Allopurinol and progression of CKD and cardiovascular events : long-term follow-up of a randomized clinical trial. *Am J Kidney Dis* 65 : 543-549, 2015
13) Sircar D, Chatterjee S, Waikhom R, et al. : Efficacy of Febuxostat for Slowing the GFR Decline in Patients With CKD and Asymptomatic Hyperuricemia : A 6-Month, Double-Blind, Randomized, Placebo-Controlled Trial. *Am J Kidney Dis* 66 : 945-950, 2015
14) Bose B, Badve SV, Hiremath SS, et al. : Effects of uric acid-lowering therapy on renal outcomes : a systematic review and meta-analysis. *Nephrol Dial Transplant* 29 : 406-413, 2014
15) Kanji T, Gandhi M, Clase CM, et al. : Urate lowering therapy to improve renal outcomes in patients with chronic kidney disease : systematic review and meta-analysis. *BMC Nephrol* 16 : 58, 2015
16) Hosoya T, Kimura K, Itoh S, et al. : The effect of febuxostat to prevent a further reduction in renal function of patients with hyperuricemia who have never had gout and are complicated by chronic kidney disease stage 3 : study protocol for a multicenter randomized controlled study. *Trials* 15 : 26, 2014

第 5 节　尿路结石

▶ 为了防止与高尿酸血症和痛风合并出现的尿路结石，确保患者每天尿量为 2000mL 以上的饮水指导是有效的。

▶ 抑制尿酸生成药是高尿酸血症合并尿路结石的首选。

▶ 促进尿酸排泄药会导致尿路结石的形成，原则上不应用于尿路结石患者。

▶ 以柠檬酸制剂为主的药物碱化尿液，将尿液 pH 值保持在 6.0~7.0 的目标范围。同时，限制过量摄取嘌呤的饮食指导也是必不可少的。

▶ 抑制尿酸生成药和尿液碱化药也可有效预防伴有高尿酸尿的草酸钙结石的复发。

在高尿酸血症和痛风的尿路管理中，对于：①既往有尿路结石病史的患者；②患有尿路结石的患者，二者需要区别对待。具体来说，如何预防尿路结石的发生和复发，以及如何治疗现有的尿路结石是很重要的。对于合并高尿酸血症和痛风的尿路结石症，通过适当地使用抑制尿酸生成药和尿液碱化药可以有效控制，医生应正确理解其机制并进行治疗。

1 尿路结石的预防

预防尿路结石主要以预防尿酸结石和有尿酸代谢异常的草酸钙结石为主。上述尿路结石的风险因素包括：①尿量减少或水分摄入不足；②持续酸性尿；③尿液中尿酸排泄量增加[1,2]。此外，摄取过量的嘌呤是重要的饮食因素，进一步增加了发生尿路结石的风险[3,4]。因此，通过校正这些因素，可以抑制尿路结石的形成。

饮水指导的目的是减少尿液排泄中与结石形成相关物质（如尿酸、草酸钙等）的饱和度[4]，在日本，其目标是通过摄取 2000~2500mL/d 的水分，确保尿量在 2000mL/d 以上[3]。此外，作为水分的补给来源，含有大量酒精、果糖和嘌呤的物质会导致与结石形成相关物质的增加，因此建议避免摄入此类食物。

尿酸在尿液中的溶解度在很大程度上取决于尿液的 pH 值，在 pH 值为 6.5 时，其溶解度是 pH 值 5.0

的 10 倍[5]。换句话说，尿酸结晶倾向于在酸性尿液中沉淀，而持续酸性尿被认为是与尿酸代谢有关的尿路结石中最大风险因素。因此，尿液碱化在高尿酸血症和痛风的尿路管理中是必不可少的。

关于尿液碱化药，日本经常使用柠檬酸制剂（柠檬酸钾和柠檬酸钠的合剂）。在欧洲尿路结石症指南中描述了碳酸氢钠可能会超载钠[6]，但是在日本，碳酸氢钠和柠檬酸的临床研究已证明柠檬酸具有出色的尿液碱化作用[7]。对于尿酸结石患者的研究还证实柠檬酸钾和柠檬酸钠均会增加尿液 pH 值，并增加尿液中柠檬酸的排泄量[8]。人们认为，柠檬酸会在肝脏中迅速代谢，产生碳酸氢根离子，并在尿液从肾小管排出后对尿液产生碱化作用[9]。实际上，据报道，柠檬酸钾的给药抑制了草酸钙结石的复发[10]。但是，在日本可以买到的柠檬酸制剂中含有钾，因此需注意血清钾水平。尿液碱度过高（尿液 pH 值 ≥7.5）会促进磷酸钙和尿酸钠（MSU）的沉淀，因此尿液 pH 值应保持在 6.0~7.0。饮食指导的细节将在后文进行描述，限制动物蛋白的摄入，特别是限制嘌呤过量摄取是有效的。

当高尿酸血症是肾脏负荷型（尿酸生成过多型和肾外排泄减少型），并且尿液中尿酸排泄增加时，应选择抑制尿酸生成药。抑制尿酸生成药使用黄嘌呤氧化酶（XOR）抑制剂，在日本，目前可用的药物包括别嘌醇、非布司他和托吡司他。XOR 抑制剂通过抑制从次黄嘌呤到黄嘌呤和从黄嘌呤到尿酸的两步反应，从而导致尿液中次黄嘌呤和黄嘌呤浓度增加[11]。然而，次黄嘌呤的经尿排泄量非常小,并且由于黄嘌呤在尿液中具有相当高的溶解度,因此在尿液中次黄嘌呤和黄嘌呤通常不容易形成晶体。但是,需要注意的是,长期服用或大剂量服用别嘌醇会引起黄嘌呤结石[12]。

另一方面,高尿酸血症的分类中尿酸排泄不良型的病例比较多,因此使用促进尿酸排泄药(丙磺舒、布可隆、苯溴马隆)的机会较多。根据其作用机制,可增加尿液中尿酸排泄量,当尿液碱化或限制嘌呤摄入不充分时,可导致尿酸结石的形成[5]。因此,原则上不应在合并尿路结石的患者中使用促进尿酸排泄药。

但是,实际上尝试对合并高尿酸血症的尿路结石患者进行病型分类时,我们发现尿酸排泄不良型的病例数是肾脏负荷型(尿酸生成过多型和肾外排泄减少型)的 4 倍左右。在合并尿路结石的尿酸排泄不良型高尿酸血症的病例中,如果不能使用促进尿酸排泄药,则很难选择适合疾病类型的药物。Yamamoto 等[14]报道了抑制尿酸生成药(非布司他)的有效性,并且与尿液中尿酸排泄量无关,还显示了其预防尿酸排泄不良型高尿酸血症的尿路结石症患者复发的可能性。

据报道,别嘌醇和非布司他可有效预防伴有高尿酸尿的草酸钙结石的复发。园田等[15]对患有草酸钙结石的患者给予别嘌醇(300mg/d)治疗,在 2 年的随访期间患者尿液中尿酸排泄减少,结石复发率降低。美国的 RCT 还报道了别嘌醇(300mg/d)的给药显著降低了草酸钙结石的 2 年复发率[16]。一方面,一项关于非布司他(80mg/d)、别嘌醇(300mg/d)和安慰剂的 RCT 显示非布司他(给药 6 个月)对现有结石的大小和数量没有影响,但尿液中尿酸排泄量明显减少[17]。

❷ 尿路结石的治疗

2.1 积极治疗

所有类型的结石都可以通过体外冲击波碎石术(ESWL)、经皮肾碎石术、经尿道输尿管碎石术等内镜技术进行治疗。但是,尿酸结石是放射线透过性结石,所以成像需要花费时间[5]。结石的位置、性质和状态,以及结石与周围脏器的关系等术前评价非常重要,可以结合 X 线 CT、排泄性尿道造影和逆行性肾盂尿管造影等实现。最近,在许多机构已经具备双能 CT(DECT)

的设备,该技术通过用两个不同能量值的 X 线 CT 进行摄影,在术前可以预测结石成分。DECT 从物质固有的能量透过性差异中获取新的图像信息,特别适用于对尿酸结石和含钙结石的鉴别[18]。同时测量的 CT 值也可推测结石硬度,并能够从多个图像信息中选择适当的治疗方法。此外,在进行 ESWL 的同时,通过联合使用尿液碱化疗法,可以得到良好的治疗效果[19]。

2.2 结石溶解疗法

由于高龄、有出血倾向、不能中止抗血栓治疗或存在其他重大的合并症等原因,对于不能积极进行结石去除治疗的情况,如果事先推测是尿酸结石,可以选择结石溶解疗法。对于这个判断,以往的简单腹部 X 线、基于单纯 CT 和超声波断层法的综合诊断,以及上述的 DECT 是有用的。结石溶解疗法是对尿酸结石的特异性治疗方法,在确保患者尿量充足的同时,通过尿液碱化药,可以溶解现有的尿酸结石[5]。这种情况下,并用抑制尿酸生成药的情况也很多,不过,尿酸结石的完全溶解通常需要 6 个月甚至 1 年以上的时间。另一方面,尿液过度碱化(pH 值 7.5 以上)的持续会诱发磷酸钙结石的产生,同时也会造成尿酸铵等碱化药难以溶解的沉淀,故需要仔细观察随访。

❸ 结论

高尿酸血症和痛风与尿路结石症密切相关,而与高尿酸血症有关的高尿酸尿症和酸性尿是尿路结石形成的风险因素。尿量的减少或嘌呤的过量摄入,进一步增加了患病风险。尿酸代谢不仅会影响尿酸结石,还影响尿路结石中最常见的草酸钙结石的形成,因此考虑到尿路结石的来源和预防复发方面是非常重要的。

目前已经开发出多种去除结石的方法作为尿路结石的有效治疗方法,但目前尚未阐明尿路结石的发生机制和预防复发的方法。有关日本研发的新型降尿酸药物(非布司他、托吡司他)抑制尿路结石形成的临床研究已经开始,并且已经有一些报道。在基础研究领域中,主要在日本进行了关于尿酸转运蛋白的研究,并且有望通过这些研究进一步阐明高尿酸血症和痛风与尿路结石症的关系。

参考文献

1) Shekarriz B, Stoller ML : Uric acid nephrolithiasis : current concepts and controversies. *J Urol* **168** : 1307-1314, 2002

2) Coe FL : Hyperuricosuric calcium oxalate nephrolithiasis. *Kidney Int* **13** : 418-426, 1978

3) 日本泌尿器科学会，日本泌尿器内視鏡学会，日本尿路結石症学会編：尿路結石症診療ガイドライン．第2版，金原出版，93-120，2013

4) Pearle MS, Goldfarb DS, Assimos DG, *et al.* : Medical management of kidney stones : AUA guideline. *J Urol* **192** : 316-324, 2014

5) Rodman JS, Sosa RE, Lopes MA : Diagnosis and treatment of uric acid calculi. In : Coe FL, Favus MJ, Pak CYC, et al. (eds). Kidney stones : Medical and surgical management. Lippincott-Raven Publishers, 973-989, 1996

6) EAU Guidelines on Urolithiasis 2018. http://uroweb.org/guideline/urolithiasis/#4

7) 上田 泰，御巫清允，熊谷 朗，他：尿アルカリ化剤 CG-120（ウラリット U）の臨床評価：重曹を対照とした多施設非盲検 Well-controlled traial. *Clin Evol* **9** : 421-433, 1981

8) Sakhaee K, Nicar M, Hill K, *et al.* : Contrasting effects of potassium citrate and sodium citrate therapies on urinary chemistries and crystallization of stone-forming salts. *Kidney Int* **24** : 348-352, 1983

9) 小川由英，宇治康明：CG-120 投与の健常人に及ぼす影響―単回投与試験．薬理と治療 **14** : 5251-5272, 1986

10) Pak CY, Fuller C, Sakhaee K, *et al.* : Long-term treatment of calcium nephrolithiasis with potassium citrate. *J Urol* **134** : 11-19, 1985

11) 西野武士：日本発の「抗痛風剤のルネッサンス」．痛風と核酸代謝 **37** : 77-92, 2013

12) Klinenberg JR, Goldfinger SE, Seegmiller JE : The effectiveness of the xanthine oxidase inhibitor allopurinol in the treatment of gout. *Ann Int Med* **62** : 639-647, 1965

13) 山口 聡：高尿酸血症にかかわる尿路結石症の基礎と臨床．尿酸と血糖 **1** : 64-67, 2015

14) Yamamoto T, Hidaka Y, Inaba M, *et al.* : Effects of febuxostat on serum urate level in Japanese hyperuricemia patients. *Mod Rheumatol* **25** : 779-783, 2015

15) 園田孝夫，小出卓生，岡 聖次，他：再発性特発性蓚酸カルシウム尿路結石症に対するアロプリノール（ザイロリック®）の結石再発予防効果の検討．泌尿紀要 **31** : 2071-2079, 1985

16) Ettinger B, Tang A, Citron JT, *et al.* : Randomized trial of allopurinol in the prevention of calcium oxalate calculi. *N Engl J Med* **315** : 1386-1389, 1986

17) Goldfarb DS, MacDonald PA, Gunawardhana L, *et al.* : Randomized controlled trial of febuxostat versus allopurinol or placebo in individuals with higher urinary uric acid excretion and calcium stones. *Clin J Am Soc Nephrol* **8** : 1960-1967, 2013

18) 山口 聡：Dual energy CT による結石成分の質的診断．腎臓内科・泌尿器科 **4** : 266-273, 2016

19) Ezzat MI : Treatment of radiolucent renal calculi using ESWL combined with urine alkalinization. *Int Urol Nephrol* **22** : 319-323, 1990

第6节　高血压

要点

▶ 高尿酸血症通常合并高血压。

▶ 高尿酸血症与肾功能下降和心血管事件的发生有关,因此,进行高血压的诊疗时需要考虑尿酸的管理。

▶ 改变生活方式,尤其是纠正肥胖和限制饮酒是十分重要的。

▶ 在选择降压药时,优先使用不会升高尿酸值的药物。

▶ 如果血清尿酸值≥8.0mg/dL,应考虑使用降尿酸药物。

高血压定义为诊室血压>140/90mmHg(1mmHg≈0.133kPa)或家庭血压>135/85mmHg。据估计,日本的高血压患者数量约为4300万人,这是一种常见的生活习惯相关疾病,其合并高尿酸血症的发生率也很高。据报道,高尿酸血症可能是高血压和心血管疾病的风险因素(见第3章第6节),高血压的治疗中需要考虑尿酸的管理。

❶ 高尿酸血症合并高血压的疾病状态和治疗

1.1 高尿酸血症合并高血压的疾病状态

众所周知,高尿酸血症经常合并高血压,在健康检查中未接受治疗的男性高血压患者并发高尿酸血症的概率为16.8%。另一方面,在高血压专科门诊就诊的高血压患者中,高尿酸血症(尿酸值>7.0mg/dL或服用降尿酸药者)的发生率在男性中为40.6%,女性为8.6%。代谢综合征是高血压和高尿酸血症容易并发的疾病之一。而肥胖和胰岛素抵抗的存在,可使尿酸的产生亢进之外,由于在肾小管中与钠重吸收增加联动的尿酸排泄降低而呈现高尿酸血症。此外,钠的重吸收增加,也会增加体液量并引起交感神经的紊乱,导致血压上升。伴随着肾功能下降而出现的高血压,以及降压利尿剂等降压药(使血清尿酸值上升)的使用,也是容易并发高血压和高尿酸血症的主要原因。

1.2 高尿酸血症合并高血压的治疗

1.2.1 非药物疗法

日本高血压学会发布的《高血压治疗指南2014》(JSH 2014)中,关于对高血压患者生活习惯的纠正,列举了减少盐分摄入(<6g/d)、积极进食蔬菜和水果、纠正肥胖、养成运动习惯、限制饮酒、禁烟这6项(表5-5)[3],无论是否合并高尿酸血症,患者都应该遵循上

表5-5　针对高血压患者纠正生活习惯的项目

1.减盐	每天摄入<6g
2a.蔬菜和水果	积极进食蔬菜和水果*
2b.脂质	避免摄入胆固醇和饱和脂肪酸 积极进食鱼类(鱼油)
3.减重	BMI<25
4.运动	对于没有心血管疾病的高血压患者,应定期进行运动(每天至少30分钟),主要是有氧运动
5.限酒	酒精摄入男性<20mL/d,女性<10mL/d
6.禁烟	包括避免被动吸烟

遵循多项健康生活习惯,效果更好。

* 合并严重肾损害的患者有发生高钾血症的风险,故不推荐此类人群积极进食蔬菜和水果。同时,也不建议肥胖和糖尿病等需要限制热量摄取的患者食用糖分过高的水果。

[日本高血压学会高血压治疗ガイドライン作成委员会:高血压治疗ガイドライン2014(JSH2014)。ライフサイエンス出版,2014]

述指导原则。其中纠正肥胖和限制饮酒对于高尿酸血症患者的生活指导也很重要,可以说是应该重点指导的项目。

1.2.2 药物疗法

目前,在日本钙拮抗剂和血管紧张素Ⅱ受体拮抗剂(ARB)被广泛使用。《高血压治疗指南2014》中建议在无有效适应证的情况下,除上述两种药物以外可使用利尿剂,但可能会对尿酸代谢产生不良影响。因此对于高血压伴高尿酸血症患者,不建议将其用作一线药物。表5-6显示了主要的降压药对尿酸的影响。噻嗪类和袢利尿剂均会增加血清尿酸值,且β-受体阻滞剂也有使尿酸升高的倾向。据报道,在利尿剂中,盐皮质激素受体拮抗剂(MRA)对血清尿酸值没有影响。钙拮抗剂、ARB和血管紧张素转换酶(ACE)抑制剂对尿酸代谢影响很小。但是,由于ARB中的氯沙坦对尿酸转运蛋白1(URAT1)具有抑制作用,因此有临床报道其可降低血清尿酸值,因此氯沙坦是高尿酸血症合并高血压的首选用药[4,5]。经常与高尿酸血症合并存在糖尿病、肥胖、慢性肾脏病(CKD)等的高血压患者,容易出现治疗抵抗性,为了达到严格的降压目标,经常需要同时使用含利尿剂的多种药物联用。高龄、代谢综合征、CKD合并高血压的患者具有食盐高感受性的病理状态,对利尿剂治疗有效,不过,使用利尿剂可能会使血清尿酸值进一步升高,应考虑尿酸的管理。具体而言,即使在需要使用利尿剂的情况下,也必须将利尿剂的剂量降至最低,并在考虑高钾血症风险的基础上再探讨使用MRA。无论是否服用利尿剂,对于降压

治疗中的高血压患者,目前没有关于开始降尿酸治疗的标准的证据,不过,如果血清尿酸值在8.0mg/dL以上,可考虑给患者服用降尿酸药物。合并高血压的高尿酸血症多为尿酸排泄不良型,苯溴马隆等促进尿酸排泄的药物是有效的,但是据报道,最近发售的诸如非布司他和托吡司他等抑制尿酸生成药[黄嘌呤氧化酶(XOR)抑制剂]对于所有高尿酸血症患者,以及存在肾损害的患者都是有效的[6-8]。

此外,有关高血压的分类、治疗决策、降压药的选择和降压目标等内容请参阅于2019年修订的《高血压治疗指南2019》。

❷ 结论

高尿酸血症是导致患者肾功能下降,以及心血管事件的发生和死亡的风险因素,因此建议进行适当的尿酸管理。但是,有关尿酸的干预性试验的证据并不充分,开始治疗的标准和治疗目标值有待进一步研究。

表5-6 主要降压药对血清尿酸值的影响

血清尿酸值	降压药
上升	噻嗪类利尿剂
	袢利尿剂
	β(αβ)-受体阻滞剂
不变	MRA
不变或轻度下降	钙拮抗剂
	ARB(除氯沙坦)
	ACE抑制剂
下降	氯沙坦

MRA,盐皮质激素受体拮抗剂;ARB,血管紧张素Ⅱ受体拮抗剂;ACE,血管紧张素转换酶。

参考文献

1) Kuwabara M, Niwa K, Nishi Y, et al.: Relationship between serum uric acid level and hypertension among Japanese individuals not treated for hyperuricemia and hypertension. *Hypertens Res* **37** : 785-789, 2014
2) 榊美奈子, 土橋卓也:降圧薬服用者における尿酸管理の現状. 痛風と核酸代謝 **37** : 103-109, 2013
3) 日本高血圧学会高血圧治療ガイドライン作成委員会:高血圧治療ガイドライン 2014 (JSH2014). ライフサイエンス出版, 2014
4) Naritomi H, Fujita T, Ito S, et al.: Efficacy and safety of long-term losartan therapy demonstrated by a prospective observational study in Japanese patients with hypertension. The Japan Hypertension Evaluation with Angiotensin II Antagonist Losartan Therapy (J-HEALTH) study. *Hypertens Res* **31** : 295-304, 2008
5) Ito S, Naritomi H, Ogihara T, et al.: Impact of serum uric acid on renal function and cardiovascular events in hypertensive patients treated with losartan. *Hypertens Res* **35** : 867-873, 2012
6) Yamamoto T, Hidaka Y, Inaba M. et al.: Effects of febuxostat on serum urate level in Japanese hyperuricemia patients. *Mod Rheumatol* **12** : 1-5, 2015
7) Shibagaki Y, Ohno I, Hosoya T, et al.: Safety, efficacy and renal effect of febuxostat in patients with moderate-to-severe kidney dysfunction. *Hypertens Res* **37** : 919-925, 2014
8) Hosoya T, Ohno I, Nomura S, et al.: Effects of topiroxostat on the serum urate levels and urinary albumin excretion in hyperuricemic stage 3 chronic kidney disease patients with or without gout. *Clin Exp Nephrol* **18** : 876-884, 2014

第7节 动脉硬化

要 点

▶ 在血清尿酸值高的患者中,动脉硬化性疾病发生率也很高。

▶ 针对以下两个问题:①尿酸值高是否与动脉硬化疾病的发展独立相关;②与血清尿酸值高共存的心血管风险因素是否会增加动脉硬化疾病的风险,已经进行了各种各样的研究。

▶ 对于高尿酸血症是否与动脉硬化独立相关进行了研究,以普通居民群体为对象的流行病学研究结果偏差很大。另一方面,在以心血管疾病的高风险病例为对象的流行病学研究中,很多报告显示尿酸值高是心血管事件的独立风险因素。

▶ 对于血清尿酸值高而导致心血管事件的原因进行了研究,在孟德尔随机分析中,显示出研究之间的结果有偏差。

▶ 干预性研究表明,降尿酸药物的使用降低了心血管事件的发生率,但研究病例数很少,有待今后进一步的研究。

各种流行病学研究表明,较高的血清尿酸值会增加动脉硬化性疾病的风险。血清尿酸值较高的患者存在更多其他心血管风险因素。因此,已经进行了许多流行病学研究和孟德尔随机分析,以确定尿酸本身是否会增加动脉硬化的风险或是否与其他因素相关,这对于评估降低尿酸干预对动脉硬化的作用很重要。近年来,关于降尿酸疗法是否会抑制心血管事件,一些干预性研究中获得了新的结论。

1 与心血管事件的关联:流行病学研究

对于血清尿酸值高是否是心血管事件发生的独立风险因素,国际上许多研究机构使用了由各种心血管风险因子调整的统计模型进行讨论。在以普通居民群体为对象的研究中,表明尿酸值高与心血管疾病的发生率和心血管死亡事件有关。另一方面,根据研究对象的不同,也有可能不存在关联性,尿酸值高与心血管事件的关联,女性比男性更显著等,从而得到暗示性差异的结果,并指出血清尿酸值高与心血管疾病的关联可能不是直接的[14-20]。

对于存在高血压[21-23]、冠状动脉疾病[24-27]、糖尿病[28]等基础疾病的人群,即所谓的高风险人群为研究对象

进行了很多同样的研究。与普通人群相比,许多同类研究发现血清尿酸值升高与心血管事件和心血管疾病死亡率之间存在直接关联。然而,针对高风险患者的其他研究还发现,血清尿酸值与心血管事件之间没有独立的关联,而尿酸值与心血管风险之间存在J曲线关联。在解释结果的同时,我们还要注意使用了哪些校正因子来调整结果[29-31]。

2 动脉粥样硬化与替代标志物的联系

一些研究探讨了血清尿酸值与替代标志物的联系,而不是诸如心血管事件之类的硬性终点。也有报道称血清尿酸值与颈动脉斑块[32-34]和血管硬化[35-38]有关。但是,包括观察性研究在内的临床意义存在明显的局限性。

3 孟德尔随机分析

通过分析影响血清尿酸值的基因序列操作变量,判断血清高尿酸的遗传因素和心血管事件的关联方法,即使不考虑其他已知或未知的关联因子,也具有可以判断血清尿酸值高是否可引起心血管事件发生

的优点。没有证据表明尿酸值与缺血性心肌病或冠状动脉疾病之间存在因果关系[39,40]。另一方面，还有报告称，高尿酸血症与心血管疾病死亡和糖尿病伴动脉粥样硬化疾病之间存在关系[41,42]。

4　降尿酸疗法是否会抑制动脉硬化的进展

Grimaldi-Bensouda 等在一项病例对照研究中比较了心肌梗死病例组和对照组，结果发现在心肌梗死病例中别嘌醇的使用率较低[43]。此外，Goicoechea 等对肾功能下降的患者进行了每天 100mg 别嘌醇的随机试验，报告结果显示，别嘌醇组的心血管事件发生率较低[44,45]。根据这些研究，尚不清楚别嘌醇是否通过抑制动脉硬化进程来减少心血管事件。现在，针对既往有缺血性心肌病的病例，研究别嘌醇给药是否可降低心血管事件的发生率的随机试验（有安慰剂对照）正在进行中[46]。

5　结论

很少有报道表明，对血清尿酸的干预可改善心血管疾病的预后，对于通过降低尿酸的干预以改善动脉硬化疾病预后的做法，现在还无法积极推荐。此外，在评估干预试验的结果时，除了关注疗效，还需要考虑临床影响。

参考文献

1) Freedman DS, Williamson DF, Gunter EW, *et al.* : Relation of serum uric acid to mortality and ischemic heart disease. The NHANES I Epidemiologic Follow-up Study. *Am J Epidemiol* **141** : 637-644, 1995
2) Fang J, Alderman MH : Serum uric acid and cardiovascular mortality the NHANES I epidemiologic follow-up study, 1971-1992. National Health and Nutrition Examination Survey. *JAMA* **283** : 2404-2410, 2000
3) Tomita M, Mizuno S, Yamanaka H, *et al.* : Does hyperuricemia affect mortality? A prospective cohort study of Japanese male workers. *J Epidemiol* **10** : 403-409, 2000
4) Niskanen LK, Laaksonen DE, Nyyssönen K, *et al.* : Uric acid level as a risk factor for cardiovascular and all-cause mortality in middle-aged men : a prospective cohort study. *Arch Intern Med* **164** : 1546-1551, 2004
5) Hakoda M, Masunari N, Yamada M, *et al.* : Serum uric acid concentration as a risk factor for cardiovascular mortality : a longterm cohort study of atomic bomb survivors. *J Rheumatol* **32** : 906-912, 2005
6) Chien KL, Hsu HC, Sung FC, *et al.* : Hyperuricemia as a risk factor on cardiovascular events in Taiwan : The Chin-Shan Community Cardiovascular Cohort Study. *Atherosclerosis* **183** : 147-155, 2005
7) Bos MJ, Koudstaal PJ, Hofman A, *et al.* : Uric acid is a risk factor for myocardial infarction and stroke : the Rotterdam study. *Stroke* **37** : 1503-1507, 2006
8) Chen SY, Chen CL, Shen ML : Severity of gouty arthritis is associated with Q-wave myocardial infarction : a large-scale, cross-sectional study. *Clin Rheumatol* **26** : 308-313, 2007
9) Krishnan E, Svendsen K, Neaton JD, *et al.* : Long-term cardiovascular mortality among middle-aged men with gout. *Arch Intern Med* **168** : 1104-1110, 2008
10) Ioachimescu AG, Brennan DM, Hoar BM, *et al.* : Serum uric acid is an independent predictor of all-cause mortality in patients at high risk of cardiovascular disease : a preventive cardiology information system (PreCIS) database cohort study. *Arthritis Rheum* **58** : 623-630, 2008
11) Strasak AM, Kelleher CC, Brant LJ, *et al.* : Serum uric acid is an independent predictor for all major forms of cardiovascular death in 28,613 elderly women : a prospective 21-year follow-up study. *Int J Cardiol* **125** : 232-239, 2008
12) Meisinger C, Koenig W, Baumert J, *et al.* : Uric acid levels are associated with all-cause and cardiovascular disease mortality independent of systemic inflammation in men from the general population : the MONICA/KORA cohort study. *Arterioscler Thromb Vasc Biol* **28** : 1186-1192, 2008
13) Strasak A, Ruttmann E, Brant L, *et al.* : Serum uric acid and risk of cardiovascular mortality : a prospective long-term study of 83,683 Austrian men. *Clin Chem* **54** : 273-284, 2008
14) Wannamethee SG, Shaper AG, Whincup PH : Serum urate and the risk of major coronary heart disease events. *Heart* **78** : 147-153, 1997
15) Culleton BF, Larson MG, Kannel WB, *et al.* : Serum uric acid and risk for cardiovascular disease and death : the Framingham Heart Study. *Ann Intern Med* **131** : 7-13, 1999
16) Moriarity JT, Folsom AR, Iribarren C, *et al.* : Serum uric acid and risk of coronary heart disease : Atherosclerosis Risk in Communities (ARIC) Study. *Ann Epidemiol* **10** : 136-143, 2000
17) Sakata K, Hashimoto T, Ueshima H, *et al.* : Absence of an association between serum uric acid and mortality from cardiovascular disease : NIPPON DATA 80, 1980-1994. National Integrated Projects for Prospective Observation of Non-communicable Diseases and its Trend in the Aged. *Eur J Epidemiol* **17** : 461-468, 2001
18) Jee SH, Lee SY, Kim MT : Serum uric acid and risk of death from cancer, cardiovascular disease or all causes in men. *Eur J Cardiovasc Prev Rehabil* **11** : 185-191, 2004
19) Wheeler JG, Juzwishin KD, Eiriksdottir G, *et al.* : Serum uric acid and coronary heart disease in 9,458 incident cases and 155,084 controls : prospective study and meta-analysis. *PLoS Med* **2** : e76, 2005
20) Gerber Y, Tanne D, Medalie JH, *et al.* : Serum uric acid and long-term mortality from stroke, coronary heart disease and all causes. *Eur J Cardiovasc Prev Rehabil* **13** : 193-198, 2006
21) Verdecchia P, Schillaci G, Reboldi G, *et al.* : Relation between serum uric acid and risk of cardiovascular disease in essential hypertension. The PIUMA study. *Hypertension* **36** : 1072-1078, 2000
22) Franse LV, Pahor M, Di Bari M, *et al.* : Serum uric acid, diuretic treatment and risk of cardiovascular events in the Systolic Hypertension in the Elderly Program (SHEP). *J Hypertens* **18** : 1149-1154, 2000
23) Iwashima Y, Horio T, Kamide K, *et al.* : Uric acid, left ven-

tricular mass index, and risk of cardiovascular disease in essential hypertension. *Hypertension* **47** : 195-202, 2006

24) Bickel C, Rupprecht HJ, Blankenberg S, *et al.* : Serum uric acid as an independent predictor of mortality in patients with angiographically proven coronary artery disease. *Am J Cardiol* **89** : 12-17, 2002

25) Madsen TE, Muhlestein JB, Carlquist JF, *et al.* : Serum uric acid independently predicts mortality in patients with significant, angiographically defined coronary disease. *Am J Nephrol* **25** : 45-49, 2005

26) Kojima S, Sakamoto T, Ishihara M, *et al.* : Prognostic usefulness of serum uric acid after acute myocardial infarction (the Japanese Acute Coronary Syndrome Study). *Am J Cardiol* **96** : 489-495, 2005

27) Wang R, Song Y, Yan Y, *et al.* : Elevated serum uric acid and risk of cardiovascular or all-cause mortality in people with suspected or definite coronary artery disease : A meta-analysis. *Atherosclerosis* **254** : 193-199, 2016

28) Lehto S, Niskanen L, Rönnemaa T, *et al.* : Serum uric acid is a strong predictor of stroke in patients with non-insulin-dependent diabetes mellitus. *Stroke* **29** : 635-639, 1998

29) Suliman ME, Johnson RJ, Garcia-Löpez E, *et al.* : J-shaped mortality relationship for uric acid in CKD. *Am J Kidney Dis* **48** : 761-771, 2006

30) Mazza A, Zamboni S, Rizzato E, *et al.* : Serum uric acid shows a J-shaped trend with coronary mortality in non-insulin-dependent diabetic elderly people. The CArdiovascular STudy in the ELderly (CASTEL). *Acta Diabetol* **44** : 99-105, 2007

31) Zhang W, Iso H, Murakami Y, *et al.* : Serum Uric Acid and Mortality Form Cardiovascular Disease : EPOCH-JAPAN Study. *J Atheroscler Thromb* **23** : 692-703, 2016

32) Ishizaka N, Ishizaka Y, Toda E, *et al.* : Association between serum uric acid, metabolic syndrome, and carotid atherosclerosis in Japanese individuals. *Arterioscler Thromb Vasc Biol* **25** : 1038-1044, 2005

33) Takayama S, Kawamoto R, Kusunoki T, *et al.* : Uric acid is an independent risk factor for carotid atherosclerosis in a Japanese elderly population without metabolic syndrome. *Cardiovasc Diabetol* **11** : 2, 2012

34) Neogi T, Ellison RC, Hunt S, *et al.* : Serum uric acid is associated with carotid plaques : the National Heart, Lung, and Blood Institute Family Heart Study. *J Rheumatol* **36** : 378-384, 2009

35) Ishizaka N, Ishizaka Y, Toda E, *et al.* : Higher serum uric acid is associated with increased arterial stiffness in Japanese individuals. *Atherosclerosis* **192** : 131-137, 2007

36) Canepa M, Viazzi F, Strait JB, *et al.* : Longitudinal Association Between Serum Uric Acid and Arterial Stiffness : Results From the Baltimore Longitudinal Study of Aging. *Hypertension* **69** : 228-235, 2017

37) Mehta T, Nuccio E, McFann K, *et al.* : Association of Uric Acid With Vascular Stiffness in the Framingham Heart Study. *Am J Hypertens* **28** : 877-883, 2015

38) Baena CP, Lotufo PA, Mill JG, *et al.* : Serum Uric Acid and Pulse Wave Velocity Among Healthy Adults : Baseline Data From the Brazilian Longitudinal Study of Adult Health (ELSA-Brasil). *Am J Hypertens* **28** : 966-970, 2015

39) Palmer TM, Nordestgaard BG, Benn M, *et al.* : Association of plasma uric acid with ischaemic heart disease and blood pressure : mendelian randomisation analysis of two large cohorts. *BMJ* **347** : f4262, 2013

40) Keenan T, Zhao W, Rasheed A, *et al.* : Causal Assessment of Serum Urate Levels in Cardiometabolic Diseases Through a Mendelian Randomization Study. *J Am Coll Cardiol* **67** : 407-416, 2016

41) Kleber ME, Delgado G, Grammer TB, *et al.* : Uric Acid and Cardiovascular Events : A Mendelian Randomization Study. *J Am Soc Nephrol* **26** : 2831-2838, 2015

42) Yan D, Wang J, Jiang F, *et al.* : A causal relationship between uric acid and diabetic macrovascular disease in Chinese type 2 diabetes patients : A Mendelian randomization analysis. *Int J Cardiol* **214** : 194-199, 2016

43) Grimaldi-Bensouda L, Alpérovitch A, Aubrun E, *et al.* : Impact of allopurinol on risk of myocardial infarction. *Ann Rheum Dis* **74** : 836-842, 2015

44) Goicoechea M, de Vinuesa SG, Verdalles U, *et al.* : Effect of allopurinol in chronic kidney disease progression and cardiovascular risk. *Clin J Am Soc Nephrol* **5** : 1388-1393, 2010

45) Goicoechea M, Garcia de Vinuesa S, Verdalles U, *et al.* : Allopurinol and progression of CKD and cardiovascular events : long-term follow-up of a randomized clinical trial. *Am J Kidney Dis* **65** : 543-549, 2015

46) Mackenzie IS, Ford I, Walker A, *et al.* : Multicentre, prospective, randomised, open-label, blinded end point trial of the efficacy of allopurinol therapy in improving cardiovascular outcomes in patients with ischaemic heart disease : protocol of the ALL-HEART study. *BMJ Open* **6** : e013774, 2016

第 8 节　心力衰竭

要　点

▶ 在高尿酸血症合并心力衰竭的治疗中,应该使用不易引起血清尿酸值升高的药物,但是在血清尿酸值上升的情况下,应该优先进行心力衰竭的治疗,根据需要考虑开始或增加降尿酸治疗。

▶ 血管紧张素转换酶抑制剂、血管紧张素 Ⅱ 受体拮抗剂和盐皮质激素受体拮抗剂不会对高尿酸血症产生不良影响,可以正常使用。特别是氯沙坦可降低血清尿酸值。

▶ 利尿剂和 β-受体阻滞剂会增加血清尿酸值,因此使用时要注意患者血清尿酸值,如果血清尿酸值增加,则应优先治疗心力衰竭,并考虑开始或增加降尿酸药物的用量。

▶ 黄嘌呤氧化酶抑制剂和促进尿酸排泄药均可用于治疗合并心力衰竭的高尿酸血症,而不会对心力衰竭患者产生不良影响。

▶ 尽管已经报道了黄嘌呤氧化酶抑制剂可能对心力衰竭具有改善的作用,但尚无足够的证据表明与诸如心血管疾病死亡等硬性终点的相关性,还需要进一步的研究。

血清尿酸值升高是心力衰竭患者的常见的疾病表现,高尿酸血症与心力衰竭患者的运动耐受性、外周循环功能不全、炎症标志物、左心室舒张功能,以及预后有关[1-5]。因此,重要的是要了解高尿酸血症和心力衰竭这两种疾病及其相关性,并分别进行治疗。如果存在影响高尿酸血症的生活方式(吸烟、饮酒、饮食不均衡、剧烈运动等),首先进行改善生活方式的指导,在无法改善的情况下则考虑药物治疗。有关生活方式指导的详细信息,请参见第 2 章第 7 节和第 5 章第 11 节。本节重点介绍心力衰竭中慢性心力衰竭的情况。以下概述了用于治疗合并高尿酸血症的慢性心力衰竭和用于治疗具有慢性心力衰竭的高尿酸血症的药物。有关心力衰竭与高尿酸血症之间关系的详细信息,请参阅第 3 章第 6 节。

1 高尿酸血症合并心力衰竭的治疗药物

作为高尿酸血症合并心力衰竭的治疗药物,原则上使用不会使血清尿酸值升高的药物。然而,在选择治疗药物时,应优先治疗心力衰竭,如果血清尿酸值上升,则开始或增加降尿酸药物的使用剂量。在日本循环系统学会·日本心力衰竭学会的急性·慢性心力衰竭诊疗指南(2017 年修订版)中,推荐使用血管紧张素转换酶(ACE)抑制剂、血管紧张素 Ⅱ 受体拮抗剂(ARB)、β-受体阻滞剂、利尿剂和皮质类固醇受体拮抗剂(MRA)作为心力衰竭的治疗药物,并将其用于临床实践。心力衰竭治疗药物对血清尿酸值的影响描述如下。

1.1 血管紧张素转换酶(ACE)抑制剂

有报告称 ACE 抑制剂会轻微降低血清尿酸值[6],但也有报告称其会使高血压患者的痛风发作风险轻度增加[7],因此其对血清尿酸值或痛风发作的影响不总是恒定的。但是,其对血清尿酸值的影响较小,考虑到对慢性心力衰竭的可用性,ACE 抑制剂是可以积极用于高尿酸血症合并慢性心力衰竭的药物之一。

1.2 血管紧张素 Ⅱ 受体拮抗剂(ARB)

在 ARB 药物中,氯沙坦通过促进肾脏尿酸排泄,具有降低血清尿酸值的作用。据报道,氯沙坦可抑制高血压患者的痛风发作[7],并且在大规模干预性研究中也报告了其降低血清尿酸值的作用[8]。其他 ARB 似乎对血清尿酸值没有显著影响,但相关证据不足,尚需进一步研究。基于以上所述，ARB 与 ACE 一样可作为高尿酸血症合并慢性心力衰竭的治疗药物[*]。

1.3 β-受体阻滞剂

有很多报告显示，β-受体阻滞剂会使高血压患者血清尿酸值轻度上升，与 β1 和 β2 受体的选择性、有无膜稳定作用、有无内因性交感神经刺激作用无关[6,7]。与高血压的治疗不同，β-受体阻滞剂在心力衰竭的治疗中，从少量开始逐渐增加，但对血清尿酸值的影响与高血压患者相同，因此需要注意血清尿酸值的上升。β-阻滞剂与 ACE 抑制剂和 ARB 一样，作为慢性心力衰竭，特别是左室射血分数下降的心力衰竭（HfrEF）的治疗药，可以改善生命预后，所以在血清尿酸值上升的情况下，不应减少或中止 β-受体阻滞剂，而是在并用降尿酸药的同时继续服用 β-受体阻滞剂。

1.4 利尿剂

噻嗪类和袢利尿剂均会抑制尿酸的肾脏排泄并使血清尿酸值升高[6,9]。即使在高血压患者中利尿剂也可显著增加痛风发作[7]。当用于心力衰竭患者时，还应监测血清尿酸值并将其剂量降低至不会引起充血性心力衰竭的最小必要剂量。如果血清尿酸值升高，则适当地开始使用降尿酸药或增加剂量。

1.5 盐皮质激素受体拮抗剂（MRA）

MRA 具有利尿作用，有时被归类为利尿剂，据报道 MRA 对血清尿酸值没有影响。使用 MRA 治疗心力衰竭的大规模临床试验并未显著影响血清尿酸值[10,11]，这表明 MRA 可以放心地用于合并高尿酸血症的心力衰竭患者。

基于以上所述，关于心力衰竭的治疗药物，可以使用 ACE 抑制剂、ARB 和 MRA，而无须担心血清尿酸值的升高。β-受体阻滞剂和利尿剂会增加血清尿酸值，因此必要时需要并用降尿酸药。特别是在使用利尿剂时需要注意，因为血清尿酸值有上升趋势。

② 心力衰竭合并高尿酸血症的治疗药物

用于治疗高尿酸血症的药物包括抑制尿酸生成药[黄嘌呤氧化酶（XOR）抑制剂]和促进尿酸排泄药。尽管高尿酸血症治疗的主要目的是预防痛风性关节炎和尿路结石，但最近还报道了高尿酸血症治疗药物对心力衰竭的有益作用。各类治疗药物对心力衰竭的作用描述如下。

2.1 抑制尿酸生成药

抑制尿酸生成药可通过抑制 XOR 活性来抑制尿酸产生并降低血清尿酸值，但也有望通过同时减少尿酸产生过程中生成的活性氧来降低氧化应激。有报道称，通过服用别嘌醇治疗心力衰竭可改善血管内皮功能（改善血流）和改善左室射血分数[12]。然而，使用别嘌醇等 XOR 抑制剂的前瞻性干预性试验并未显示其可抑制心力衰竭患者的总死亡率或心血管死亡率[13,14]。目前还不清楚新型 XOR 抑制剂（如非布司他）对心力衰竭的作用与别嘌醇是否存在差别。因此，目前不应以改善心力衰竭为目的使用 XOR 抑制剂，而仅应将其用于治疗高尿酸血症和痛风，并应根据本指南（第 3 版）进行治疗。

2.2 促进尿酸排泄药

促进尿酸排泄药作用于肾小管中的尿酸转运蛋白，以促进尿酸排泄并降低血清尿酸值，但不会影响心力衰竭[15]，或至少不会对其产生不利影响。因此，可以安全地用于高尿酸血症并发心力衰竭的患者。促进尿酸排泄药与 XOR 抑制剂一样可以用于高尿酸血症和痛风的治疗，并应按照本指南（第 3 版）进行治疗。

综上所述，关于高尿酸血症的治疗药物，对于心力衰竭，无论哪种药物都可以放心地使用，但是从目前为止的报告来看，使用 XOR 抑制剂的报告很多，因

---

[*] 在日本，适用于慢性心力衰竭的 ARB 仅有坎地沙坦，而使用其他 ARB 的情况则是以合并高血压等的慢性心力衰竭为对象。

此，如果没有禁忌，首先选择 XOR 抑制剂是稳妥的做法。

3 结论

本节综述了合并高尿酸血症的慢性心力衰竭的治疗和合并慢性心力衰竭的高尿酸血症的治疗。高尿酸血症与慢性心力衰竭之间存在联系，并且有报道称 XOR 抑制剂更适合于慢性心力衰竭的治疗。但是，目前尚不清楚高尿酸血症的治疗是否确实可以改善心力衰竭，需要进一步研究。因此，高尿酸血症合并慢性心力衰竭的治疗应使用不会增加血清尿酸值的药物，但治疗的原则是优先治疗心力衰竭并在必要时合并使用降尿酸药物。另一方面，目前不应以预防和改善心力衰竭为目的对合并慢性心力衰竭患者使用降尿酸药，而应以降低血清尿酸值和预防痛风发作为目的使用。

参考文献

1) Leyva F, Chua TP, Anker SD, et al. : Uric acid in chronic heart failure : a measure of the anaerobic threshold. *Metabolism* **47** : 1156-1159, 1998

2) Cicoira M, Zanolla L, Rossi A, et al. : Elevated serum uric acid levels are associated with diastolic dysfunction in patients with dilated cardiomyopathy. *Am Heart J* **143** : 1107-1111, 2002

3) Anker SD, Doehner W, Rauchhaus M, et al. : Uric acid and survival in chronic heart failure : validation and application in metabolic, functional, and hemodynamic staging. *Circulation* **107** : 1991-1997, 2003

4) Leyva F, Anker SD, Godsland IF, et al. : Uric acid in chronic heart failure : a marker of chronic inflammation. *Eur Heart J* **19** : 1814-1822, 1998

5) Hamaguchi S, Furumoto T, Tsuchihashi-Makaya M, et al. : Hyperuricemia predicts adverse outcomes in patients with heart failure. *Int J Cardiol* **151** : 143-147, 2011

6) Reyes AJ : Cardiovascular drugs and serum uric acid. *Cardiovasc Drugs Ther* **17** : 397-414, 2003

7) Choi HK, Soriano LC, Zhang Y, et al. : Antihypertensive drugs and risk of incident gout among patients with hypertension : population based case-control study. *BMJ* **344** : d8190, 2012

8) Hoieggen A, Alderman MH, Kjeldsen SE, et al. : The impact of serum uric acid on cardiovascular outcomes in the LIFE study. *Kidney Int* **65** : 1041-1049, 2004

9) So A, Thorens B : Uric acid transport and disease. *J Clin Invest* **120** : 1791-1799, 2010

10) Pitt B, Zannad F, Remme WJ, et al. : The effect of spironolactone on morbidity and mortality in patients with severe heart failure. Randomized Aldactone Evaluation Study Investigators. *N Engl J Med* **341** : 709-717, 1999

11) Pitt B, Remme W, Zannad F, et al. : Eplerenone, a selective aldosterone blocker, in patients with left ventricular dysfunction after myocardial infarction. *N Engl J Med* **348** : 1309-1321, 2003

12) Xiao J, Deng SB, She Q, et al. : Allopurinol ameliorates cardiac function in non-hyperuricaemic patients with chronic heart failure. *Eur Rev Med Pharmacol Sci* **20** : 756-761, 2016

13) Hare JM, Mangal B, Brown J, et al. : Impact of oxypurinol in patients with symptomatic heart failure. Results of the OPT-CHF study. *J Am Coll Cardiol* **51** : 2301-2309, 2008

14) Givertz MM, Anstrom KJ, Redfield MM, et al. : Effects of Xanthine Oxidase Inhibition in Hyperuricemic Heart Failure Patients : The Xanthine Oxidase Inhibition for Hyperuricemic Heart Failure Patients (EXACT-HF) Study. *Circulation* **131** : 1763-1771, 2015

15) Ogino K, Kato M, Furuse Y, et al. : Uric acid-lowering treatment with benzbromarone in patients with heart failure : a double-blind placebo-controlled crossover preliminary study. *Circ Heart Fail* **3** : 73-81, 2010

第9节　代谢综合征

要　点

▶ 代谢综合征治疗的最终目的是预防和阻止作为本综合征临床结局的动脉粥样硬化性疾病的发生和发展。

▶ 减少内脏脂肪,可有效改善代谢综合征状态。

▶ 饮食疗法、运动疗法和戒烟等生活方式改变是代谢综合征治疗的基础。

▶ 体重减轻可使血清尿酸值降低,痛风发作减少。但是,快速减肥会增加血清尿酸值,并可能诱发痛风发作。

▶ 如果仅靠改善生活方式的效果不佳,则应考虑针对各个组成疾病进行药物治疗,也可以考虑非药物治疗。

高尿酸血症和痛风患者大多合并代谢综合征(参见第3章第5节)。在合并案例中,对代谢综合征进行全面的风险管理非常重要。

1　治疗目标和基本策略

代谢综合征是心血管疾病(CVD)的各种风险聚集在每个人身上的结果,是一种更容易引起动脉硬化性疾病的疾病状态。代谢综合征的发生不是各个风险因素偶然地聚集,而是在共同的疾病基础上形成的疾病状态,针对性治疗应以预防动脉硬化性疾病的发病为目的。内脏脂肪的蓄积在本综合征的形成中起着中心作用[1]。因此,通过减少内脏脂肪,可以有效改善代谢综合征。简单地单独处理每个暴露风险的策略是一种偏离。内脏脂肪积蓄的原因,一般是现代社会不适当的饮食习惯和运动不足等生活习惯上的问题,所以生活习惯的改善将成为代谢综合征治疗的基础。

高尿酸血症在代谢综合征中的病理生理学意义仍存在争议。但是,有大量证据表明高尿酸血症和代谢综合征是高概率合并的疾病(参见第3章第5节)。在高尿酸血症和痛风患者的实际诊疗中,检查是否合并代谢综合征,不仅要对血清尿酸值,还要对肥胖(尤其是内脏脂肪肥胖)、血压、血脂、血糖等进行全面的风险管理,重要的是预防动脉硬化性疾病的发生并阻止其进展。通过纠正代谢综合征,同时可以期望改善血清尿酸值。

2　减肥效果和目标设定

一项研究纳入3480例符合家庭肥胖和代谢综合征诊断标准的特定健康指导对象,提供6个月的积极健康支持,并分析了体重减轻与葡萄糖耐量异常、血脂异常、高血压、肝功能异常的关系[4]。根据该研究报告,由于体重减少1%~3%,受试者中性脂肪、HDL-C、LDL-C、HbA1c、天门冬氨酸氨基转移酶(AST)、丙氨酸氨基转移酶(ALT)、γ-谷氨酸转肽酶(γ-GTP)均得到了改善。体重减少3%~5%还可以改善收缩压、舒张压、空腹血糖、血清尿酸值。根据大规模研究得到的证据,日本肥胖学会认为肥胖症患者的减肥目标是"在现有体重基础上减少3%以上"[5]。在代谢综合征的治疗中,减少内脏脂肪的蓄积是很重要的。在上述报告中,对1726例代谢综合征患者进行了分析。其结果是,腹围减少3cm以上后,70%以上的受试者从代谢综合征改善为非代谢综合征,这与体重减少3kg以上的情况大体上是同样的改善效果[4]。

在患有高尿酸血症和痛风的患者中,减肥具有降低血清尿酸值和减少痛风发作频率的作用[6,7]。但应该注意的是,快速减肥可能会增加血清尿酸值[8],并可能诱发痛风发作[6,9]。

3　生活习惯的改善

饮食疗法、运动疗法、禁烟等生活习惯的改善是代谢综合征治疗的基础。从控制不适当的饮食、增加日常的身体活动开始，就可以期待效果的改善。为了改善生活习惯，不仅仅是医生，还要通过营养师、护士、保健医生等多种途径获得患者的支持，以促进动机和行动的改变，这一点是很重要的。

饮食疗法以优化能量摄入为基础。通过标准体重和体育锻炼来计算患者的每日能量需求。然后，针对不同患者，根据年龄、肥胖和合并症等限制能量摄入量以减少内脏脂肪量。在观察减肥效果的同时，逐步调整能量摄入限制很重要。可导致酮血症等严重能量摄入限制可能会使血清尿酸值升高，需要注意[8]。还应注意限制能量摄入时的营养平衡情况。尽管有许多报道表明，限制碳水化合物可有效减轻体重，但始终没有足够的证据来确保长期依从性和安全性[10]。根据患者的喜好和特点，轻微限制碳水化合物的摄入是合理的。另一方面，摄入含果糖的饮料有引起代谢综合征和高尿酸血症的风险，因此应注意不要摄入过多。

采用运动疗法，即使患者体重没有减少，持续进行也具有纠正胰岛素抵抗，并改善代谢综合征的各个构成疾病风险的效果。如果联合饮食疗法，可以更有效地减少内脏脂肪量。运动疗法分为有氧运动和抗阻力运动，两者都有效。有氧运动是与氧气供给相适应的运动，包括步行、骑自行车、游泳等长时间持续的轻度或中等负荷的运动。抗阻力运动是指反复进行下蹲和哑铃体操等对肌肉进行抵抗动作的运动，有增加肌肉量和增强肌肉力量的效果。对于患有代谢综合征的患者来说，为了避免运动中发生心血管事件，最好在开始运动疗法之前进行医疗检查。因为强负荷的无氧运动和引起脱水的运动有使血清尿酸值升高的风险，所以控制不良的痛风患者最好避免此类运动。

④ 药物疗法

当仅通过改善生活方式而效果不佳时，应进行药物治疗。针对代谢综合征中明显存在的构成疾病，根据每种疾病的治疗指南进行单独药物治疗。

作为肥胖症的治疗药物，日本已经批准了中枢性食欲抑制剂马吲哚和脂肪吸收抑制剂西替利司他用于治疗。马吲哚适用于 BMI≥35 的高度肥胖患者。其给药期越短越好，最多为 3 个月。患有严重高血压或脑血管疾病的患者禁用此药，而且糖尿病患者应谨慎服用。西替利司他仅适用于 BMI≥25 且同时患有 2 型糖尿病和血脂异常的肥胖患者。其机制为抑制胰腺脂肪酶并抑制脂肪吸收。在临床试验中，与安慰剂相比，该药可使内脏脂肪面积、皮下脂肪面积、HbA1c、收缩压、TC 和 LDL-C 均有所改善。不良反应中，腹泻和脂肪便发生较多。两种肥胖治疗药物都没有明确的改善血清尿酸值的效果。

在糖尿病的治疗药物中，不具有增重作用并且具有改善胰岛素抵抗作用的药物适用于代谢综合征患者。SGLT2 抑制剂未被归类为胰岛素增敏剂，但可以根据尿液中葡萄糖排泄促进作用来减轻体重，降低血压并改善血清脂质。在大规模干预试验中已报道其可抑制 CVD[12,13]。SGLT2 抑制剂还可促进尿液中尿酸的排泄并降低血清尿酸值[14]。已经明确证明具有降低尿酸作用的糖尿病治疗药物仅限于 SGLT2 抑制剂。噻唑烷类药物通过改善胰岛素抵抗，发挥降血糖作用。虽然患者体重增加，但是血清胰岛素水平降低。在病例数较少的研究中，已经报道了其减少内脏脂肪量和降低血清尿酸值的效果。双胍类被归类为胰岛素增敏剂，不影响体重，且具有抑制 CVD 的作用。GLP-1 受体激动剂具有减肥作用，并且据报道也可以抑制 CVD[15]。DPP4 抑制剂和 α-葡萄糖苷酶抑制剂不影响体重。磺脲类(SU)药物、格列内酯药物和胰岛素治疗往往会增加内脏脂肪量和体重。

降压药中具有胰岛素抵抗改善作用的血管紧张素Ⅱ受体拮抗剂(ARB)、血管紧张素转换酶(ACE)抑制剂、钙拮抗剂和 α-受体阻滞剂适用于代谢综合征患者。根据 JSH2014，如果患者糖耐量异常但尚未达到糖尿病标准，则可以使用降压药将目标血压控制在低于 140/90mmHg 的范围。如果已经确诊为糖尿病，ARB 和 ACE 抑制剂将是首选药物，并且降压药的治疗目标血压应低于 130/80mmHg。氯沙坦具有降低尿酸值的作用。服用噻嗪类利尿剂时，应注意血清尿酸值升高的情况，并在必要时考虑同时使用降尿酸药物（见第 5 章第 6 节）。

在合并代谢综合征的糖尿病的二级预防中，LDL-C 的管理目标将更严格地控制在 70mg/dL 以下。高脂血症是贝特类药物的适应证。非诺贝特具有 URAT1 抑制作用，并具有降低尿酸的作用。

5 其他治疗

对于合并严重肥胖症的代谢综合征患者,应考虑对肥胖症和与肥胖症有关的健康疾病进行非药物治疗。

5.1 肥胖外科治疗

肥胖外科治疗包含以减重为主要目的的肥胖外科手术和以糖尿病为首以改善代谢异常为主要目的的代谢手术。作为肥胖外科手术,针对糖尿病等影响健康且 BMI≥35 的高度肥胖患者,腹腔镜下袖状胃切除术在日本适用保险。其他术式是自由诊疗进行的。肥胖外科治疗与内科治疗相比,可以取得可靠的减重效果和长期的维持效果,对糖尿病、脂质异常症、高血压、高尿酸血症也有显著的改善效果。另一方面,报告显示,术后早期由于血清尿酸值急剧下降,患者痛风发作增加[9]。

5.2 持续气道正压通气治疗

肥胖与年龄、性别(男性)、遗传因素共同构成阻塞性睡眠呼吸暂停综合征(OSAS)的重要风险因子。持续气道正压通气(CPAP)是一种在睡眠中机械性地以正压向鼻腔输送空气的治疗方法,可以改善 OSAS 带来的睡眠障碍,并降低患者血压[19]。CPAP 有使血清尿酸值下降的报告[19],同时也有无效的报告[20]。如果睡眠中的呼吸不足超过一定程度,则 CPAP 可以享受保险。口腔内装置是 CPAP 困难患者的另一种治疗方法[5]。

6 结论

在控制尿酸的同时,通过对代谢综合征的综合性风险管理,有望预防动脉硬化性疾病的发生和进展。

参考文献

1) Matsuzawa Y, Funahashi T, Nakamura T : The concept of metabolic syndrome : contribution of visceral fat accumulation and its molecular mechanism. *J Atheroscler Thromb* **18** : 629-639, 2011

2) Goldberg RB, Mather K : Targeting the consequences of the metabolic syndrome in the Diabetes Prevention Program. *Arterioscler Thromb Vasc Biol* **32** : 2077-2090, 2012

3) Yamaoka K, Tango T : Effects of lifestyle modification on metabolic syndrome : a systematic review and meta-analysis. *BMC Med* **10** : 138, 2012

4) Muramoto A, Matsushita M, Kato A, et al. : Three percent weight reduction is the minimum requirement to improve health hazards in obese and overweight people in Japan. *Obes Res Clin Pract* **8** : e466-475, 2014

5) 日本肥満学会編:肥満症診療ガイドライン. ライフサイエンス出版, 2016

6) Nielsen SM, Bartels EM, Henriksen M, et al. : Weight loss for overweight and obese individuals with gout : a systematic review of longitudinal studies. *Ann Rheum Dis* **76** : 1870-1882, 2017

7) Dessein PH, Shipton EA, Stanwix AE, et al. : Beneficial effects of weight loss associated with moderate calorie/carbohydrate restriction, and increased proportional intake of protein and unsaturated fat on serum urate and lipoprotein levels in gout : a pilot study. *Ann Rheum Dis* **59** : 539-543, 2000

8) Castaldo G, Palmieri V, Galdo G, et al. : Aggressive nutritional strategy in morbid obesity in clinical practice : Safety, feasibility, and effects on metabolic and haemodynamic risk factors. *Obes Res Clin Pract* **10** : 169-177, 2016

9) Romero-Talamás H, Daigle CR, Aminian A, et al. : The effect of bariatric surgery on gout : a comparative study. *Surg Obes Relat Dis* **10** : 1161-1165, 2014

10) 日本糖尿病学:日本人の糖尿病の食事療法に関する日本糖尿病学会の提言:糖尿病における食事療法の現状と課題. 糖尿病 **56** : 1-5, 2013

11) Malik VS, Popkin BM, Bray GA, et al. : Sugar-sweetened beverages and risk of metabolic syndrome and type 2 diabetes : a meta-analysis. *Diabetes Care* **33** : 2477-2483, 2010

12) Zinman B, Wanner C, Lachin JM, et al. : Empagliflozin, Cardiovascular Outcomes, and Mortality in Type 2 Diabetes. *N Engl J Med* **373** : 2117-2128, 2015

13) Neal B, Perkovic V, Mahaffey KW, et al. : Canagliflozin and Cardiovascular and Renal Events in Type 2 Diabetes. *N Engl J Med* **377** : 644-657, 2017

14) Davies MJ, Trujillo A, Vijapurkar U, et al. : Effect of canagliflozin on serum uric acid in patients with type 2 diabetes mellitus. *Diabetes Obes Metab* **17** : 426-429, 2015

15) Marso SP, Daniels GH, Brown-Frandsen K, et al. : Liraglutide and Cardiovascular Outcomes in Type 2 Diabetes. *N Engl J Med* **375** : 311-322, 2016

16) Sjöström L, Lindroos AK, Peltonen M, et al. : Lifestyle, diabetes, and cardiovascular risk factors 10 years after bariatric surgery. *N Engl J Med* **351** : 2683-2693, 2004

17) Adams TD, Davidson LE, Litwin SE, et al. : Weight and Metabolic Outcomes 12 Years after Gastric Bypass. *N Engl J Med* **377** : 1143-1155, 2017

18) Fava C, Dorigoni S, Dalle Vedove F, et al. : Effect of CPAP on blood pressure in patients with OSA/hypopnea a systematic review and meta-analysis. *Chest* **145** : 762-771, 2014

19) Seetho IW, Parker RJ, Craig S, et al. : Serum urate and obstructive sleep apnoea in severe obesity. *Chron Respir Dis* **12** : 238-246, 2015

20) Prudon B, Roddy E, Stradling JR, et al. : Serum urate levels are unchanged with continuous positive airway pressure therapy for obstructive sleep apnea : a randomized controlled trial. *Sleep Med* **14** : 1419-1421, 2013

第 10 节　肿瘤溶解综合征中的高尿酸血症

要　点

▶ 肿瘤溶解综合征是可以治愈的急症。

▶ 别嘌醇、非布司他和拉布立酶可作为肿瘤溶解综合征的高尿酸血症的治疗药物。

▶ 考虑到肿瘤的类型和负荷量,将发展为肿瘤溶解综合征的风险分为低、中、高 3 类,并根据每种风险采取相应的预防措施。

继发性高尿酸血症与恶性肿瘤等基础疾病和药物治疗等有关,并且继发性痛风约占所有痛风病例的 5%。特别是,通过快速、适当的治疗,肿瘤溶解综合征(TLS)中的高尿酸血症在很大程度上是可逆的。此外,可根据恶性肿瘤的类型及其肿瘤负荷量来预测发生 TLS 的风险,并推荐基于风险分类的预防措施。

1　肿瘤溶解综合征的概述

肿瘤溶解综合征是由肿瘤细胞快速、大量破坏导致大量细胞内代谢产物(如核酸、蛋白质、磷和钾)被释放到血液中引起的。超过尿液排泄能力的大量代谢物会迅速被释放到血液中,会导致高尿酸血症、高钾血症、高磷血症、低钙血症、高细胞因子血症,并引起诸如急性肾衰竭、痉挛、心律失常和多器官衰竭的疾病状态。

TLS 容易出现在:①造血系统肿瘤;②肿瘤体积大或化学疗法敏感性高的实体癌中。TLS 的一般风险因素包括:①肿瘤细胞的增生率高;②对化学疗法的敏感性高;③肿瘤体积大(肿瘤直径 10cm 以上,白细胞≥50 000/μL,血清 LDH 值为正常上限的 2 倍以上,有脏器或骨髓浸润)。有报告显示,TLS 的实际发病率为:急性髓细胞性白血病(AML)17%、急性淋巴性白血病(ALL)47%、慢性淋巴性白血病(CLL)3.5%、慢性髓细胞性白血病(CML)4%、非霍奇金淋巴瘤(NHL)22%、多发性骨髓瘤(MM)1.4%、实体癌 3.6%[1]。

2　肿瘤溶解综合征的诊断标准

目前, 根据 2004 年的 Cairo-Bishop 分类,TLS 分为实验室 TLS 和临床 TLS 两种类型,2010 年改良的 TLS panel consensus 的诊断标准被广泛应用(表 5-7)[2]。基于此,2008 年美国临床肿瘤学会制订了世界首个 TLS 指南[3],2013 年日本临床肿瘤学会制订了 TLS 诊疗指南[4]。临床 TLS 需要立即采取积极的治疗干预措施,并且原本的癌症治疗计划将难以继续,因此预防其发作极为重要。

表 5-7　肿瘤溶解综合征的诊断标准（Cairo-Bishop 分类,2010 年修订版）

实验室 TLS:	
从化疗前 3 天到开始后 7 天,观察到右侧列出的两个或多个实验室检测结果异常	• 高尿酸血症:超过上限 • 高钾血症:超过上限 • 高磷血症:超过上限
临床 TLS:	
除实验室 TLS 外,还具有右侧列出的任何临床症状	• 肾功能不全:血清肌酐水平是参考值上限的 1.5 倍或更高 • 心律失常、猝死 • 痉挛

[Cairo MS,Coiffier B,Reiter A,et al: Recommendations for the evaluation of risk and prophylaxis of tumor lysis syndrome (TLS) in adults and children with malignant diseases: an expert TLS panel consensus. *Br J Haematol* 149: 578–586,2010]

3 肿瘤溶解综合征的风险评估

TLS 的风险评估分为 3 个步骤:①是否存在 TLS;②疾病风险分类(表5-8);③通过肾功能进行调整[2-4]。

首先测定血清尿酸值、钾、磷、钙。同时确诊实验室 TLS 和临床 TLS 时,进行 TLS 的治疗(表5-9)[4]。只确诊实验室 TLS 时,予以高风险的预防措施(表5-9)[4]。

只确诊实验室 TLS 的情况下,根据疾病的风险分类(表5-8)[4]进行预防处理。血清肌酐超过标准值的情况下,判断为有肾损害,并将白血病、淋巴瘤的风险增加一级。

在化疗期间,应以上述步骤定期重新评估。

表5-8 可能引起肿瘤溶解综合征的肿瘤的风险分类

风险分类	代表性疾病
低风险(TLS 发病率<1%)	实体癌
	MM
	CML
	CLL(仅用烷基化剂治疗)
	AML(< 25 000/μL)
	低度恶性淋巴瘤
	DLBCL、PTCL、ATL(LDH≤参考值上限)
中风险(TLS 发病率为 1%~5%)	CLL(生物制剂,靶向药物治疗)
	AML(≥25 000/μL 且<100 000/μL)
	ALL(<100 000/μL)
	DLBCL、PTCL、ATL(LDH≥参考值上限且无 bulky 病变)
	BL、LBL(LDH<参考值上限的 2 倍)
高风险(TLS 发病率>5%)	AML(≥100 000/μL)
	ALL(≥100 000/μL)
	伯基特白血病
	DLBCL、PTCL、ATL(LDH≥参考值上限且有 bulky 病变)
	BL、LBL(进展期,LDH≥参考值上限的 2 倍)

MM,多发性骨髓瘤;CML,慢性髓细胞性白血病;CLL,慢性淋巴性白血病;AML,急性髓细胞性白血病;DLBCL,弥漫性大 B 细胞淋巴瘤;PTCL,末梢性 T 细胞淋巴瘤;ATL,成人 T 细胞白血病;ALL,急性淋巴性白血病;BL,伯基特淋巴瘤;LBL,淋巴母细胞淋巴瘤。

[日本临床肿瘤学会(编):腫瘍崩壊症候群(TLS)診療ガイダンス。金原出版,2013]

4 肿瘤溶解综合征的预防和治疗

根据 TLS 风险分类的预防和治疗在表5-9[4]中进行了总结。

作为目前 TLS 的高尿酸血症治疗药物,可以选择抑制尿酸生成药的别嘌醇、非布司他,以及尿酸分解酶拉布立酶这3种药。其特征和具体的使用方法如下。

4.1 别嘌醇

其是一种抑制尿酸生成药,可抑制黄嘌呤还原酶(XOR),因为其不具有降低肿瘤细胞释放尿酸的作用,因此,必须在化疗开始前 1~2 天开始给药。黄嘌呤或次黄嘌呤是尿酸的总前体,有可能由于黄嘌呤沉积而增加其浓度以引起黄嘌呤肾病。其通常剂量为 300mg/d,分 3 次服用,但需要根据肾功能进行调整。别嘌醇的使用历史悠久,但 TLS 不适用于保险。

4.2 非布司他

其是一种非嘌呤 XOR 抑制剂。由于非布司他从肾脏以外的其他部位排泄,因此即使在轻度至中度肾损害的情况下也无须调整剂量,并且安全性高。2016 年 5 月,有证据报告其治疗"癌症化疗相关的高尿酸血症"的功效和效果[5,6]。通常,非布司他的使用剂量为每天 1 次,每次 60mg,于化疗开始前 1~2 天开始,给药 5 天。

4.3 拉布立酶

其是一种经过基因修饰的尿酸盐氧化酶,可分解并将尿酸代谢成尿囊素。由于新陈代谢迅速,且尿囊素的尿溶解度比尿酸高得多,血液中的尿酸浓度迅速下降。其在"癌症化疗相关的高尿酸血症"的保险范围[7-9]。在给药过程中应注意过敏反应,由于有产生抗体的报道,应确认药物治疗的既往史。其通常在化疗开始前 4~24 小时开始给药,并且每天间隔在 30 分钟以上,以 0.2mg/kg 的剂量滴注 1 次,最多可以给药 7 天。

5 继发性高尿酸血症的其他治疗

与原发性高尿酸血症相似,继发性高尿酸血症分

表 5–9　肿瘤溶解综合征的预防和治疗

	TLS 预防低风险	中风险	高风险	TLS 治疗
监测	治疗开始后,直到最后一次化疗后 24 小时,每天 1 次 ⇒血液 *1、水分	治疗开始后,直到最后一次化疗后的 24 小时,每 8 ~ 12 小时 ⇒血液 *1、水分	治疗开始后,直到最后一次化疗后的 24 小时反复使用(每 4 ~ 6 小时) ⇒血液 *1、水分、心电图	治疗开始后,直到最后一次化疗后的 24 小时反复使用(每 4 ~ 6 小时) ⇒血液 *1、水分、心电图
补液	正常补液	大量补液 *2 ●无须尿液碱化	大量补液 *2 ●无须尿液碱化	大量补液 *2 ●无须尿液碱化
高尿酸血症	无须预防性给药 ●如果存在 TLS 的风险因子,建议使用别嘌醇或非布司他	别嘌醇或非布司他(化疗前 1 ~ 2 天开始,持续到结束后 3 ~ 7 天) ●高尿酸血症进展时考虑使用拉布立酶	拉布立酶(每次 0.2 mg/kg,每天 1 次,化疗前 4 ~ 24 小时开始,最多使用 7 天) ●G6PD 缺乏症患者禁忌使用,此时可以给予别嘌醇或非布司他	拉布立酶(每次 0.2 mg/kg,每天 1 次,最多使用 7 天) ●G6PD 缺乏症患者禁忌使用,此时可以给予别嘌醇或非布司他
高钾血症/高磷血症			针对高钾血症 *3/高磷血症 *4 的管理	针对高钾血症 *3/高磷血症 *4 的管理
肿瘤体积的减少			●考虑减少肿瘤体积的治疗 *5 ●当发现白细胞计数异常增加时,考虑白细胞异位	●考虑减少肿瘤体积的治疗 *5 ●当发现白细胞计数异常增加时,考虑白细胞异位
肾脏替代疗法				肾脏替代疗法

*1 血液检查的必要项目:尿酸、磷酸、钾、肌酐、钙、乳酸脱氢酶(LDH)。
*2 大量补液,使用不含钾或磷酸的制剂(如生理盐水),目标是每天 2500~3000mL /m²。
*3 高钾血症的治疗,根据钾水平进行聚苯乙烯磺酸钠的给药,包括葡萄糖/胰岛素治疗和肾脏替代治疗。
*4 高磷血症的治疗,根据磷酸盐水平,给予磷酸结合剂(氢氧化铝、碳酸钙等),以及肾脏替代疗法等。
*5 减少肿瘤负荷量的治疗,类固醇激素可用于急性淋巴细胞白血病的早期治疗。
[日本臨床腫瘍学会(編):腫瘍崩壊症候群(TLS)診療ガイダンス。金原出版,2013]

为肾脏负荷型(尿酸生成过多型和肾外排泄减少型)、尿酸排泄不良型和混合型。治疗的目的是治疗基础疾病,以及减少或终止致病药物[10]。然而,这些治疗通常具有局限性,在这种情况下,应基本上遵循主要治疗。

6 结论

本节总结了 TLS 的概述,以及以高尿酸血症为中心的治疗。相关详细信息,请参照日本临床肿瘤学会的《肿瘤溶解综合征(TLS)的诊疗指南》[4]。

参考文献

1) Jeha S, Kantarjian H, Irwin D, et al. : Efficacy and safety of rasburicase, a recombinant urate oxidase (Elitek), in the management of malignancy-associated hyperuricemia in pediatric and adult patients : final results of a multicenter compassionate use trial. Leukemia 19 : 34-38, 2005

2) Cairo MS, Coiffier B, Reiter A, et al. : Recommendations for the evaluation of risk and prophylaxis of tumor lysis syndrome (TLS) in adults and children with malignant diseases : an expert TLS panel consensus. Br J Haematol 149 : 578-586, 2010

3) Coiffier B, Altman A, Pui CH, et al. : Guidelines for the management of pediatric and adult tumor lysis syndrome : an evidence-based review. J Clin Oncol 26 : 2767-2778, 2008

4) 日本臨床腫瘍学会 (編) : 腫瘍崩壊症候群 (TLS) 診療ガイダンス. 金原出版, 2013

5) FLORENCE : a randomized, double-blind, phase III pivotal study of febuxostat versus allopurinol for the prevention of tumor lysis syndrome (TLS) in patients with hematologic melignancies at intermediate to high TLS risk. Ann Oncol 26 : 2155-2161, 2015

6) Tamura K, Kawai Y, Kiguchi T, et al. : Efficacy and safety of febuxostat for prevention of tumor lysis syndrome in patients with malignant tumors receiving chemotherapy : a phase III, randomized, multi-center trial comparing febuxostat and allo-

purinol. *Int J Clin Oncol* **21** : 996-1003, 2016

7) Goldman SC, Holcenberg JS, Finklestein JZ, *et al.* : A randomized comparison between rasburicase and allopurinol in children with lymphoma or leukemia at high risk for tumor lysis. *Blood* **97** : 2998-3003, 2001

8) Ishizawa K, Ogura M, Hamaguchi M, *et al.* : Safety and efficacy of rasburicase (SR29142) in a Japanese phase II study. *Cancer Sci* **100** : 357-362, 2009

9) Cortes J, Moore JQ, Maziarz RT, *et al.* : Control of plasma uric acid in adults at risk for tumor lysis syndrome : efficacy and safety of rasburicase alone and rasburicase followed by allopurinol compared with allopurinol alone-results of multicenter phase III study. *J Clin Oncol* **28** : 4207-4213, 2010

10) 山内高弘, 上田孝典 : 二次性高尿酸血症・痛風の治療. 痛風と核酸代謝 **34** : 236-237, 2010

第 11 节　生活指导

> **要　点**
>
> ▶ 对于痛风和高尿酸血症的治疗,无论是否使用药物治疗,生活指导都很重要。
> ▶ 生活指导基于饮食疗法、限制饮酒和鼓励运动。
> ▶ 关于饮食疗法,建议患者摄入适当能量,避免摄入过多的嘌呤和果糖,并根据肾功能适当饮水。
> ▶ 鼓励患者进行运动,以预防肥胖并控制代谢综合征,尤其推荐适当强度的有氧运动。

痛风和高尿酸血症是一种生活习惯相关疾病,即使现在开发了强效的降尿酸药,可有效控制血清尿酸值,除此之外,生活指导的作用也很重要。作为引起痛风的高尿酸血症的因素,内源性嘌呤合成或降解亢进,以及高嘌呤饮食和酒精等外源性因素都很重要。嘌呤排泄途径包括肾脏途径和消化道途径,任一途径中尿酸清除率(C_{UA})的降低也会引起高尿酸血症。运动可以正面(或负面)地影响上述尿酸的产生和排泄途径。肥胖及其相关的代谢综合征与高尿酸血症密切相关[1],饮食疗法和运动被认为可以通过预防肥胖而有效地治疗痛风。

而且嘌呤通常存在于许多活跃细胞分裂的组织中[5](见附录 1"食品中嘌呤含量")。实际上,大量摄入肉类和鱼类富含嘌呤的食物后,人体血清尿酸值会增加[6]。据报道,嘌呤摄入量越高,痛风复发的风险越大[7],建议每天嘌呤的摄入量为 400mg 左右。即使食物中的嘌呤浓度高,也可以少量食用,控制其摄入量;反之,即使像啤酒那样嘌呤浓度低,如果摄入量大,影响也会更严重。由于嘌呤是水溶性的,所以即使是高嘌呤食物,如果不饮用富含其嘌呤的汤汁,也可以抑制摄入量。

1 饮食疗法

据报道,随着患者体重指数(BMI)和体脂率的增加,其血清尿酸值相应增加[1],因此消除肥胖症有望降低血清尿酸值。适当的能量摄入作为一种饮食疗法很重要,不仅适用于高尿酸血症,而且还适用于所有与生活方式有关的疾病。适当的能量摄入取决于患者身体活动量及是否存在肥胖。要计算每个人适当摄入的能量,请首先按"身高 ^{2}(m^2)×22"计算标准体重(kg),然后对于 1 kg 标准体重,轻体力劳动的工作(如从事办公室工作的职业)为 25~30kcal/kg;对于普通工作(如很多站立工作为主的职业),为 30kcal/kg;对于重体力工作(如体力活为主的职业),则为 35kcal/kg[3]。

饮食中过量摄入嘌呤会增加血清尿酸值,因此建议不要服用过多以增加痛风的风险。考虑到食材中嘌呤含量的差异而提供饮食指导(表 5-10)。

健康受试者连续数天每天服用 4g 嘌呤 RNA 会导致高尿酸血症[4]。饮食中含有源自食物本身的嘌呤,

2 限制饮酒

对 17 项关于饮酒和痛风发作的流行病学研究的

表 5-10　食物中的嘌呤含量(每 100g)

极多(大于 300mg)	鸡肝、干货(沙丁鱼)、白子(沙丁鱼、河豚、鳕鱼)、鮟鱇鱼(肝酒蒸)、太刀鱼、保健食品(DNA/RNA、啤酒酵母、氯仿、角鲨肝、蜂王浆)等
多(200~300mg)	猪肝、牛肝、鲣鱼、沙丁鱼、大正虾、磷虾、干货(竹荚鱼、秋刀鱼)等
中等(100~200mg)	肉类(猪肉、牛肉、鸡肉)类和鱼类 菠菜(芽)、西兰花芽
少(50~100mg)	一部分的肉类(猪、牛、羊)和鱼类、加工肉类等 菠菜(叶)、西兰花
极少(小于 50mg)	所有蔬菜、大米等谷类、蛋类(鸡蛋、鹌鹑蛋)、乳制品、豆类、菌菇类、豆腐、加工食品等

荟萃分析显示,少量饮酒(酒精<12.5g)可使痛风发作风险增加 1.2 倍,中度饮酒(12.6~37.4g)和大量饮酒(12.6~37.4g)分别增加 1.6 倍和 2.6 倍,饮酒会增加痛风发作的风险[8]。在日本的一项前瞻性研究显示饮酒会增加高尿酸血症的概率[9,10],因此指导患者不要超量。酒精在体内代谢时会消耗肝脏中的 ATP,而过量则通过促进肝脏代谢过程中内源性嘌呤的降解而增加血清尿酸值[11]。此外,酒精饮料中含有的嘌呤[12](附录 2"酒类中嘌呤含量")其影响也很重要,含有大量来自酵母、麦芽嘌呤的啤酒比蒸馏酒、葡萄酒可使血清尿酸值上升更高[13]。此外,不含酒精的啤酒冻干水溶液会增加血清尿酸值[14],而去除嘌呤的发泡酒与普通发泡酒[15]相比不会增加血清尿酸值。这表明增加血清尿酸值主要与啤酒中的嘌呤含量相关。嘌呤含量因啤酒品牌而异,某些特定产地啤酒的嘌呤含量较高[16](附录 2"酒类中嘌呤含量")。在含酒精的饮料中,啤酒导致痛风的风险最高[17]。因此,对血清尿酸值影响最小的摄入标准是每天 100mL 清酒,啤酒为 350~500mL,威士忌为 60mL。饮用葡萄酒少于 148mL 不会使血清尿酸值升高[13]。

❸ 影响尿酸代谢的食物

当果糖和木糖醇代谢时,其会增加嘌呤降解并升高血清尿酸值[18]。果糖是蔗糖(砂糖)的组成部分,过量食用会引发痛风风险[19,20],因此最好避免饮用果糖含量高的饮料和果汁。观察性研究表明,摄入水果不会增加痛风的风险,以及包括水果、蔬菜和蜂蜜在内的总蔗糖摄入量与高尿酸血症的风险无关[21]。因为甜的水果中含有很多果糖,所以建议不要摄取过多。相反,据报道,咖啡[22]、樱桃[23]、维生素 C[24]和乳制品(尤其是低脂乳制品)可降低痛风的风险[6,25],但尚未在大规模临床试验中进行研究。

近年来提出了降低血清尿酸值的综合饮食方式。水果、蔬菜、坚果、低脂肪乳制品、全粒谷类及鞘豆类摄入较多,食盐、甜味饮料及肉类摄入减少的 DASH(Dietary Approaches to Stop Hypertension)饮食可使血清尿酸值下降[26]。此外,与多摄取肉类、炸土豆、精制面粉食品、甜食及甜品的西方饮食相比,痛风的相对风险度明显下降[27]。此外,作为地中海沿岸国家(如意大利、西班牙和希腊)的传统餐点,地中海饮食和 DASH

饮食一样,当地人每天都吃水果、蔬菜、坚果、豆类、全粒谷类、乳制品,每周吃 2 次鱼,肉类、甜食、点心类的摄取量很少。地中海饮食的要素多与血清尿酸值呈负性关系[28],地中海饮食与 BMI 无关,与肌酐和血清尿酸值降低有关。另外,食物纤维摄取量越多,高尿酸血症发病风险就越低[21]。尿液碱化和饮水对于预防痛风重要的并发症尿道结石是有效的。建议进行尿液碱化时使用含有柠檬酸等有机酸的食材,建议饮用水量可使 1 天的尿量保持在 2000mL 以上。但是,如果痛风、高尿酸血症合并慢性肾脏病(CKD),需要慎重设定饮用水量。

❹ 运动和尿酸

通过运动来纠正肥胖症和改善代谢综合征,患者血清尿酸值有望降低,但另一方面,由于 ATP 分解引起的尿酸产生亢进和肾血流量降低,以及由乳酸生成增加而导致的尿酸排泄下降,这两者都会导致高尿酸血症[31]。特别是短时间的剧烈运动会使血清尿酸值上升,但有氧运动则不然[32]。另外,持续长距离赛跑的运动员的血清尿酸值一般低于不运动的人群[33],并且运动持续性很重要。运动强度在厌氧性代谢阈值(AT)的 40%~50%为宜[34]。具体来说,步行、慢跑、骑自行车、跳交际舞等有氧运动在脉搏变快的程度进行,至少 10 分钟以上的运动,合计 1 天进行 30 分钟以上或 60 分钟左右为宜[35]。报告称有氧运动和抗阻力运动组合使用可以纠正肥胖、改善糖代谢障碍,但是痛风患者在抗阻力运动后,血清尿酸值容易上升[36],建议进行低强度运动。既往有痛风史的患者,由于对关节造成负担而有引发痛风的风险,同时痛风患者会有合并缺血性心肌病的风险, 所以运动强度的调整需要慎重进行。另外,为了预防出汗引起的脱水,运动前后适当的水分补给也是必要的。

❺ 结论

改善生活习惯的过程中坚持是不可缺少的。为了提高患者的积极性及维持自发性,医生有必要用详细的说明让患者接受治疗内容。需要注意的是,长期治疗容易引起倦怠和反弹。此外,在压力和睡眠不足[37]的情况下也可能会产生高尿酸血症，需要留意，重新审视生活习惯，以提高生活质量为目标的支持是很重要的。

参考文献

1) Choi HK, Ford ES : Prevalence of the metabolic syndrome in individuals with hyperuricemia. *Am J Med* **120** : 442-447, 2007

2) 疋田美穂，細谷龍男：高尿酸血症と痛風 **10**：134-139, 2002

3) 日本糖尿病学会（編）：糖尿病診療ガイドライン 2016, 南江堂, 40, 2016

4) Yu TS, Berger L, Gutman AB : Renal function in gout : II. Effect of uric acid loading on renal excretion of uric acid. *Am J Med* **33** : 829-844, 1962

5) Kaneko K, Aoyagi Y, Fukuuchi T, et al. : Total purine and purine base content of common foodstuffs for facilitating nutritional therapy for gout and hyperuricemia. *Biol Pharm Bull* **37** : 709-721, 2014

6) Choi HK, Atkinson K, Karlson EW, et al. : Purine-rich foods, dairy and protein intake, and the risk of gout in men. *N Engl J Med* **350** : 1093-1103, 2004

7) Zhang Y, Chen C, Choi H, et al. : Purine-rich foods intake and recurrent gout attackes. *Ann Rheum Dis* **71** : 1448-1453, 2012

8) Wang M, Jiang X, Wu W, et al. : A meta-analysis of alcohol consumption and the risk of gout. *Clin Rheumatol* **32** : 1641-1648, 2013

9) Nakamura K, Sakurai M, Miura K, et al. : Alcohol intake and the risk of hyperuricaemia : a 6-year prospective study in Japanese men. *Nutr Metab Cardiovasc Dis* **22** : 989-996, 2012

10) Makinouchi T, Sakata K, Oishi M, et al. : Benchmark dose of alcohol consumption for development of hyperuricemia in Japanese male workers : An 8-year cohort study. *Alcohol* **56** : 9-14, 2016

11) Yamamoto T, Moriwaki Y, Takahashi S : Effect of ethanol on metabolism of purine bases (hypoxanthine, xanthine, and uric acid). *Clin Chim Acta* **356** : 35-57, 2005

12) 藤森 新，中山裕子，金子希代子，他：アルコール飲料中のプリン体含有量．尿酸 **9**：128-133, 1985

13) van der Gaag MS, van den Berg R, van den Berg H, et al. : Moderate consumption of beer, red wine and spirits has counteracting effects on plasma antioxidants in middle-aged men. *Eur J Clin Nutr* **54** : 586-591, 2000

14) Yamamoto T, Moriwaki Y, Takahashi S, et al. : Effect of beer on the plasma concentrations of uridine and purine bases. *Metabolism* **51** : 1317-1323, 2002

15) Yamamoto T, Moriwaki Y, Ka T, et al. : Effect of purine-free low-malt liquor (happo-shu) on the plasma concentrations and urinary excretion of purine bases and uridine--comparison between purine-free and regular happo-shu. *Horm Metab Res* **36** : 231-237, 2004

16) 小片絵理，山辺智代，金子希代子，他：ビール中のプリン体含有量．痛風と核酸代謝 **24**：9-13, 2000

17) Choi HK, Atkison K, Karlson EW, et al. : Alcohol intake and risk of incident gout in men : a prospective study. *Lancet* **363** : 1277-1281, 2004

18) Yamamoto T, Moriwaki Y, Takahashi S, et al. : Effects of fructose and xylitol on the urinary excretion of adenosine, uridine, and purine bases. *Metabolism* **48** : 520-524, 1999

19) Choi JW, Ford ES, Gao X, et al. : Sugar-sweetened soft drinks, diet soft drinks, and serum uric acid level : the Third National Health and Nutrition Examination Survey. *Arthritis Rheum* **59** : 109-116, 2008

20) Jamnik J, Rehman S, Blanco MS, et al. : Fructose intake and risk of gout and hyperuricemia : a systematic review and meta-analysis of prospective cohort studies. *BMJ Open* **6** : e013191, 2016

21) Sun SZ, Flickinger BD, Williamson Hughes PS, et al. : Lack of association between dietary fructose and hyperuricemia risk in adilts. *Nutr Metab (Lond)* **7** : 16, 2010

22) Zhang Y, Yang T, Zeng C, et al. : Is coffee consumption associated with a lower risk of hyperuricaemia or gout? A systematic review and meta-analysis. *BMJ Open* **6** : e009809, 2016

23) Zhang Y, Neogi T, Chen C, et al. : Cherry consumption and decreased risk of recurrent gout attacks. *Arthritis Rheum* **64** : 4004-4011, 2012

24) Juraschek SP, Miller ER 3rd, Gelber AC : Effect of oral vitamin C supplementation on serum uric acid : a meta-analysis of randomized controlled trials. *Arthritis Care Res (Hoboken)* **63** : 1295-1306, 2011

25) Dalbeth N, Palmano K : Effects of dairy intake on hyperuricemia and gout. *Curr Rheumatol Rep* **13** : 132-137, 2011

26) Juraschek, SP, Gelber AC, Choi HK, et al. : Effects of the Dietary Approaches to Stop Hypertension (DASH) Diet and Sodium Intake on Serum Uric Acid. Arthritis. *Rheumatol* **68** : 3002-3009, 2016

27) Rai SK, Fung TT, Lu N, et al. : The Dietary Approaches to Stop Hypertension (DASH) diet, Western diet, and risk of gout in men : prospective cohort study. *BMJ* **9** : 357, 2017

28) Chrysohoou C, Skoumas J, Pitsavos C, et al. : Long-term adherence to the Mediterranean diet reduces the prevalence of hyperuricaemia in elderly individuals, without known cardiovascular disease : the Ikaria study. *Maturitas* **70** : 58-64, 2011

29) Alkerwi A, Vernier C, Crichton GE, et al. : Cross-comparison of diet quality indices for predicting chronic disease risk : findings from the Observation of Cardiovascular Risk Factors in Luxembourg (ORISCAV-LUX) study. *Br J Nutr* **113** : 259-269, 2015

30) 日本泌尿器科学会，日本泌尿器内視鏡学会，日本尿路結石症学会（編）：尿路結石症診療ガイドライン 2013年版（第2版）．金原出版，96, 2012

31) Mineo I, Tarui S : Myogenic hyperuricemia : what can we learn from metabolic myopathies? *Muscle Nerve* **Suppl 3** : S75-81, 1995

32) Yamanaka H, Kawagoe Y, Taniguchi A, et al. : Accelerated purine nucleotide degradation by anaerobic but not by aerobic ergometer muscle exercise. *Metabolism* **41** : 364-369, 1992

33) Williams PT : Relationship of distance run per week to coronary heart disease risk factors in 8283 male runners. The National Runners' Health Study. *Arch Intern Med* **157** : 191-198, 1997

34) 伊藤 朗：高尿酸血症の運動処方．身体活動と生活習慣病 運動生理学と生活習慣病予防・治療最新の研究 日本臨床（増刊）**58**：431-436, 2000

35) 厚生労働省 厚生科学審議会地域保健健康増進栄養部会 次期国民健康づくり運動プラン策定専門委員会編：身体活動・運動．健康日本21（第2次）の推進に関する参考資料．104-110, 2012

36) 大山博司，諸見里仁，大山恵子，他：高尿酸血症患者に対する運動負荷の影響．痛風と核酸代謝 **39**：96-97, 2015

37) Qiu L, Cheng XQ, Wu J, et al. : Prevalence of hyperuricemia and its related risk factors in healthy adults from Northern and Northeastern Chinese provinces. *BMC Public Health* **13** : 664, 2013

第12节　儿童高尿酸血症

要 点

▶ 诊断儿童高尿酸血症时,应考虑不同年龄阶段患者血清尿酸的参考值。

▶ 痛风在儿童时期极为罕见,并且大多患者都有一些基础疾病。

▶ 从婴儿期开始就呈现出高尿酸血症的疾病有先天代谢异常(酶异常、转运体异常)、唐氏综合征。急性胃肠炎作为引起高尿酸血症的疾病在儿童中发生率很高,但是通过输液可以迅速改善高尿酸血症。

▶ 肥胖儿童合并有高尿酸血症的频率较高。有人指出,儿童时期的高尿酸血症很容易合并代谢综合征,并且可能是发生成年后生活习惯相关疾病(尤其是心血管疾病)的风险因素。

▶ 作为儿童高尿酸血症的药物治疗,别嘌醇长期以来一直被使用,但其在儿科患者中的疗效和安全性尚不清楚。作为新型降尿酸药物的非布司他也已在临床中被引入,并且已开始在儿科患者中进行有效性、安全性和药代动力学的临床试验。

儿童高尿酸血症在临床上较为常见,其主要原因包括各种各样的疾病和状态。我们尽可能介绍儿童高尿酸血症现阶段的证据。

1　儿童高尿酸血症的诊断

在诊断儿童高尿酸血症时,国际上尚无公认的血清尿酸值临界值,而用于文献中的临界值有 5.5mg/dL、6.0mg/dL 和 7.0mg/dL。但是,儿童的血清尿酸值会随着年龄的增长而增加[1,2],因此应该使用基于年龄的参考值,而不是设置从婴儿期到青春期的统一临界值。不是针对健康的儿童,而是以轻度感染、住院,以及耳鼻喉科、眼科等类型手术后血清尿酸值不会发生异常的患者为对象制订了标准,如表 5-11[2]所示。男孩的血

清尿酸值明显高于女孩的年龄阶段在 13~15 岁,与既往的报道略有不同。

2　呈现出高尿酸血症的疾病

表 5-12 列出了儿童时期表现出高尿酸血症的疾病。许多疾病与成年期重叠,但以下记述了儿童时期疾病的特征。

2.1 痛风

根据加藤等在 2008 年至 2012 年这 5 年中对 18 岁以下痛风患者的调查,痛风患者的报告仅为 11 例[3]。痛风的特征是在男孩中很常见(男女比例为 9:2),并且大多数患者青春期发作和存在一些基础疾病。根据

表 5-11　基于年龄的血清尿酸值的参考值(13岁以下儿童无性别差异)

年龄（岁）	0~1	1~3	4~6	7~9	10~12	13~15	
						男孩	女孩
平均值(mg/dL)	2.9	3.3	3.6	4.2	4.3	5.6	4.4
标准偏差	0.87	0.76	0.95	0.85	0.91	0.71	0.88
上限值*(mg/dL)	4.7	4.9	5.5	5.9	6.2	7.0	6.2

* 设定平均值+标准差的 2 倍为上限值。

(久保田優:小児科領域の高尿酸血症。痛風と核酸代謝 33:37-43,2009)

表 5-12　儿童时期表现为高尿酸血症的疾病(和状态)

综合征

1.急性疾病

1)胃肠炎(尤其是轮状病毒感染)

2)支气管哮喘(尤其是发作期间)

3)肿瘤溶解综合征(TLS)(在急性白血病和恶性淋巴瘤的诱导治疗时)

4)溶血性贫血(发生溶血时)

2.慢性疾病

1)痛风

2)唐氏综合征

3)先天性心脏病(尤其是发绀型)

4)慢性肾脏病(CKD)

5)甲状腺功能减退症

6)先天代谢异常

嘌呤代谢酶[HGPRT 缺乏 *1 或减少、磷酸核糖焦磷酸(PRPP)合成酶亢进]

肌肉代谢酶(葡萄糖 6 磷酸酶缺乏症 *2、磷酸果糖激酶缺乏症 *3)

7)家族性青少年高尿酸血症肾病(FJHN)

非综合征

1.肥胖症

2.暴饮暴食(尤其是嘌呤含量高的食物)

3.剧烈运动

4.药物

1)茶碱

2)抗癫痫药(Tegretor、丙戊酸等)

3)免疫抑制剂(环孢素、他克莫司)

4)利尿剂(呋塞米、噻嗪类)

*1 Lesch-Nyhan 综合征。

*2 von Gierke 病。

*3 Tarui 病。

英国数据库的结果,以近 25 万名男性和女性为对象,年龄在 25 岁以下的痛风患者中,男性 12 例,女性 1 例[4]。综上所述,痛风在儿童和青春期非常罕见。

2.2　急性疾病

2.2.1　急性胃肠炎

急性胃肠炎是儿童期引起高尿酸血症的最常见疾病。其中,消化道轮状病毒感染的发病率高,以婴幼儿多见,血清尿酸值比其他的胃肠炎高出 10mg/dL 的情况也不少见。胃肠炎中高尿酸血症主要原因是脱水

引起的循环血容量减少。由于输液会急速降低血清尿酸值,所以不需要给患者服用降尿酸药。近年来,ABCG2 被发现可作为新的尿酸排泄转运蛋白。由于引起该蛋白功能异常的基因多态性在日本人中发生率较高,所以人们认为与轮状病毒感染引起的高尿酸血症在日本人中发病率较高有关[6],实际上有报告称存在 ABCG2 基因变异的急性胃肠炎的患儿,其血清尿酸值显著上升[7]。

2.2.2　支气管哮喘

支气管哮喘患儿的血清尿酸值往往较高,尤其是在哮喘严重发作时。有人认为,高尿酸血症与哮喘发作期间发生的脱水和酸中毒相关,但原因尚不清楚。据报道,用作治疗药物的茶碱会增加血清尿酸值,在哮喘发作使用茶碱时,必须注意血清尿酸值[8]。

2.2.3　肿瘤溶解综合征

儿童时期的造血系统肿瘤(白血病、淋巴瘤)通常在发作时具有较大的肿瘤负荷,并且对化疗高度敏感。因此,核酸、嘌呤等代谢产物在短时间内从因化疗而死亡的肿瘤细胞中排泄到细胞外液中,容易引起包括高尿酸血症在内的肿瘤溶解综合征(TLS)。根据日本的儿童白血病和淋巴瘤指南,作为预防措施,将造血系统肿瘤的 TLS 风险分为 3 类:①高风险组,拉布立酶(0.2mg/kg,每天 1 次,最多 7 天);②中等风险组,别嘌醇(每天 10mg/kg,分 3 次口服)和尿液碱化;③低风险组,仅限于输液,建议在治疗前 12 小时开始[9]。

2.3　慢性疾病

2.3.1　唐氏综合征

青春期后的唐氏综合征患者容易发生高尿酸血症[10]。然而,使用针对特定年龄的参考值的研究表明,高尿酸血症在儿童时期较为常见[11]。其归因于肥胖、缺乏运动和饮食不均衡,但没有确凿的证据。由于中年时期痛风和肾损害的风险增加,使用别嘌醇的例子很多。

2.3.2　先天代谢异常

表 5-12 所示为先天代谢异常导致的尿酸生成过多型高尿酸血症。高尿酸血症通常出现在疾病特异性症状之前(如 Lesch-Nyhan 综合征的自我伤害或发育迟缓)。当婴幼儿出现不明原因的高尿酸血症时,应考虑到这些疾病。

2.3.3 先天性心脏病

高尿酸血症可能见于先天性心脏病(特别是发绀型)[12]。其是由红细胞增多症引起的红细胞破坏增多和缺氧引起的 ATP 分解代谢亢进所造成的。

 肥胖和生活习惯病

3.1 肥胖和代谢综合征

根据日本文部科学省的一项调查,儿童肥胖症从 1970 年左右开始显著增加,但自 2006 年以来略有下降。根据 2015 年的统计,大约 7.5% 的 14 岁儿童存在肥胖问题,其中男孩的肥胖率略高于女孩。肥胖儿童高尿酸血症的发生率高于普通人群,在日本和国际上都有证据[13-17]。在日本,肥胖儿童的高尿酸血症发生率取决于肥胖或高尿酸血症的定义,其中男孩约为 30%,女孩为 10% 以上)。与普通人群不同,即使是女孩中也观察到较高的高尿酸血症发生率。

有报道表明,高尿酸血症与普通人群代谢综合征的患病率有关[18,19]。Ford 等发现血清尿酸值超过 4.9mg/dL 会显著增加代谢综合征的发病率[18]。另一方面,针对日本 6~15 岁肥胖儿童的一项研究表明,高血清尿酸组中代谢综合征的发病率为 37.1%,而在 1559 名 6~15 岁肥胖儿童的报道中,血清脂质与血清尿酸值呈正相关,预测男孩血清尿酸代谢综合征发作的阈值为 5.25mg/dL,女孩为 5.05mg/dL[16]。

3.2 与生活习惯病发病的关联

对在 Bogalusa Heart Study 注册的 5~17 岁儿童进行了 12 年的随访观察,发现血清尿酸值升高是儿童时期及随后成人血压升高的独立风险因素[20]。在国际上,还有其他有关儿童高尿酸血症与高血压发作之间关系的研究报告,表明儿童高尿酸血症可能是青春期和成年期血压升高的风险因素。Rodenbach 等对超过 600 名 8~12 岁的儿童进行了 5 年以上的随访,并指出初诊时发现的高尿酸血症是导致慢性肾脏病(CKD)恶化的风险因素[21]。在日本,没有任何一项针对儿童高尿酸血症进行追踪及其对生活习惯疾病(包括高血压)发展的影响的研究。

 治疗

4.1 药物治疗

有许多关于有效使用降尿酸药物(特别是别嘌醇)治疗儿童包含痛风等症状性高尿酸血症的报道,但尚无有关给药方法的证据。近年来,日本开发的非布司他用于肾损害的高尿酸血症患者已被证明是安全有效的[22]。日本正在开展一项针对非布司他开放性非对照多中心的研究,以评估其在儿童高尿酸血症(包含痛风)中的有效性、安全性和药代动力学特性。有研究报道称,在青春期降低血清尿酸值可抑制随后的血压升高[23,24],这表明对青春期高尿酸血症患者的治疗可预防高血压的发生。

4.2 其他治疗

肥胖是儿童无症状高尿酸血症的主要原因,针对肥胖的营养疗法和运动疗法可能有效。据报道,这些疗法不仅可使体重减轻,而且还改善了血糖和血脂水平,特别是在两者同时使用时[25]。但是,没有研究探讨其对血清尿酸值的直接影响。

5 结论

以下方向可作为今后的课题:①考虑到诊断儿童高尿酸血症的年龄,设定截断值;②以肥胖儿童为中心的高尿酸血症直到成人时期的追踪,以及生活习惯相关疾病发病的关联研究;③在儿科患者中使用各种降尿酸药物的适应性。期待可以通过儿科和内科的联合,以及多中心共同的流行病学的研究来积累证据。

参考文献

1) Clifford SM, Bunker AM, Jacobsen JR, *et al*.: Age and gender specific pediatric reference intervals for aldolase, amylase, ceruloplasmin, creatine kinase, pancreatic amylase, prealbumin, and uric acid. *Clin Chim Acta* 412 : 788-790, 2011
2) 久保田優:小児科領域の高尿酸血症. 痛風と核酸代謝 33 : 37-43, 2009
3) 加藤玲奈, 久保田優, 東山幸恵, 他:小児期および思春期に発症した痛風に関する全国調査. 痛風と核酸代謝 38 : 43-48,

2014

4) Mikuls TR, Farrar JT, Bilker WB, *et al.* : Gout epidemiology : results from the UK General Practice Research Database, 1990-1999. *Ann Rheum Dis* **64** : 267-272, 2005

5) 松永健司 : ウイルス性胃腸炎患児急性期の尿酸値測定とその意義. 小児科臨床 **69** : 1221-1228, 2016

6) Kaneko K, Kimata T, Tsuji S : Genetic predisposition to hyperuricaemia in rotavirus gasto-enteritis. *Paediatr Int Child Health* **35** : 165, 2015

7) Matsuo H, Tsunoda T, Ooyama K, *et al.* : Hyperuricemia in acute gastroenteritis is caused by decreased urate excretion via ABCG2. *Sci Rep* **6** : 31003, 2016

8) Shimizu T, Morikawa A, Maeda S, *et al.* : Effect of theophylline on serum uric acid levels in children with asthma. *J Asthma* **31** : 387-391, 1994

9) 日本小児血液・がん学会 (編) : 支持療法, 腫瘍崩壊症候群の標準的治療は何か. 小児白血病・リンパ腫の診療ガイドライン, 113-115, 2011

10) Pant SS, Moser HW, Krane SM : Hyperuricemia in Down's syndrome. *J Clin Endocrinol Metab* **28** : 472-478, 1968

11) Kashima A, Higashiyama Y, Kubota M, *et al.* : Children with Down's syndrome display high rates of hyperuricaemia. *Acta Paediatr* **103** : e359-364, 2014

12) Martínez-Quintana E, Rodríguez-González F : Hyperuricaemia in congenital heart disease patients. *Cardiol Young* **25** : 29-34, 2015

13) 遠藤洋臣 : 高尿酸血症と痛風, 小児の高尿酸血症. 診断と治療 **84** : 909-913, 1996

14) 小山千嘉子, 高橋 勉, 小山田美香, 他 : 小児内分泌学の進歩 2006. 児童生徒における肥満と尿酸値の関係. ホルモンと臨床 **54** : 1031-1036, 2006

15) 豆本公余, 久保田優, 小嶋千明, 他 : 肥満小児のメタボリックシンドローム診断における血清尿酸値の有用性. 痛風と核

酸代謝 **36** : 113-120, 2012

16) Ishiro M, Takaya R, Mori Y, *et al.* : Association of uric acid with obesity and endothelial dysfunction in children and early adolescents. *Ann Nutr Metab* **62** : 169-176, 2013

17) Denzer C, Muche R, Mayer H, *et al.* : Serum uric acid levels in obese children and adolescents : linkage to testosterone levels and pre-metabolic syndrome. *J Pediatr Endocrinol Metab* **16** : 1225-1232, 2003

18) Ford ES, Li C, Cook S, *et al.* : Serum concentrations of uric acid and the metabolic syndrome among US children and adolescents. *Circulation* **115** : 2526-2532, 2007

19) Lee MS, Wahlqvist ML, Yu HL, *et al.* : Hyperuricemia and metabolic syndrome in Taiwanese children. *Asia Pac J Clin Nutr* **16 (suppl 2)** : 594-600, 2007

20) Alper AB, Chen W, Yau L, *et al.* : Childhood uric acid predicts adult blood pressure : The Bogalusa Heart Study. *Hypertension* **45** : 34-38, 2005

21) Rodenbach KE, Schneider MF, Furth SL, *et al.* : Hyperuricemia and Progression of CKD in Children and Adolescents : The Chronic Kidney Disease in Children (CKiD) Cohort Study. *Am J Kidney Dis* **66** : 984-992, 2015

22) 山口玲子, 藤田直也, 山川 聡, 他 : 小児の高尿酸血症患者におけるフェブキソスタットの治療効果の検討. 日児腎誌 **160** : 2016

23) Soletsky B, Feig DI : Uric acid reduction rectifies prehypertension in obese adolescents. *Hypertension* **60** : 1148-1156, 2012

24) Assadi F : Allopurinol enhances the blood pressure lowing effect of enalapril in children with hyperuricemic essential hypertension. *J Nephrol* **27** : 51-56, 2014

25) 日本肥満学会 (編) : 小児肥満症の治療, 小児肥満症診療ガイドライン 2017. ライフサイエンス出版, 51-61, 2017

第13节　医疗经济学观点与高尿酸血症和痛风的治疗指南

要　点

► ACR、EULAR 的指南和来自澳大利亚、新西兰的推荐也关注到了成本,特别是在 EULAR 的指导方针上更强调了这一点。

► 在本指南的修订工作中,预计今后费用和费用与效果比等观点的重要性会增加。

在 Minds 中,诊疗指南定义如下[1]。

"关于诊疗上重要的医疗行为,考虑证据的系统性评价及其总体评价、利弊的平衡等,为支持患者和医疗提供者的决策提供最适合的推荐文件。"

尽管此处没有对医疗经济评估的明确描述,但在某些情况下,必须以"最适合"一词为目标考虑患者的经济负担。例如,在《类风湿关节炎诊疗指南 2014》[2]中,将每种药物的"药物价格"用作确定该指南中是否包括该药物的一个因素。

但是,有些人可能不愿意将医疗经济学概念引入诸如此类的治疗指南中,因此,我们首先介绍基于医疗经济概念的医疗经济学。

如图 5-2 所示,医疗受到各学科的支持。其主体是根据某些原理进行系统组织的知识和方法。换句话说,毫无疑问,医学是一门学科。此外,在作为医学应用的医疗中,随着循证医学(EBM)的引入,医疗已经基于知识(科学)而无止境地发展。

问题是,医疗的潜力是无限的,但是提供医疗需要费用。任何人都可以进行医学研究,但医疗主要由医生提供,这意味着提供医疗是有限制的。同样,有必要分析从费用方面考虑应该提供怎样的医疗或者正

在提供怎样的医疗,因此产生了研究的必要性。这就是医疗经济学的一个领域"医疗技术评价"(HTA)。此时,作为医疗技术,药物也包含在这个范畴里。

1　医疗技术评价的方法

HTA 是关于医疗保险是否应该覆盖医疗服务的各种新技术的判断指标,或者作为对医疗技术进行定价的一种方法。代表性方法如下所述。

1.1　费用效果分析

费用效果分析简称为 CEA。该方法是将根据医疗行为对费用产生的平均质量调整寿命年等自然单位作为效果来测量的方法。

1.2　费用效用分析

费用效用分析简称为 CUA。除了上述 CEA 那样的客观指标外,还常使用考虑了 QOL 的平均质量调整寿命年(QALY)。也就是说,根据健康状态的不同,即使是同样的生存状态,患者的生活质量也不同。具体来说,假设完全健康的状态是 1,例如,失明的情况是 0.5。并且,把健康状态的 0~1 作为系数,乘以年龄来评价效果。但是,也有人指出,很难体现个人感觉上的差异,缺乏一致性,很难进行效用上的个体间比较。

1.3　成本效益分析

成本效益分析简称为 CBA。其应用范围比其他分析方法广。例如,公共投资对社会的所有利益和损失都用货币价值来衡量,计算利润是否与费用相匹配。

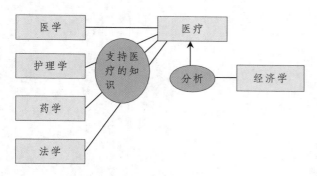

图 5-2　医疗相关知识。

私人企业的决策也可以用销售额等个人利益和个人费用进行比较的形式来应用。此外,在全社会的决策中,比较社会产生的利益和费用。例如,建设道路时,利益方面包括可以节约时间/减少汽车的运行费用,避免事故,以及缓和(减轻)既存道路的拥挤问题。另一方面,针对费用方面,计算建设费用/追加的维护费、收费等,以利益和费用的差额来计算。在此,需要注意的是,费用包括机会费用(opportunity cost),即通过某个选择而失去的东西中具有最大价值的东西的价值。机会费用是在某个制约(时间和预算)下考虑最大成果时不可或缺的经济学观点。此外,在医疗领域,收益是以最高金额自动支付的,以自动支付水平(WTP)计算的。但是,在这个领域,有人批评其很难将收益和损失换算成货币价值,缺乏科学性。

1.4 费用最小化分析

费用最小化分析简称为 CMA。这是分析带来同样功效的医疗中费用最低的方法。

以上 4 种费用效果分析用于对药物的经济决策的分析被称为药物(医药)经济学。例如,明确在服用该药物的情况下产生的费用和结果,适用于比较不同的治疗方案时,简单来说就是考虑费用与效果比的基础,而在决策中,是考虑费用对效果来选择治疗的基础,最近,有关高额药物的评价等受到关注。

② 与高尿酸血症和痛风的治疗的关联

日本在 2016 年开始试行导入以医疗药物、医药设备为对象的费用对效果评价,2018 年 4 月,对试行导入的评价对象品类(13 个品类)实施了基于实际费用对效果的价格调整。在 2018 年 6 月制订的《经济财政运营与改革的基本方针 2018 年》中,记述了"关于费用与效果比的评价,将针对正式实施继续讨论具体内容,并于 2018 年内得出结论"的同时,还记述了新医疗药物和医疗技术对于保险的接收判断,利用费用与效果比和财政影响等经济性评价的可能性。今后日本的医疗行政中,对医疗技术的费用和效果的评价肯定会起到很大的作用,但是在海外已经有很多国家在决定是否可以偿还医疗技术等方面考虑费用与效果

比等经济性。另外,与此相对应的,在各国的临床指导方针中,提到费用和费用与效果比的情况也很多。

2.1 指南的关联

在 2012 年的美国风湿病学会(ACR)指南[3]中,虽然推荐治疗的判断条件中不包含经济学,但在英国国立医疗技术评价机构(NICE)中,独立证据审查小组在费用分析的评价中,对于禁忌或对别嘌醇不耐受的痛风患者,建议使用昂贵的非布司他进行降尿酸治疗。此外,针对本领域中预计生物学制剂增加的情况,也显示出费用与效果比评价的重要性。

在澳大利亚、新西兰医生的推荐文章[4]中,虽然推荐使用别嘌醇作为一线用药,但是考虑了效果、安全性及费用(关于费用和效果没有充分的信息)。

欧洲风湿病学会(EULAR)的指南[5]与上述两个指南相比,更注重费用与效果比,考虑到将经济评估作为结果指标。在费用与效果比评价中,QALY 被用作效果指标(QALY 不可用的情况下,使用了血清尿酸值等疾病特异性指标),费用与效果比的评价指标使用了增加费用与效果比(ICER)。ICER 意味着要评估治疗所需的额外费用,以达到相对于对照治疗 1 个单位的效果。

2.2 别嘌醇的医疗经济

有人建议将别嘌醇作为长期降低尿酸的适当疗法,但已显示出对别嘌醇进行经济分析的结果。别嘌醇比非药物治疗更有效(每年发作避免率),但需要更多的费用。计算出的 ICER(每避免 1 次急性发作的额外费用)得出的点估计值为 247.4 美元(1 美元 ≈ 7.13 人民币)(可避免发作),敏感性分析范围为 99.59~489.26 美元(可避免发作)。这表明服用别嘌醇的患者避免再次急性发作的费用为 99.59~489.26 美元,但是如果患者每年发作次数超过 3 次,使用别嘌醇的治疗反而会使费用削减。总之,别嘌醇已被证明是长期治疗慢性痛风的一种经济有效的治疗方法。

2.3 HTA 的未来

尽管本节提到的 3 项国际指南考虑了费用和费用效益,但是根据指南的定位有所不同,而 EULAR 指南则最重视费用和费用效益。在其他国家,欧洲更积

极地将费用与效果比运用到医疗行政中，在 EULAR 中提到的英国 NICE 的举措就是很具代表性的。在 EULAR 的指导方针中，对于费用与效果比的关注也受到欧洲环境的影响。

除了费用与效果比之外，考虑到追加的临床有效性、安全性、对财政的综合影响等，判断医疗技术是否可以偿还 HTA，不仅在欧洲，在各个国家都在推进。还成立了 HTA 国际协会(HTAi)，每年举行的年会是各国 HTA 相关组织和人员之间交换意见的论坛。HTA 决策(如报销决策)在很大程度上取决于该国的医疗体系和财务状况。

近年来，已经在各种疾病领域开发了创新药物和医疗设备，但是通常非常昂贵。在改善健康方面，其可为患者和社会带来巨大的益处，但同时也带来了沉重的经济负担。毫无疑问，这种医疗技术的定价和保险报销决策将是未来医疗行政管理的主要问题，但是在制订临床指南时，以及在提出治疗建议时是否应考虑经济因素，如果考虑，那么如何做将有望成为未来研究的主要主题。

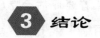 结论

ACR 和 EULAR 的指南与来自澳大利亚、新西兰

的推荐也关注到了成本，特别是在 EULAR 的指南上更强调了这一点。

在日本，于 2016 年试行了药品和医疗器械的成本效益评估，并最终开始了医疗管理的费用效益评估。

在本指南的修订工作中，预计今后费用和费用与效果比等观点的重要性会增加。

参考文献

1) 福井次矢，山口直人監：Minds 診療ガイドライン作成の手引 2014. 医学書院，2014
2) 日本リウマチ学会（編）：関節リウマチ診療ガイドライン 2014. メディカルレビュー社，2014
3) Khanna D, Fitzgerald JD, Khanna PP, et al.：2012 American College of Rheumatology guidelines for management of gout. Part 1：systematic nonpharmacologic and pharmacologic therapeutic approaches to hyperuricemia. *Arthritis Care Res (Hoboken)* **64**：1431-1446, 2012
4) Graf SW, Whittle SL, Wechalekar MD, et al.：Australian and New Zealand recommendations for the diagnosis and management of gout：integrating systematic literature review and expert opinion in the 3e Initiative. *Int J Rheum Dis* **18**：341-351, 2015
5) Zhang W, Doherty M, Bardin T, et al.：EULAR evidence based recommendations for gout. Part II：Management. Report of a task force of the EULAR Standing Committee for International Clinical Studies Including Therapeutics (ESCISIT). *Ann Rheum Dis* **65**：1312-1324, 2006

附录

① 食品中嘌呤含量

- 下表显示了 100 克食物中的嘌呤含量(mg)和 1 份套餐中每种食物的嘌呤含量(mg)。
- 细胞分裂活跃的组织(如芽和根尖)中含嘌呤的 DNA 量增加。
- 在套餐(主食+主菜+副菜)中,如果主菜包含 80~100g 肉类或鱼,那么 1 份套餐的嘌呤含量为 140~180mg。如果将含嘌呤较少的豆腐、纳豆、鸡蛋、乳制品作为主菜,1 份套餐的嘌呤含量为 30~40mg。
- 蔬菜和海藻可防止尿液酸性化,因此副菜应以蔬菜、海藻等为主。
- 为了使一天的嘌呤摄入量减少至约 400mg,可以选择 2 次营养均衡的套餐,剩余 1 餐可以选择嘌呤含量较少的轻食。

食品	部位,原材料,保存和烹饪形式等	嘌呤含量(mg,每 100g)	嘌呤含量(mg,1 份)	1 份(g 或 mL)	参考文献
谷类					
糙米		37.4	29.9	80g(1 碗,180g)	1
大米		25.9	20.7	80g(1 碗,180g)	1
胚芽米		34.5	27.6	80g(1 碗,180g)	1
大麦		44.3	4.4	10g(1 大汤匙)	1
荞麦粉		75.9	75.9	100g(1 杯)	1
小麦粉	低筋粉	15.7	15.7	100g(1 杯)	1
	中筋粉	25.8	25.8	100g(1 杯)	1
	高筋粉	25.8	25.8	100g(1 杯)	1
意大利面		6.8	13.6	200g	16
面包		4.4	2.6	60g	16
乌冬面	煮熟	12.1	30.3	250g	16
荞麦面	煮熟	7.7	15.3	200g	16
豆类					
干燥大豆		172.5	60.4	35g(1/4 杯)	1
干燥小豆		77.6	31.0	40g(1/4 杯)	1
干燥黑豆		67.1	23.5	35g(1/4 杯)	15

(待续)

123

食品	部位,原材料,保存和烹饪形式等	嘌呤含量(mg,每100g)	嘌呤含量(mg,1份)	1份(g 或 mL)	参考文献
花生		49.1	9.8	20g(20 粒)	5
蚕豆		35.5	17.8	50g(10 粒)	6
豆腐	凉拌	31.1	31.1	100g(1/3 块)	7
	水煮(3 分)	21.9	21.9	100g(1/3 块)	7
豆腐		20.0	20.0	100g(1/3 块)	13
冻豆腐		293.1	49.8	17g(1 块)	13
油炸豆腐		54.4	10.9	20g(1 份)	13
豆乳		22.0	43.9	200g(1 杯)	7
豆腐渣		48.6	48.6	100g(1 杯)	7
毛豆		47.9	19.2	40g(50 粒)	7
红豌豆	干燥品	25.4	1.3	5g(15 ~ 20 粒)	15
鹰嘴豆	干燥品	26.1	13.1	50g(30 ~ 40 粒)	15
纳豆		113.9	45.6	40g(1 盒)	1
杏仁		31.4	4.7	15g(10 粒)	6
核桃		19.6	1.0	5g(2 ~ 3 粒)	15
青豆		21.8	2.2	10g(20 粒)	15
青豆罐头		18.8	1.9	10g(1 大汤匙)	1
蛋类和乳制品					
蛋	鸡蛋	0.0	0.0	50g(1 个)	1
	鹌鹑蛋	0.0	0.0	10g(1 个)	1
乳制品	牛奶	0.0	0.0	200g(1 杯)	1
	凝固型酸奶(M)	5.2	5.2	100g	13
	酸奶	1.4	1.4	100g	11
	奶酪	5.7	1.1	20g(1 块)	1
	奶酪粉	12.9	2.6	20g	13
蔬菜等					
菜花		57.2	28.6	50g	1
菠菜	叶(生)	51.4	20.6	40g	7
	芽(生)	171.8	68.7	40g	7
油菜	叶(生)	10.6	4.2	40g	8
	芽(生)	39.0	15.6	40g	8
西兰花		70.0	35.0	50g	7
西兰花芽		129.6	13.0	10g	7
绿豆芽		35.0	17.5	50g	7
黄豆芽		57.3	28.7	50g	6
萝卜叶		73.2	7.3	10g	7
芦笋	上部	55.3	27.7	50g	8
	下部	10.2	5.1	50g	8
竹笋	上部	63.3	31.6	50g	8
	下部	30.8	15.4	50g	8
秋葵		39.5	7.9	20g	7
大葱		41.4	8.3	20g	9
青椒		2.4	1.2	50g	9

(待续)

食品	部位,原材料,保存和烹饪形式等	嘌呤含量(mg,每100g)	嘌呤含量(mg,1份)	1份(g 或 mL)	参考文献
茄子		50.7	25.4	50g	9
西葫芦		13.1	6.5	50g	8
苦瓜		9.9	4.9	50g	8
白菜		7.0	3.5	50g	13
韭菜		19.4	9.7	50g	13
萝卜	根	1.7	0.9	50g	13
	叶	33.6	16.8	50g	13
卷心菜		3.2	1.6	50g	13
黄瓜		9.4	4.7	50g	13
洋葱		2.2	1.1	50g	13
胡萝卜		2.1	1.1	50g	13
牛油果		18.4	9.2	50g	13
玉米		11.8	5.9	50g	13
芜菁		3.9	1.9	50g	13
番茄		6.5	3.3	50g	13
油菜花		26.9	13.5	50g	14
荚豌豆		10.4	2.1	20g	14
扁豆		7.4	1.5	20g	14
生菜		4.6	2.3	50g	14
小番茄		3.1	1.5	50g	13
阳荷		7.8	0.8	10g(1 个)	8
紫苏叶		41.4	0.4	1g(2 片)	7
鸭儿芹		11.6	0.3	3g(1 棵)	15
芝麻		36.3	0.4	1g	15
大蒜		17.0	0.9	5g(1 瓣)	7
生姜		2.3	0.1	5g(1 段)	7
荷兰芹		288.9	5.8	2g(1 棵)	10
南瓜		56.6	28.3	50g	10
红薯		17.0	8.5	50g	13
马铃薯		6.5	3.3	50g	13
芋头		1.9	1.0	50g	13
大和芋		4.1	2.0	50g	13
蒟蒻		0.3	0.2	50g	16
粉丝	干燥品	0.6	0.2	30g	16
草莓		2.1	1.0	50g	13
香蕉		3.0	1.5	50g	13
奇亚籽		58.6	5.9	10g	15
菌类					
滑子菇		28.5	5.7	20g	1
	大	9.5	1.9	20g	7
金针菇		49.4	24.7	50g	1
蘑菇		49.5	24.8	50g	1
平菇		142.3	71.2	50g	1
舞菇		98.5	49.2	50g	7

(待续)

食品	部位,原材料,保存和烹饪形式等	嘌呤含量(mg,每100g)	嘌呤含量(mg,1份)	1份(g或mL)	参考文献
蟹味菇		20.8	10.4	50g	7
斑玉蕈		30.8	15.4	50g	8
杏鲍菇		13.4	6.7	50g	7
鲜香菇		20.8	8.3	40g(2个)	7
白色平菇		66.7	33.4	50g	13
薄平菇		37.9	18.9	50g	13
香菇(菌兴115号)		15.6	6.3	40g	13
香菇(菌兴240号)		26.1	10.5	40g	13
香菇(菌兴697号)		29.5	11.8	40g	13
口蘑		16.0	8.0	50g	13
柳松茸		26.2	13.1	50g	13
银耳		6.9	3.5	50g	13
山毛榉蘑菇		33.5	16.7	50g	13
木耳	干燥	155.7	7.8	5g(干燥品)	13
干香菇	干燥	379.5	15.2	4g(2片)	1
香菇(高汤)	干燥	242.3	9.7	4g(2片)	9
	泡发后	77.7	3.1	4g(2片)	9
海草类					
裙带菜	干燥	262.4	5.2	2g	9
海蕴	干燥	15.4	0.3	2g	9
羊栖菜	干燥	132.8	2.7	2g	9
烤海苔	干燥	591.7	11.8	2g	13
海带	干燥	46.4	0.9	2g	5
调味剂					
味噌	红酱	63.5	6.4	10g(大汤匙,1/2强)	7
	白酱	48.8	4.9	10g(大汤匙,1/2强)	7
酱油		45.2	2.7	6g(1小汤匙)	7
淡口酱油		55.3	2.8	5mL(1小汤匙)	13
盐麹		13.8	1.4	10g(大汤匙,1/2强)	15
酒糟		89.2	8.9	10g(大汤匙,1/2强)	15
日式甜料酒		1.2	0.1	6g(1小汤匙)	9
鱼露		93.1	5.6	6g(1小汤匙)	9
蚝油		134.4	8.1	6g(1小汤匙)	9
豆瓣酱		8.7	0.9	10g(大汤匙,1/2强)	15
烤肉蘸料		14.9	0.7	5g(1小汤匙)	10
蜂蜜		0.9	0.0	5g(1小汤匙)	8
番茄酱		10.5	3.8	36g(2大汤匙)	16
咖喱粉		16.2	3.2	20g(1份)	16
蛋黄酱		0.6	0.1	12g(1大汤匙)	16
黄芥末酱		25.3	0.8	3g	16
芥末酱		0.7	0.0	3g	16

(待续)

食品	部位,原材料,保存和烹饪形式等	嘌呤含量(mg,每100g)	嘌呤含量(mg,1份)	1份(g 或 mL)	参考文献
炸鸡粉		68.7	2.1	3g(1 小汤匙)	6
粉汤料	清汤	179.8	4.5	2.5g(1 份)	6
	浓汤	37.6	5.6	15g(1 份)	6
	蛤蜊浓汤	47.1	9.4	20g(1 份)	10
	中华汤	185.9	37.2	20g(1 份)	10
高汤调味料		684.8	6.8	1g(1 份)	8
中华汤汁		508.9	12.7	2.5g(1 份)	16
日式清汤		233.4	2.3	1g(1 份)	8
糠		100.2	1.0	1g(附着份)	8
肉类					
猪肉	头	70.5	56.4	80g	2
	肩	81.4	65.1	80g	2
	前胸	90.8	72.6	80g	2
	肩	95.1	76.1	80g	2
	肩胛("梅花肉")	107.6	86.1	80g	2
	腩肉("五花肉")	75.8	60.6	80g	2
	里脊	119.7	95.8	80g	2
	通脊	90.9	72.7	80g	2
	臀	113.0	90.4	80g	2
	肝	284.8	227.8	80g	2
	舌	104.0	83.2	80g	2
	心	119.2	95.3	80g	2
	肾	195.0	156.0	80g	2
牛肉	头	100.6	80.5	80g	2
	肩胛	104.0	83.2	80g	2
	前胸	77.4	61.9	80g	2
	牛肩里脊	90.2	72.2	80g	2
	牛胸	79.2	63.3	80g	2
	牛尾里脊	74.2	59.4	80g	2
	里脊	98.4	78.7	80g	2
	后腿肉	110.8	88.6	80g	2
	后腿肉(生)	135.2	108.2	80g	13
	后腿肉(加热)	143.5	114.8	80g	13
	牛腱	106.4	85.1	80g	2
	肝	219.8	175.8	80g	2
	舌	90.4	72.4	80g	2
	心	185.0	148.0	80g	2
	肾	174.2	139.3	80g	2
	第 1 胃	83.9	67.2	80g	2
	大肠	88.0	70.4	80g	13
鸡肉	鸡翅	137.5	110.0	80g	2
	鸡柳	153.9	123.1	80g	2
	后腿	122.9	98.3	80g	2
	前胸	141.2	112.9	80g	13

(待续)

（待续）

食品	部位,原材料,保存和烹饪形式等	嘌呤含量(mg,每100g)	嘌呤含量(mg,1份)	1份(g 或 mL)	参考文献
	鸡皮	119.7	47.9	40g	2
	肝	312.2	249.8	80g	2
	砂囊	142.9	57.1	40g	2
	心	125.4	50.1	40g	13
鹅肉	鹅肝	81.9	41.0	50g	14
羊肉	羊肉	96.2	77.0	80g	2
	羊羔肉	93.5	74.8	80g	2
马肉		113.1	90.4	80g	13
去骨火腿		74.2	14.8	20g(2 片)	2
压制火腿		64.4	12.9	20g(2 片)	2
维也纳小香肠		45.5	22.7	50g(2～3 根)	2
法兰克福香肠		49.8	24.9	50g(1 根)	2
培根		61.8	9.3	15g(1 片)	2
意大利香肠		120.4	36.1	30g	2
咸牛肉罐头		47.0	23.5	50g	2
肝酱		80.0	12.0	15g	2
鱼类					
鲣鱼		211.4	169.1	80g(生鱼片,5 片)	3
金枪鱼		157.4	125.9	80g	3
石鲈		149.3	164.2	110g(1 条,200g)	3
蓝点马鲛鱼		139.3	111.5	80g	3
沙梭鱼		143.9	86.3	60g	3
鳐鱼		154.6	123.7	80g	3
虹鳟		180.9	144.7	80g	3
红鲕鱼		147.9	118.3	80g	3
真鲷鱼		128.9	103.1	80g	3
比目鱼		133.4	66.7	50g(生鱼片,5 片)	3
鲱鱼		139.6	111.7	80g	3
竹荚鱼		165.3	115.7	70g(1 条,150g)	3
鲇鱼		129.1	103.3	80g	3
真鲭鱼		122.1	97.7	80g	3
红鲷鱼		119.4	95.5	80g	3
鲕鱼		120.8	96.7	80g	3
鲑鱼		119.3	95.5	80g	3
香鱼		133.1	53.2	40g(1 条,80g)	3
鲈鱼		119.5	95.6	80g	3
石斑鱼		124.2	99.4	80g	3
沙丁鱼		210.4	105.2	50g(1 条,100g)	3
旗鱼		154.9	154.9	100g(1 条,150g)	3
鲤鱼		103.2	82.5	80g	3
真鲽鱼		113.0	90.4	80g	3

（待续）

食品	部位,原材料,保存和烹饪形式等	嘌呤含量(mg,每100g)	嘌呤含量(mg,1份)	1份(g或mL)	参考文献
泥鳅		136.0	47.6	35g(5条)	3
鳗鱼		92.1	73.7	80g	3
雷鱼		98.5	19.7	20g(1条,50g)	3
银鳕鱼	身	123.3	98.6	80g	13
	皮	66.9	3.3	5g	13
鲐鱼	身	150.8	120.7	80g	13
	皮	382.3	19.1	5g	13
太刀鱼		385.4	308.3	80g	14
鳕鱼		98.0	78.4	80g	14
剑鱼		132.1	105.6	80g	15
鳕鱼籽		120.7	24.1	20g	3
盐渍鲑鱼籽		15.7	3.1	20g(1大汤匙)	3
鲱鱼子		21.9	6.6	30g(1条)	3
明太子		159.3	31.9	20g(1/4份)	5
鱼子酱		94.7	18.9	20g(1大汤匙)	9
飞鱼籽	盐渍	67.8	13.6	20g(1大汤匙)	9
	酱油渍	91.5	18.3	20g(1大汤匙)	9
贝类和软体动物					
真乌贼		186.8	186.8	100g(1/2杯强)	3
枪乌贼		160.5	80.2	50g	3
萤鱿		128.1	64.1	50g	13
章鱼		137.3	68.7	50g	3
车虾		195.3	97.6	50g(5只)	3
大正虾		273.2	136.6	50g(2只)	3
芝虾		144.2	57.7	40g(10只)	3
伊势虾		102.1	51.1	50g	13
磷虾		225.7	67.7	30g	3
帝王蟹		99.6	99.6	100g	3
海参		5.5	1.1	20g	13
浅蜊		145.5	50.9	35g(5个)	3
牡蛎		184.5	110.7	60g(3个)	3
蛤蜊		104.5	47.0	45g(3个)	3
鱼干					
沙丁鱼		305.7	244.5	80g(2条)	3
竹荚鱼		245.8	147.5	60g(1条,90g)	3
秋刀鱼		208.8	187.9	90g(1条,130g)	3
有籽柳叶鱼		149.6	44.9	60g(3条)	13
发酵品					
咸鱼(鲭鱼)		207.0	41.4	20g	14
咸鱼(沙丁鱼)		116.3	23.3	20g	14
干货					
虾干		749.1	15.0	2g	10
小干白鱼		1108.6	22.2	2g	10

(待续)

食品	部位,原材料,保存和烹饪形式等	嘌呤含量(mg,每100g)	嘌呤含量(mg,1份)	1份(g或mL)	参考文献
小沙丁鱼干		471.5	9.4	2g	10
干鲣鱼片		493.3	4.9	1g	3
小杂鱼干		746.1	14.9	2g	3
罐头					
金枪鱼罐头		116.9	35.1	30g	3
三文鱼罐头		132.9	39.9	30g	3
鱼类加工品					
鱼丸		67.6	20.3	30g	3
烤竹轮		47.7	14.3	30g	3
竹叶鱼糕		47.8	14.3	30g	3
板鱼糕		26.4	7.9	30g	3
鸣门卷		32.4	9.7	30g	3
鱼肠		22.6	13.6	60g	3
鱼肉山芋饼		12.5	7.5	60g	13
炸鱼肉饼		21.4	12.8	60g	3
下酒菜					
石鲈白子		305.5	91.7	30g	13
河豚白子		375.4	112.6	30g	14
鳕鱼白子		559.8	167.9	30g	14
蟹酱		152.2	45.7	30g	13
日本长额虾	身	53.4	32.0	60g	13
	卵	162.5	48.8	30g	13
海胆		137.3	13.7	10g	13
咸鲑鱼子		3.7	0.7	20g	13
扇贝		76.5	45.9	60g	13
日式章鱼		79.8	23.9	30g	13
日式鱿鱼		59.6	17.9	30g	13
鮟鱇鱼	白肉	70.0	42.0	60g	13
	肝(生)	104.3	31.3	30g	13
	肝(酒蒸)	399.2	59.9	15g	13
休闲食品					
柿种		14.1	0.8	6g(20粒)	5
生火腿		138.3	27.7	20g(3片)	6
鱿鱼丝		94.4	4.7	5g	6
猪骨拉面	汤	32.7	81.8	250mL	5
	面	21.6	32.4	150g	5
杯形方便面 (猪骨)		82.0	87.9	1份(汤500mL,面92g,配料5g)	4
杯形方便面 (酱油)		51.7	71.0	1份(汤500mL,面92g,配料5g)	4
健康食品					
青汁粉末	羽衣甘蓝	40.2	1.2	3g(1份)	6
	大麦嫩叶	88.5	2.7	3g(1份)	8

(待续)

食品	部位,原材料,保存和烹饪形式等	嘌呤含量(mg,每100g)	嘌呤含量(mg,1份)	1份(g 或 mL)	参考文献
DNA/RNA		21493.6	214.9	1g(4 粒)	6
食品					
啤酒酵母		2995.7	89.9	3g(10 粒)	6
啤酒酵母制品		1206.2	30.2	2.5g(10 粒)	9
小球藻		3182.7	63.7	2g(10 粒)	6
螺旋藻		1076.8	86.1	8g(40 粒)	8
蜂王浆		403.4	12.1	3g(2 勺)	6
核酸果汁		8.3	12.4	150mL	9
大豆异黄酮		6.9	0.0	0.2g(1 粒)	8
氨基葡萄糖		11.8	0.2	1.5g(6 粒)	8
壳聚糖		0.6	0.0	1.5g(3 粒)	8
多糖类		7.6	0.2	3g(2 勺)	10
鱼鳞胶原蛋白		2.9	0.1	3g	10
软骨素+啤酒酵母		186.1	5.6	3g(10 粒)	10
饮料					
糯米酒		6.2	11.8	190g(1 瓶)	12
果汁		1.1	2.1	200mL(1 瓶)	11
蔬菜汁		13.7	27.4	200mL(1 瓶)	11
日本煎茶	干燥	204.3	4.1	2g	15
日本煎茶提取物		1.7	3.3	200mL(1 杯)	15

参考文献

1：篠田隆子，青柳康夫，菅原龍幸：食品中のプリン塩基量およびそれに対する調理方法の影響．栄養と食糧 35 (2)：103-109，1982

2：松本美和子，青柳康夫，菅原龍幸：肉および肉製品中のプリン塩基量．栄養と食糧 30 (3)：155-162，1977

3：篠田隆子，青柳康夫，菅原龍幸：魚および魚製品中のプリン塩基量．栄養と食糧 34 (2)：153-162，1981

4：金子希代子，佐川博美，藤原夏子，他：ノンアルコールビールおよびインスタント食品におけるプリン体含有量の測定．痛風と核酸代謝 28 (2)：109-114，2004

5：金子希代子，北村尚也，大谷　萌，他：食品におけるプリン体含有量の測定－大豆加工食品等におけるプリン体含量．痛風と核酸代謝 30 (1)：7-12，2006

6：金子希代子，工藤優子，西澤裕美子，他：食品におけるプリン体含有量の測定－和食の食材および健康食品について．痛風と核酸代謝 31 (1)：23-29，2007

7：Kaneko K, Kudo Y, Yamanobe T, et al.：Purine contents of soybean-derived foods and selected Japanese vegetables and mushrooms. Nucleosides Nucleotides Nucleic Acids 27 (6-7)：628-630，2008

8：金子希代子，伊藤美咲，西井真一郎，他：食品中のプリン体含量の測定－キノコ・野菜類，アルコール飲料，健康食品－．痛風と核酸代謝 31 (1)：72，2007

9：金子希代子，吉田憲史，小縣摩利，他：食品に含まれるプリン体含量の測定－一部の海藻，魚卵，調味料について．日本薬学会第128年会．横浜，3 月 26 - 28 日，2008

10：金子希代子，稲沢克紀，新開淑恵，他：HPLC を用いた食品中プリン体含量測定法のバリデーション．日本薬学会第129年会，京都，3 月 26 - 28 日，2009

11：Fukuuchi T, Yasuda M, Inazawa K, et al.：A simple HPLC method for determining the purine content of beer and beer-like alcoholic beverages. Anal Sci 29 (5)：511-517，2013

12：岡田英里香，福内友子，稲沢克紀，他：液体飲料（発泡酒，ビールテイスト飲料，ジュース類）中のプリン体含量の測定．日本薬学会第133年会．横浜，3 月 27 日 - 30 日，2013

13：Kaneko K, Aoyagi Y, Fukuuchi T, et al.：Total purine and purine base content of common foodstuffs for facilitating nutritional therapy for gout and hyperiricemia. Biol Pharm Bull 37 (5)：709-721，2014

14：金子希代子，福内友子，稲沢克紀，他：食品中プリン体含有量および塩基別含有率の比較．痛風と核酸代謝 39 (1)：7-21，2015

15：高柳ふくえ，樋口華捺，神代くるみ，他：豆類に含まれるプリン体量の測定．日本薬学会第136年会，横浜，3 月 28 日，2016

16：丸山莉加子，松原祐希，山岡法子，他：食品（麺類など）調味料および主食となる食材に含まれるプリン体の定量．第 50 回日本痛風・核酸代謝学会総会．東京，2 月 16 - 17 日，2017

2　酒类中嘌呤含量

- 下表显示了 100 mL 酒精饮品中的嘌呤含量(mg,每 100mL),以及 1 次饮酒量中所建议的嘌呤含量(mg,1 份)。

酒精饮品			嘌呤含量(mg,每 100mL)	嘌呤含量(mg,1 份)	1 份(mL)	参考文献
蒸馏酒						
威士忌			0.1	0.1	60mL	1
原酒 2015 年威士忌			0.3	0.2	60mL	6
白兰地			0.4	0.2	60mL	1
烧酒(25%)			0.0	0.0	90mL	1
泡盛烧酒			0.0	0.0	90mL	6
混合酒						
梅酒			0.2	0.2	90mL	6
酿造酒						
日本酒			1.2	2.2	180mL	1
			1.5	2.8	180mL	6
			1.5	2.7	180mL	6
葡萄酒			0.4	0.8	200mL	1
白葡萄酒			1.6	3.2	200mL	6
红葡萄酒			1.6	3.2	200mL	6
绍兴酒			11.6	10.4	90mL	6
			7.7	6.9	90mL	6
啤酒	A 社	SD	5.2	18.2	350mL	8
	A 社	SD	3.3	11.6	350mL	6
	E 社	1985 年销售	6.9	34.4	500mL	1
	K 社	KL	7.4	25.8	350mL	8
	K 社	1985 年销售	4.4	21.8	500mL	1
	K 社	IS	6.8	23.7	350mL	6
	K 社	MK	5.2	18.1	350mL	6
	O 社	OD	6.2	21.7	350mL	8
	SA 社	E	9.8	34.2	350mL	8
	SU 社	1985 年销售	4.4	22.1	500mL	1
	SU 社	M	5.3	18.5	350mL	6
	SU 社	PM	8.0	27.9	350mL	6
	SU 社	PM(瓶装)	8.4	42.1	500mL	6
黑啤酒	A 社	AS	12.0	42.1	350mL	8
	K 社	IS	7.3	25.7	350mL	8
	K 社	DG	5.7	19.8	350mL	8

(待续)

酒精饮品			嘌呤含量(mg,每100mL)	嘌呤含量(mg,1份)	1份(mL)	参考文献
特定产地啤酒	I 社	D	5.8	20.1	350mL	4
	I 社	T	8.3	28.9	350mL	4
	M 社	Schwarz	11.4	39.9	350mL	2
	M 社	Dunkel	11.1	38.9	350mL	2
	M 社	Pilsner	14.1	49.2	350mL	2
	M 社	Bock	16.7	58.3	350mL	2
	N 社	N	4.6	16.0	350mL	6
	O 社	IK	8.1	28.2	350mL	7
	O 社	Weizen	6.7	23.3	350mL	2
	O 社	Pilsner	10.5	36.8	350mL	2
	O 社	Ale	12.1	42.5	350mL	2
	U 社	Weizen	9.8	34.1	350mL	2
	U 社	Amber Ale	14.0	48.8	350mL	2
	U 社	Stark	16.0	55.9	350mL	2
	U 社	Pale Ale	12.3	43.2	350mL	2
发泡酒	SU 社	SH	3.0	10.4	350mL	2
	SU 社	MD	2.8	9.9	350mL	2
	SU 社	B	3.3	11.4	350mL	2
	K 社	T(2004 年销售)	3.8	13.4	350mL	2
	K 社	TN(2004 年销售)	3.9	13.7	350mL	4
	K 社	TG(2004 年销售)	3.6	12.7	350mL	4
	K 社	T(2010 年销售)	1.1	3.9	350mL	7
	K 社	TG(2014 年销售)	2.0	7.1	350mL	8
（减嘌呤）	K 社	T(2004 年销售)	0.2	0.6	350mL	4
（减嘌呤）	K 社	T(2010 年销售)	0.0	0.0	350mL	7
（减嘌呤）	K 社	T(2014 年销售)	0.1	0.5	350mL	8
其他的酿造酒和利口酒	A 社	CA	3.1	10.9	350mL	5
	A 社	GN	1.7	6.0	350mL	6
	A 社	SN	1.6	5.7	350mL	6
	K 社	NM	1.7	6.1	350mL	6
	SU 社	JN	1.5	5.3	350mL	8
	SA 社	DO	2.3	8.0	350mL	6
	O 社	ZL	2.6	8.9	350mL	8
	SU 社	Koff	3.6	12.6	350mL	8
（减嘌呤）	A 社	Aoff	0.3	1.2	350mL	8
低酒精啤酒	GER 制	C	6.1	21.4	350mL	3
	GER 制	H	13.0	45.5	350mL	3
	SU 社	FB	2.8	9.6	350mL	3
	USA 制	K	6.5	22.7	350mL	6
其他						
无酒精啤酒	A 社	DZ	0.9	3.1	350mL	9
啤酒口味饮料	T 社	B	1.3	4.7	350mL	6
Hoppy 啤酒		（黄色）	1.3	4.7	350mL	6
Hoppy 啤酒		（黑色）	1.1	3.8	350mL	6
糯米酒			6.2	11.8	190mL	9

参考文献

1：藤森　新，中山裕子，金子希代子，他：アルコール飲料中のプリン体含有量．尿酸 **9**：128-133，1985

2：小片絵理，山辺智代，金子希代子，他：ビール中のプリン体含有量．痛風と核酸代謝 **24**（1）：9-13，2000

3：金子希代子，佐川博美，藤原夏子，他：ノンアルコールビールおよびインスタント食品におけるプリン体含有量の測定．痛風と核酸代謝，**28**（2）：109-114，2004

4：金子希代子，北村尚也，大谷　萌，他：食品におけるプリン体含有量の測定；大豆加工食品を中心に多様化する各種食品について．痛風と核酸代謝 **30**（1）：7-12，2006

5：金子希代子，稲沢克紀，新開淑恵，他：HPLC を用いた食品中プリン体含量測定法のバリデーション．日本薬学会第 129 年会．京都，3 月 26 - 28 日，2009

6：Kaneko K, Yamanobe T, Fujimori S：Determination of purine contents of alcoholic beverages using high performance liquid chromatography. *Biomed Chromatogr* **23**：858-864, 2009

7：稲沢克紀，大久保寿一，佐々木ひかる，他：食品中に含まれるプリン体の測定．第 55 回日本薬学会関東支部大会．習志野，10 月 8 日，2011

8：Fukuuchi T, Yasuda M, Inazawa K, *et al.*：A simple HPLC method for determining the purine content of beer and beer-like alcoholic beverages. *Anal Sci* **29**（5）：511-517, 2013

9：岡田英里香，福内友子，稲沢克紀，他：液体飲料（発泡酒，ビールテイスト飲料，ジュース類）中のプリン体含量の測定．日本薬学会第 133 年会．横浜，3 月 27 日 - 30 日，2013

❸ 药物信息

本书中记载的药物用法、用量、制药公司名称等，均为最新信息，但是，这些信息也有可能变更。特别是新药，特意附加了各种药物的说明书作为参考。若遵照本书中记载的药物使用方法发生了任何问题，作者、编者及出版社难以承担责任，敬请谅解。

关于本书中刊载的药物价格，正文中为 2017 年 11 月的药物价格，附录中记录的是 2018 年 11 月的价格。

（日本痛风·核酸代谢学会指南修订委员会/诊断与治疗社）

4 降尿酸药物一览表（截至 2018 年 11 月）

作用机制	通用名	商品名	剂型	规格	每天药物费用（截至2018年11月,1日元 ≈0.05人民币）	针对痛风和高尿酸血症的用法用量 常用剂量	根据肾功能给药 GFR 或 C$_{cr}$(mL/min) >80 70 60 50 40 30 20 10> (G1≥90)G2 正常或轻度低下 / G3a 轻度~中度低下 / G3b 中度~重度低下 / G4 重度低下 / G5 终末期肾衰竭	HD/PD	主要代谢途径	禁忌**
促进尿酸排泄药	丙磺舒	ベネシッド®	片剂	250mg	19.2~76.8 日元	500~2000mg/d,维持剂量 1000~2000mg/d,分 2~4 次服用	常规剂量(从小剂量开始)	禁忌[可能由于尿液中尿酸排泄增加而加剧症状。对慢性肾功能衰竭的患者(尤其是肾小球滤过率不超过30mL/min 的患者)无效]		肝脏主要是葡萄糖醛酸结合物	● 肾结石 ● 严重肾损害 ● 血液疾病 ● 2 岁以下的婴幼儿
	布可隆	パラミヂン®	胶囊	300mg	14.2~42.6 日元	300~900mg/d,分 1~3 次服用	肾损害的高危患者请勿随意服用	禁忌(可能导致肾损害加重)	对于透析患者,没有尿酸排泄作用的效果	肝脏主要代谢酶(CYP2C9)尿液中原形排泄率25% (BA 不明)	● 消化道溃疡 ● 严重血液异常 ● 严重肝损害 ● 严重肾损害 ● 阿司匹林哮喘(包括既往病史)
	苯溴马隆	ユリノーム® ムイロジン®	片剂 / 颗粒	25mg/50mg / 10%:100mg/g(每包 0.25g 或 0.5g)	13~78 日元(25mg 片剂) / 9.5~56.7 日元(颗粒)	‡25~150mg/d,分 1~3 次服用	常规剂量(从小剂量开始)	***	由于是促进尿酸排泄药,对于严重肾损害而尿量减少的患者没有效果,因此禁忌（对于C$_{cr}$ ≤30mL/min 或 S$_{cr}$ ≥ 2.0mg/dL 的患者选择抑制尿酸生成药）	肝脏主要代谢酶(CYP2C9)	● 肝功能障碍 ● 肾结石 ● 严重肾功能、肝功能障碍的患者 ● 妊娠或正在备孕的女性

相互作用				严重不良反应	主要注意事项
对本药品的影响		对合并用药的影响	不良反应增加的风险		
血液浓度上升或作用增强的风险	血液浓度降低或作用减弱的风险	血液浓度上升或作用增强的风险	血液浓度降低或作用减弱的风险		

—	水杨酸类药物（阿司匹林等）	吲哚美辛、萘普生、齐多夫定、口服降糖药(磺脲类、磺酰胺类)、维生素 B₅、头孢菌素抗生素、青霉素类抗生素(水合氨苄青霉素等)、阿昔洛韦、盐酸伐昔洛韦、扎西他滨、水合加替沙星、二苯砜、甲氨蝶呤、口服抗凝剂(华法林)、磺胺类药物、更昔洛韦、盐酸拓扑替康	—	—	溶血性贫血、再生障碍性贫血、过敏反应、肝坏死、肾病综合征	● 在急性痛风发作消退之前不要进行治疗 ● 在服药初期,由于尿酸转移,痛风发作风险可能会暂时升高 ● 如果在服药期间痛风恶化,应联合使用秋水仙碱、吲哚美辛等 ● 当尿液呈酸性时,痛风患者容易发生尿酸结石,以及由此导致的血尿、肾绞痛和肋骨、脊柱痛等症状。为了避免以上症状,应通过摄取水分来增加尿量并使尿液碱化。在这种情况下,应注意患者的酸碱平衡
—	—	华法林	—	—	重症多形性红斑（Stevens-Johnson 综合征）、中毒性表皮坏死松解症(Lyell 综合征)	可能导致感染症状不明显
—	吡嗪酰胺、水杨酸类药物（阿司匹林等）	华法林	—	—	严重肝损害	● 开始治疗前进行肝功能检查 ● 开始给药后,至少应在 6 个月内进行常规肝功能检查,并且在 6 个月后定期进行肝功能检查 ● 为了防止尿液酸化,通过摄取水分来增加尿量并使尿液碱化

作用机制	通用名	商品名	剂型	规格	每天药物费用(截至2018年11月1日元≈0.05人民币)	针对痛风和高尿酸血症的用法用量 常用剂量	根据肾功能给药 GFR或C_α(mL/min) >80 70 60 50 40 30 20 10> (G1≥90)G2 正常或轻度低下 / G3a 轻度~中度低下 / G3b 中度~重度低下 / G4 重度低下 / G5 终末期肾衰竭	HD/PD	主要代谢途径	禁忌**
抑制尿酸生成药	别嘌醇	ザイロリック®	片剂	50mg/100mg	46.4~69.6日元(50mg片剂)	‡25~150mg/d,分1~3次服用	100mg/d,每天1次 ｜ 50mg/d,每天1次	HD患者:每周3次,透析后100mg PD患者:50mg/d,每天1次	活性代谢产物氧嘌呤醇经肾脏排泄(肾脏排泄率70%)	无
	非布司他	フェブリク®	片剂	10mg/20mg/40mg	31.7~190.2日元(10mg片剂)	通常10~40mg/d,每天1次(最大剂量60mg/d)	常用剂量(同肾功能正常者)		肝脏主要是葡萄糖醛酸结合物	正在服用6-巯基嘌呤水合物或硫唑嘌呤的患者
	托吡司他	ウリアデック®	片剂	20mg/40mg/60mg	42~168日元(20mg片剂)	通常40~1200mg/d,每天2次(最大剂量160mg/d)	常用剂量(同肾功能正常者)		肝脏主要是葡萄糖醛酸结合物(UGT1A9)	正在服用6-巯基嘌呤水合物或硫唑嘌呤的患者
		トピロリック®	片剂	20mg/40mg/60mg	39.2~156.8日元(20mg片剂)					
尿酸分解酶	拉布立酶	ラスリテック	注射	1.5mg/7.5mg	如体重60kg,12mg/d(7.5mg/V+1.5mg/V×3):90 047日元	0.2mg/kg,每天1次,30分钟以上静脉点滴(最多7天)	常用剂量(同肾功能正常者)		在组织中分解	葡萄糖-6-磷酸脱氢酶(G6PD)缺乏或其他已知引起溶血性贫血的红细胞酶异常的患者

相互作用				严重不良反应	主要注意事项
对本药品的影响		对合并用药的影响		不良反应增加的风险	
血液浓度上升或作用增强的风险	血液浓度降低或作用减弱的风险	血液浓度上升或作用增强的风险	血液浓度降低或作用减弱的风险		
—	—	巯基嘌呤(6-MP)、硫唑嘌呤、维达拉滨、华法林钾、氯丙酰胺、环磷酰胺、环孢素、苯妥英钠、黄嘌呤类药物(如茶碱)、去羟肌苷	—	容易发生过敏反应(喷司他丁、卡托普利、氢氯噻嗪、氨苄青霉素)	中毒性表皮坏死溶解症(TEN)、重症多形性红斑(Stevens –Johnson 综合征)、剥脱性皮炎等严重的皮肤疾病,超敏性血管炎、药物性超敏反应综合征、休克、过敏反应、再生障碍性贫血、全血细胞减少、粒细胞缺乏症、血小板减少症、急性重型肝炎等严重肝功能障碍、黄疸、肾衰竭、肾衰竭进展(包括间质性肾炎的肾衰竭)、间质性肺炎、横纹肌溶解症	• 出现皮肤症状或过敏症状,可能会出现严重症状,如果出现发热、出疹等症状,应立即停止用药并采取适当的措施 • 根据肾功能减量的情况,通常不能适当降低尿酸值 • HLA−B* 5801 携带者更容易发生严重的药物性皮炎,如中毒性表皮坏死溶解症(TEN)和重症多形性红斑(Stevens−Johnson 综合征)
—	—	扎西他滨、去羟肌苷	—	—	肝功能障碍、过敏反应	—
—	—	华法林、扎西他滨、黄嘌呤类药物(如茶碱)、去羟肌苷	—	—	肝功能障碍、多形红斑	—
—	—	—	—	—	(警告)休克、过敏反应、溶血性贫血、高铁血红蛋白血症	• 用盐水稀释(不要使用葡萄糖溶液) • 不要使用过滤器 • 溶解时不要摇晃,不要使用有明显沉淀的药物

(待续)

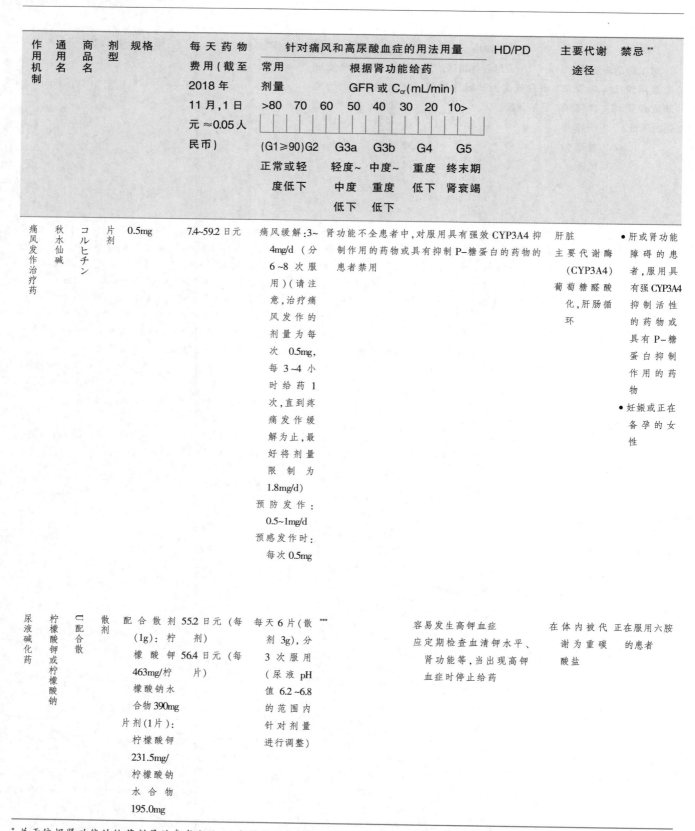

作用机制	通用名	商品名	剂型	规格	每天药物费用（截至2018年11月1日 元≈0.05人民币）	针对痛风和高尿酸血症的用法用量		HD/PD	主要代谢途径	禁忌**
						常用剂量	根据肾功能给药 GFR或C_α(mL/min) >80 70 60 50 40 30 20 10> (G1≥90)G2 G3a G3b G4 G5 正常或轻度低下 轻度~中度低下 中度~重度低下 重度低下 终末期肾衰竭			
痛风发作治疗药	秋水仙碱	コルヒチン	片剂	0.5mg	7.4~59.2 日元	痛风缓解:3~4mg/d（分6~8次服用）（请注意,治疗痛风发作的剂量为每次 0.5mg,每3~4小时给药1次,直到疼痛发作缓解为止,最好将剂量限制为1.8mg/d）预防发作:0.5~1mg/d 预感发作时:每次 0.5mg	肾功能不全患者中,对服用具有强效 CYP3A4 抑制作用的药物或具有抑制 P-糖蛋白的药物的患者禁用		肝脏主要代谢酶(CYP3A4) 葡萄糖醛酸化,肝肠循环	• 肝或肾功能障碍的患者,服用具有强 CYP3A4 抑制活性的药物或具有 P-糖蛋白抑制作用的药物 • 妊娠或正在备孕的女性
尿液碱化药	柠檬酸钾或柠檬酸钠	□ 配合散	散剂	配合散剂(每1g):柠檬酸钾 463mg/檬酸钠水合物 390mg 片剂(1片):柠檬酸钾 231.5mg/柠檬酸钠水合物 195.0mg	配合散剂 55.2 日元（每剂）檬酸钾 56.4 日元（每片）	每天 6 片(散剂 3g),分 3 次服用（尿液 pH 值 6.2~6.8 的范围内针对剂量进行调整）***			容易发生高钾血症 应定期检查血清钾水平、肾功能等,当出现高钾血症时停止给药	在体内被代谢为重碳酸盐	正在服用六胺的患者

---

* 关于依据肾功能的给药剂量的参考文献,日本肾脏病药物疗法学会(编):依据肾功能的给药剂量及方法一览表:2018-2019——NO.1,1-412:2018 年 4 月 8 日版,以及日本肾脏病药物疗法学会杂志 7(1):2018.6.p.37,39-136。

** 过敏反应都是相同的,故未记载。

*** 需要对不同的病例进行个体化的判断。

‡ 推荐每天的用量和用法是 25~100mg,分 1~2 次服用。

‡‡ 推荐每天的用量和用法是 100~300mg,分 1~3 次服用。

相互作用					严重不良反应	主要注意事项
对本药品的影响		对合并用药的影响		不良反应增加的风险		
血液浓度上升或作用增强的风险	血液浓度降低或作用减弱的风险	血液浓度上升或作用增强的风险	血液浓度降低或作用减弱的风险			
具有CYP3A4抑制作用的药物:强效抑制剂(阿扎那韦、克拉霉素、茚地那韦、伊曲康唑、奈非那韦、利托那韦、沙奎那韦、达芦那韦、特罗霉素、特拉普韦、考比司他)、中等强度抑制剂(阿普那韦、阿瑞匹坦、地尔硫䓬、红霉素、氟康唑、氟沙那韦、维拉帕米、西咪替丁)、葡萄柚汁、P-糖蛋白抑制剂(环孢素)	–	–	–	–	• 再生障碍性贫血、粒细胞减少症、白细胞减少症、血小板减少症 • 横纹肌溶解症、肌症 • 末梢神经损害	• 大量使用后导致的急性中毒症状,如恶心/呕吐、腹痛、严重腹泻、咽喉(胃、皮肤)的灼热感、血管损害、休克、血尿、少尿、明显的肌肉无力、中枢神经系统麻痹、谵妄、抽搐,以及呼吸抑制导致的死亡等 • 定期进行血液检查、生化检查、尿液分析等,以仔细监测有无血液异常、肾功能障碍、肝功能障碍、横纹肌溶解症、肌病和周围神经疾病等异常情况 • 长期服用预防痛风发作的药物效果不佳,因此不建议使用(有可能出现血液异常、生殖器功能障碍、肝肾功能障碍、脱发等严重不良反应)
–	–	氢氧化铝凝胶(促进Al的吸收)	六胺	–	高钾血症	• 肾功能障碍的患者(由于钾排泄减少而容易发生高钾血症) • 肝病或肝功能障碍(症状恶化)的患者 • 尿路感染(促进感染)的患者 • 由于磷酸钙在碱性环境中为不溶性,应避免过度尿液碱化,避免发生结石

5 重要术语的定义

术语	解释
炎性小体	由于尿酸钠盐结晶的刺激,被称为 NLRP3 炎性小体的自然免疫机制活化,紧接着诱导 IL-1β 产生,引起急性痛风性关节炎发作。NLRP3 炎性小体是多种蛋白质组成的复合体,NLR 识别细胞质内的异物,将其定性为危险信号,通过信号转运分子 ASC 的介导,procaspase-1 转变为活化的 caspase-1。caspase-1 可将 IL-1β 前体转变为 IL-1β。NLRP3 炎性小体应答于外在刺激,依赖于微小管诱导生成,秋水仙碱可抑制 NLRP3 炎性小体的聚集
炎症性肠病	主要是引起胃肠道炎症的慢性疾病的总称,包括溃疡性结肠炎和克罗恩病,前者是主要在大肠黏膜生成原因不明的溃疡和糜烂的非特异性炎症性疾病;后者是从口腔到肛门的整个消化道均可形成原因不明的非连续性的慢性肉芽肿性的炎症性疾病。二者均显示与免疫异常相关,但疾病的确切的发病机制尚未明确
家族性青少年高尿酸血症肾病(FJHN)	在青少年中表现为高尿酸血症、高血压和进行性肾功能不全的常染色体显性遗传病, 尿调节素(UMOD)被认为是其致病基因
秋水仙碱预防给药	降尿酸药治疗开始后,可能会出现急性痛风性关节炎发作。这种急性痛风性关节炎的预防方法之一为秋水仙碱预防给药治疗。秋水仙碱(0.5~1.0mg/d)与降尿酸药合用,3~6 个月后停用秋水仙碱。对急性痛风性关节炎反复发作和慢性关节炎发作时可进行给药观察。秋水仙碱预防给药疗法所需时间长,需要十分注意秋水仙碱与其他药物的相互作用问题
秋水仙碱低剂量给药法	虽然秋水仙碱是急性痛风性关节炎的治疗药物,但低剂量应用仍是其原则。首先服用秋水仙碱 2 片(1 片 0.5mg),1 小时后再服用 1 片。仍有疼痛时,继续服用 1~2 片/日,疼痛改善后要马上停止服药。高剂量的秋水仙碱不良反应明显增加,由于有严重的不良反应,不推荐使用
替代标志物	由于真正的终点事件发病率低,需要长时间观察等原因,在研究困难时可采用替代的标志物,已经证明其与真正的终点事件之间具有科学关联。例如,可通过颈动脉壁的肥厚状况来评估冠状动脉疾病的发病情况
酸性尿	正常尿液的 pH 值为 6.0,保持弱酸性,尿液的 pH 值随着体内的酸碱平衡(从 5.0~7.5 的酸性到碱性之间)而变动。蛋白质和动物性食品过多摄入、绝食和饥饿、剧烈运动、痛风和高尿酸血症、糖尿病、腹泻等使尿液 pH 值更倾向于变为酸性。pH 值 6.0 以下被称为酸性尿
肿瘤溶解综合征	癌症化学药物治疗(简称"化疗")时癌细胞快速、大量死亡崩解,从细胞中逸出的各种物质,导致高钾血症、高磷血症、高尿酸血症、心律失常、肾功能不全、猝死等
肾脏负荷型高尿酸血症	肾脏负荷型高尿酸血症指尿液中尿酸排泄量增加的高尿酸血症。在肾脏以外的尿酸排泄量减少引起的高尿酸血症(肾外排泄减少型高尿酸血症)中,尿液中尿酸排泄量一般会增加。在肾脏负荷型高尿酸血症中,尿酸生成增多引起的高尿酸血症(尿酸生成过多型高尿酸血症)和肾脏以外的尿酸排泄减少引起的高尿酸血症(肾外排泄减少型高尿酸血症)常常并存
内源性交感神经刺激作用	β-受体阻滞剂的分类项目中的一项。β-受体阻滞剂对 β-受体微弱的刺激也有一定作用,在内源性儿茶酚胺等 β-受体激动剂存在的情况下,这类药物作为 β-受体阻滞剂发挥作用,而不存在时对 β-受体刺激作用反而会减弱

（待续）

术语	解释
尿酸生成过多型高尿酸血症	历来,我们推断尿液中尿酸排泄量增加的高尿酸血症其尿酸产生量也多,故称其为尿酸生成过多型高尿酸血症。对发病率低的 Lesch-Nyhan 综合征,则认为是尿酸产生量增加引起的高尿酸血症(真正的尿酸生成过多型高尿酸血症)。但是,多数的尿液中尿酸排泄量增加的高尿酸血症,也存在肾脏以外的尿酸排泄(基本上在肠道)减少相关的高尿酸血症(肾外排泄减少型高尿酸血症)。目前,在对各种类型的高尿酸血症的基因分析中,对由此机制导致尿液中尿酸排泄量增加的高尿酸血症进行总结,提出将其统称为肾脏负荷型高尿酸血症。本指南作为过渡期使用,以前的分类和新的分类两者共用
尿酸转运体	尿酸在通过细胞膜时,通过转运体来转运。GWAS 等对转运体的研究中,发现高尿酸血症和痛风的发病中,尿酸转运能力的差别与尿酸转运体的遗传基因 SNP 等存在相关性。肾的尿酸转运主要在近端肾小管中进行,尿酸的重吸收与管腔侧膜的尿酸转运体(URAT1/SLC22A12)和血管侧膜的葡萄糖转运蛋白 9(GLUT9/SLC2A9)相关,尿酸的分泌主要与 ABCG2 相关。ABCG2 也存在于肠道中,但其功能低下,故肠道的尿酸排泄能力低下
尿路结石	在泌尿系统沉着的结晶。尿路结石使尿路的通过产生障碍,引起疼痛等症状。根据发生部位可分为上尿路结石(肾结石和输尿管结石)和下尿路结石(膀胱结石和尿道结石);按主要成分可分为尿酸结石、草酸结石、草酸钙结石、磷酸结石和胱氨酸结石等
嘌呤体	化学结构中包含嘌呤结构的化合物的统称。作为遗传因子的 DNA 和能量相关的 ATP 等也包含在嘌呤体中。嘌呤体在人体内有重要作用,当嘌呤体在人体内存在过多时分解,最终代谢为尿酸
变异系数	其简称为 CV,是表示测定值偏差程度的指标。标准偏差(测定的实际测量值的偏差)与平均值的比值,用百分比表示(相对标准偏差)。相对标准偏差和变异系数相同
膜稳定作用	β-受体阻滞剂的分类项目中的一项。具有阻止 Na^+ 向细胞内流入的作用,也被称为奎尼丁样作用或局部麻醉作用。临床用量若没有细胞膜稳定作用,基本上没有临床意义
无症状高尿酸血症	尽管血清尿酸值大于 7.0mg/dL,但无痛风发作的状态
孟德尔随机分析	将与研究的因子暴露相关的特定基因型作为工具变量,通过在携带该基因型的人群和不携带该基因型的人群中研究与疾病风险的关联性,并消除潜在的混杂因素和逆相关的可能性的影响,从而推论该因子与疾病风险关联的方法。由于可以假定因果关系,这是一种用于估算由特定因素的干预而导致疾病风险增加或减少的有效方法
ABCG2	ABCG2 是被称为 ATP 结合盒的具有通用序列的 ABC 转运体之一,主要表达于肾小管、小肠、肝脏等的顶端膜。ABCG2 利用 ATP 进行包括抗癌药在内的多数药物及致癌性物质等的运输,作为将物质从细胞内运出细胞外的排泄泵而发挥作用,此外,它也参与尿酸的转运
结晶体脱落	引起痛风性关节炎的关节内的软骨和滑膜表面的尿酸钠结晶析出形成的肿块(微小痛风结节)。虽然微小痛风结节本身与炎症不相关,但当关节液中尿酸浓度急剧下降(降尿酸药物开始起效时等)或外在刺激引起尿酸钠结晶从微小痛风结节上脱落,分离出的尿酸钠结晶被巨噬细胞吞噬并激活各种细胞因子,导致痛风性关节炎的发作
CYP	人类的细胞色素 P450 蛋白质被称为 CYP,分为 20 个家族,其中的 CYP1、CYP2 和 CYP3 是与药物代谢相关的非常重要的酶。秋水仙碱通过 CYP3A4 在肝脏中转化为失活的代谢物。秋水仙碱在胆汁排泄中主要通过 P-糖蛋白进行
全基因组分析(GWAS)	在覆盖整个人类基因组的 1000 万个以上的单核苷酸多态性(SNP)中,决定了 50 万~100 万个遗传基因型,这是一种统计分析疾病质量的性状关系的方法。由于多因子疾病与多个易感基因有关联,所以有必要应用 GWAS 来宏观地观察整个基因组。查找与特定疾病联动的 SNP,并推测其附近存在的易感基因
HGPRT(HPRT)	次黄嘌呤-鸟嘌呤磷酸核糖转移酶是参与嘌呤代谢的酶之一。酶学中被称作次黄嘌呤磷酸核糖转移酶(HPRT),系统名是 diphosphate phosphor-D-ribosyltransferase(IMP)。

(待续)

术语	解释
Lesch–Nyhan 综合征(又称自毁性综合征)	HGPRT 的先天性缺失导致的不随意运动、肌肉僵直、精神发育迟滞、自伤行为,以及高尿酸血症,Lesch–Nyhan 综合征是 X 连锁隐性遗传性疾病
非甾体抗炎药(NSAID)	具有抗炎、镇痛、解热作用的药物的统称
NSAID 脉冲疗法	典型的急性痛风性关节炎,疼痛一般在发病开始的 24 小时内很快达到高峰,且疼痛的程度剧烈。因此,应尽快开始足够剂量的药物治疗。应用 NSAID 时初始剂量比通常剂量要大,该疗法被称为 NSAID 脉冲疗法。萘普生和普拉洛芬适用于这种给药方法;秋水仙碱或糖皮质激素不适用于这种给药方法

⑥ 缩略词

ACE	angiotensin-converting enzyme	血管紧张素转换酶
ACR	American College of Rheumatology	美国风湿病学会
ARB	angiotensin II receptor blocker	血管紧张素 II 受体拮抗剂
BMI	body mass index	体重指数
CBA	cost benefit analysis	成本收益分析
C_{cr}	creatinine clearance	肌酐清除率
CE	capillary electrophoresis	毛细管电泳
CEA	cost effective analysis	成本效益分析
CKD	chronic kidney disease	慢性肾脏病
CMA	cost minimization analysis	成本最小化分析
COPD	chronic obstructive pulmonary disease	慢性阻塞性肺疾病
COX	cyclooxygenase	环氧化酶
CPAP	continuous positive airway pressure	持续气道正压通气
CRP	C-reactive protein	C 反应蛋白
CT	computed tomography	计算机断层扫描
CUA	cost utility analysis	成本效用分析
C_{UA}	uric acid clearance	尿酸清除率
C_{UA}/C_{Cr}	uric acid clearance/ creatinine clearance	尿酸清除率/肌酐清除率比值
CVD	cardiovascular disease	心血管疾病
CYP3A4	hepatic cytochrome P450 3A4	肝细胞色素 P450 3A4
DECT	dual energy CT	双能 CT
eGFR	estimated glomerular filtration rate	估算的肾小球滤过率
ESRD	end-stage renal disease	终末期肾病
ESWL	extracorporeal shock wave lithotripsy	体外冲击波碎石术
EULAR	The European League Against Rheumatism	欧洲风湿病联盟
FFA	free fatty acids	游离脂肪酸
FJHN	familial juvenile hyperuricemic nephropathy	家族性青少年高尿酸血症肾病
GFR	glomerular filtration rate	肾小球滤过率
GLP-1	glucagon-like peptide-1	胰高血糖素样肽-1
GWAS	genome-wide association study	全基因组关联研究
G6PD	glucose-6-phosphate dehydrogenase	葡萄糖 6 磷酸脱氢酶
HDL-C	high-density lipoprotein cholesterol	高密度脂蛋白胆固醇
HFrEF	heart failure with reduced ejection fraction	射血分数下降的心力衰竭
HGPRT(HPRT)	hypoxanthine-guanine phosphoribosyl transferase (hypoxanthine phosphoribosyl transferase)	次黄嘌呤-鸟嘌呤磷酸核糖转移酶(次黄嘌呤磷酸核糖转移酶)
HPLC	high performance liquid chromatography	高效液相色谱
HTA	health technology assessment	医疗技术评估
IgA	immunoglobulin A	免疫球蛋白 A
IL	interleukin	白细胞介素
JSCC	Japan Society of Clinical Chemistry	日本临床化学学会

LDL-C	low-density lipoprotein cholesterol	低密度脂蛋白胆固醇
Lp(a)	Lipoprotein(a)	脂蛋白(a)
Minds	Medical Information Network Distribution Service	公益财团法人日本医疗功能评价机构 EBM 医疗信息事业
MRA	mineralocorticoid receptor antagonist	盐皮质激素受体拮抗剂
MRI	magnetic resonance imaging	磁共振成像
MSU	monosodium urate	尿酸钠
MTP	metatarsophalangeal joint	跖趾关节
NADPH	reduced nicotinamide adenine dinucleotide phosphate	还原型烟酰胺腺嘌呤二核苷酸磷酸
NAFLD	non-alcoholic fatty liver disease	非酒精性脂肪性肝病
NICE	National Institute for Health and Care Excellence	英国国家医疗技术评价机构
NIST	National Institute of Standards and Technology	美国国家标准技术研究所
NSAID	non-steroidal anti-inflammatory drug	非甾体抗炎药
NYHA	New York Heart Association	纽约心脏病学会
OSAS	obstructive sleep apnea syndrome	阻塞性睡眠呼吸暂停综合征
PPAR	peroxisome proliferator-activated receptor	过氧化物酶体增殖物激活受体
PRPP	phosphoribosyl pyrophosphate	磷酸核糖焦磷酸
QALY	quality-adjusted life year	质量调整生命年
RA	rheumatoid arthritis	类风湿性关节炎
RCT	randomized controlled trial	随机对照试验
RNA	ribonucleic acid	核糖核酸
ROS	reactive oxygen species	活性氧
SGLT	sodium glucose cotransporter	钠-葡萄糖共转运体
SR	systematic review	系统回顾
TC	total cholesterol	总胆固醇
TLS	tumor lysis syndrome	肿瘤溶解综合征
UA	uric acid	尿酸
ULT	urate-lowering treatment	降尿酸治疗
UMOD	uromodulin	尿调节素
URAT1	urate transporter 1	尿酸转运体 1
VLDL	very low-density lipoprotein	极低密度脂蛋白
XOR	xanthine oxidoreductase	黄嘌呤氧化还原酶

索 引

领取本书专属学习资源
学习医学专业知识，提高诊疗技能

我 们 为 正 在 阅 读 本 书 的 你 ， 提 供 了 以 下 专 属 服 务

 ☑ **拓展阅读**：获取本书Web版资料等相关内容。

 ☑ **书单推荐**：便捷添加内分泌学书单。

 ☑ **读者交流群**：读者入群后可交流阅读心得。

微信扫码

—— 添加智能阅读向导，获取专属医学服务 ——